追光系列丛书　**总主编 周行涛**

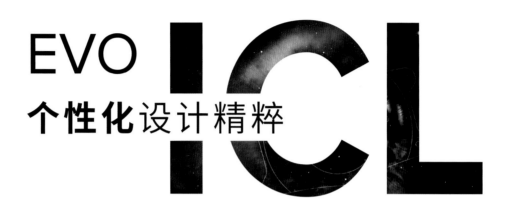

EVO ICL 个性化设计精粹

主　编　**王晓瑛　周行涛　汪　琳**
副主编　**于志强　李美燕　牛凌凌**

编　委

石碗如　姚佩君　陈君毅　陈　倩　郑晓红　孙　玲
沈　阳　魏若妍　程明睿　吴　莹　黄　佳　钱宜珊
王　惕　许　烨　郑　克　徐伊琳　罗秀梅　杨　东
蔡海蓉　姜　琳　徐海鹏　刘　鋆

复旦大學 出版社

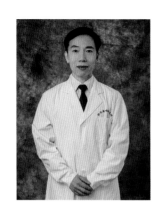

周行涛，教授，主任医师，博士生导师。复旦大学附属眼耳鼻喉科医院院长。"中国好医生"月度人物、上海市"领军人才"、上海市优秀学科带头人、上海市"十佳医师"、上海工匠、上海市"银蛇奖"获得者，全国综合防控儿童青少年近视专家宣讲团副团长，亚太近视眼学会常务委员兼学术秘书、中华医学会激光医学专业委员会副主任委员、中华医学会眼科学会视光医师协会委员。

在国际上第一个开展近视全飞秒SMILE-CCL技术、角膜营养不良表面镜术、圆锥角膜表面镜术等，国内最早开展全飞秒FLEX/SMILE、LASEK/epi-LASIK、圆锥角膜快速交联CXL、EVO ICL植入术、远视SMILE等科学研究。获国家技术发明二等奖、国家科技进步二等奖、教育部一等奖以及上海市科技进步二等奖、上海市科学技术普及一等奖等。

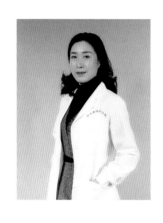

王晓瑛，眼科博士，主任医师，博士生导师。复旦大学附属眼耳鼻喉科医院视光学中心副主任，眼内镜近视矫治中心负责人。现为中华医学会激光医学青年委员副主任委员，中华医学会女医师协会眼科专业委员会委员，上海市医学会激光医学分会秘书、眼科组组长，欧洲白内障屈光手术学会（ESCRS)会员，美国ARVO（眼科及视觉科学学会）会员。

长期从事屈光近视手术及儿童近视防控。擅长屈光近视手术，第一个在全国开展中央孔型EVO/TICL植入术、远视ICL植入术、角膜手术后ICL植入术等疑难复杂手术，是目前国内开展高度近视眼ICL植入术数量最多的专家之一，推动并引领ICL技术在全国推广和发展。为亚太ICL/TICL研究教育基地负责人，ICL核心专家委员会秘书，ICL临床规范专家共识执笔人。发表论文40余篇，其中SCI收入论文14篇；出版专著8部，其中主编3部、参编5部。获得实用新型专利1项。主持或参与国家自然科学基金、省部级、市局级等多项课题。获教育部技术发明一等奖、上海市科技进步二等奖。

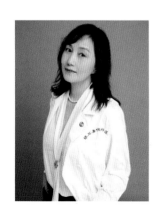

汪琳，复旦大学附属眼耳鼻喉科医院ICL术前检查和手术设计专家，亚太ICL培训中心和亚太全飞秒激光培训中心资深讲师，EVO ICL Specialist国际认证首席培训讲师。

擅长各种视光检查及其解读，对EVO ICL设计和角膜地形图分析及圆锥角膜筛查具有丰富经验，已有两万多例ICL/TICL晶体设计的经验。

致 谢

国家自然科学基金项目（81770955）

市级医院前沿新技术联合研究项目（SHDC12018103）

上海市科学技术委员会项目（20410710100,19140900700,）

上海申康医院发展中心重大临床研究项目（SHDC2020CR1043B）

上海市徐汇区科技攻关项目（2020-015）

序一

有关近视的防治已然成为热点！我国是近视大国，近视的预防固然重要，但面对已经发生近视的庞大人群，如何采取恰当的方法对近视进行有效矫正，是我们必须面对的问题，也是现代社会的一大需求。纵观国内外近视矫治手段的发展，从配戴框架眼镜到角膜接触镜，从放射状角膜切开（RK）到各类激光角膜切削手术，如今又有眼内有晶状体眼人工晶状体植入（ICL），这些日新月异的变化，均不同程度地受益于各项关键技术和设备的创新突破。根据我国近视人群的特点和不同需求，适时地引入国际上近视矫治的新技术，科学地选择应用，能够明显改善近视人群的视觉行为状况，给工作、生活带来便利和保障。针对这些与临床工作密切相关的问题，复旦大学附属眼耳鼻喉科医院眼科视光学学科带头人周行涛教授及其团队，在充分引入、利用国际上最先进的眼科诊治技术和设备的基础上，通过不断实践、探索及改进，经过大量的临床ICL病例诊治应用，积累了极为丰富的临床经验，精心组织编写了这本专著。

近视的手术矫治看似简单，但要做到每一位需求者都满意却不是易事。如何科学地评价近视患眼的状况，术前做好个性化设计，依据技术指标选择合理的产品，最后精准地完成植入手术，达到最理想的矫治效果，最大程度地满足患者需求并体现出该技术产品的优势？《EVO ICL个性化设计精粹》一书给读者提供了最好的指导和参考，旨在反映当今全球近视矫治新技术，定位于提高临床近视矫治水平，满足个性化的需求。作为ICL手术个性化设计首本专著，复旦大学附属眼耳鼻喉科医院眼科周行涛教授、王晓瑛教授带领的屈光手术团队，与汪琳老师领衔的相关检查设计团队密切配合，以EVO ICL检查、设计和手术3个篇章，结合典型病例和相关手术视频，完美地呈现了保障该手术矫治理想效果的术前细致检查和个性化设计，无私奉献了EVO ICL矫治近视技术的精粹。

相信这本专著的出版，将受到广大眼科工作者的欢迎，并以此促进我国EVO ICL近视矫治技术的规范应用和健康推广。唯有不断创新才会可持续的发展，对于眼科新技术，也唯有通过丰富的临床应用才能得到不断完善。让我们共同努力，以创新的思维、务实的作风、积极的实践，为近视的防治做出更大贡献。

孙兴怀

2021年7月

序二

在《EVO ICL 个性化设计精粹》出版之际，特别点赞汪琳老师勤奋好学、善于思考、扎扎实实，以及她带领的牛凌凌、石碗如等检查团队！我衷心祝愿本书能切实帮助到专业同道们在中心孔后房屈光型人工晶状体（EVO implantable collamer lens，EVO ICL）路上更进一步。

我对 EVO ICL 情有独钟，也可能与我多年来对近视手术途径的认识有关。近视手术包括角膜手术、晶状体手术、巩膜手术，而晶状体途径，却是一条近视矫正的重要"捷径"。近视也好，散光也罢，从框架眼镜到接触镜，人们对戴镜已习以为常。如果说角膜激光手术做的是"减法"，那么 EVO ICL 手术做的是"加法"。接触镜刚出之时，各种顾虑与争议都有，但现已成为普遍的矫正方法。从眼表面的接触镜，到眼内的接触镜，所谓的"黑科技"就是当今的现实，EVO ICL 在创新和磨砺中脱颖而出。EVO ICL 源自费奥多罗夫伟大的创意和贡献，已惠及全球 100 万以上近视特别是高度近视的患者。

EVO ICL 异军独起，其高清优质而稳定的表现，映照个性化近视手术的求索之光。在循证医学显示 EVO ICL 矫正近视手术安全、可靠的同时，我们一定要清醒地认识到没有一种手术是完美的，医生需要艰苦探究那些不够完善的方面，争取更好、更安全与更稳定。精无止境，EVO ICL 手术越做越快、越做越好，离不开 EVO ICL 设计者的灵感与创意，研发和手术者的匠心，也离不开术前的精准测量和个性化的设计。团队协作之魂，就是对患者至上的追求！

在我的眼睛里，从来没有一双眼睛是不美的。在我的心里，眼内更是神秘的世界，哪怕是一束微光，都会灿若星辰。EVO ICL 医生们，我，我们，在爱护患者、敬畏眼睛的前提下，用无限匠心，追光护光，去做得更好！

我要特别感谢王晓瑛教授、汪琳老师及精益求精的团队，是他们不懈的追求、无私的付出与辛勤的汗水，让本书有创新探索之光，相信一定会让读者有所裨益。

周行涛
2021 年 5 月

前　言

在 EVO ICL 中国上市 15 周年之际,我看到了 EVO ICL 技术走过了一条不平凡的路。也许任何一项新技术的发展,都会经历顾虑、质疑、争议,所谓:"筚路蓝缕荆棘路,砥砺前行康庄道。"能够生存下来的,都经受住了考验,EVO ICL 也不例外。

EVO ICL 发展之路是屈光手术理念、观点转变之路。在曾经角膜屈光手术一统天下的时代,导师褚仁远教授的远见,师兄周行涛、卢奕教授的鼎力支持,让作为 EVO ICL 最早实践者之一的我,即使在曾经备受争议与质疑中,也始终坚信,屈光手术不应该只有当时的准分子激光手术(LASIK)一枝独秀,而是多种手术方式百花齐放、百家争鸣,互相补充、长期共存,眼内镜必将有一席之地。EVO ICL 从一开始只应用于超高度近视眼,患者被动选择,被认为是非主流的备胎手术,逐步拓展到中低度近视眼,患者主动选择,成为高大上的主流手术;从年手术量仅为个位数,到与其他手术方式形成三足鼎立之势,目前全球累计超过 100 万例。时间、实践和数据证明了眼内镜技术的巨大优势和广阔前景。只有真正的高新技术才有蓬勃的生命力,曾经的前房型房角支撑型、虹膜夹持型人工晶状体因为安全问题,已退出历史舞台,而后房型 EVO ICL 得益于自身的不断革新、经历磨砺,后来居上,脱颖而出。

EVO ICL 技术之路是不断追求理想"拱高"之路,也是 EVO ICL 手术医生一直追求的目标。理想拱高的获得,包含了一系列术前精准检查和周全的设计,最终解决尺寸和匹配的问题。最早我们采用 IOL Master 测量白到白距离(WTW)、晶状体厚度,到后来的 Pentacam 测量角膜横径,以及应用全景超声生物显微镜(UBM)直接测量睫状沟到睫状沟间距(STS),现已开始关注更多参数和睫状沟形态等。本书第二章设计篇,引入了和 EVO ICL 相关的一系列 UBM 测量方法、参数及概念,如睫状沟形态、宽度,睫状突大小等,这是我们在遇见异常拱高时,不断地探索、研究,不断复盘、思考和再修正后,所总结出的经验和精髓,最终获得比原有系统推荐更加优化的型号选择,使 ICL 术后理想拱高比例从原来的 85% 提高到 99%,换片率几乎达到全球最低。本书通过 66 个有代表性的病例,详细分析、解析这些方法、参数的应用,帮助专业同道们理解个性化设计的理念。

EVO ICL 拓展之路也是手术技巧的不断创新之路。只有更加微创精准的手术技术才能呈现完美的设计。在手术方式上,从最初的双切口,到现在的单切口;从最早的全程使用黏弹剂到后来的只在注入 EVO ICL 后少量使用黏弹剂,直至现在的完全无黏弹剂四襻全入、一步到位;从散光晶状体(TICL)在裂隙灯下手工标记轴位,到现在运用术中导航引导、术中光学相干断层成像(OCT)实时观察拱高等技术,不断提高,精益求精。本书第三章手术篇,向大家展示了各种手术技巧的分享视频,将有助于大家更加深入理解个性化设计的理念以及最终实施和实现的过程。

"世上本无路,走的人多了便有了路",我欣喜地看到越来越多的同道开展 EVO ICL 手术,走上 EVO ICL 之路。本书中众多的理念、观点和方法也许还不完美,但闪耀着创新探索的光芒,并且这些探索仍然在进行中、完善中、总结中……犹如在荆棘中披荆斩棘,期待着有更多的人加入这个行列,一起去探索、去验证、去开拓,不畏艰难,勇往直前。期待 ICL 康庄之路,期待更多的光!

王晓瑛

2021 年 5 月

引　言

开写之时，先向大家分享一下我的 EVO ICL 手术设计思路及历程。

我从一开始就在团队中负责核算、规划 EVO ICL 尺寸。EVO ICL 设计时，我把握核心参数前房深度（ACD）、白到白距离（WTW），并在国内最早将晶状体前表面矢高（ALR）和晶状体厚度（LT）作为重要参数进行综合衡量，使术后目标拱高达成比例从 80% 提升到 90%。2019 年底，2 例患者术后拱高较预期高，应用全景超声生物显微镜（UBM）检查晶状体襻的位置，发现 2 例均表现睫状突肥厚、睫状沟狭窄，襻无法到达睫状沟的底端，是导致拱高高的主要因素。于是我查阅有关房角、睫状沟等相关资料，了解到周边部虹膜厚度（IT3）、虹膜-睫状突距离（ICPD）等概念。受此启发，认识到 UBM 只测量睫状沟到睫状沟间距（STS）还不够全面，还要关注局部睫状沟的形态、睫状沟的宽度，以及睫状突的大小等，进而产生了全新的 EVO ICL 手术位置的规划设计思路。如引入不加散光晶状体（非 T）、散光晶状体（TICL）放置于斜位和垂直位设计，使术后目标拱高达成比例由原来的 90% 提升到 99%。

我很自豪和欣慰团队的 EVO ICL 稳健发展，我们特殊专科检查工作也越做越好。当然这些发展离不开周行涛院长、王晓瑛教授的信任和大力支持，以及他们和于志强、吴莹、钱宜珊、姚佩君、黄佳、王惕等众多教授的联袂演绎才得以呈现。也得力于检查团队的牛凌凌博士、石碗如医生、郑晓红医生、罗秀梅医生等的精准检测。在此表示由衷的感谢。

本书 EVO ICL 相关的 UBM 概念和个性化设计，可帮助读者了解 EVO ICL 相关 UBM 影像特征，厘清设计原则。UBM 辅助 EVO ICL 个性化设计的历程不长，本书病例也是初步尝试，不完善的地方还望读者海涵。仅以本书抛砖引玉，期望进一步完善，逐渐达成共识。本书涵盖检查、设计、手术 3 个篇章，展现复旦大学附属眼耳鼻喉科医院视光学中心 EVO ICL 手术团队的合作与奋进，旨在促进国内外 EVO ICL 领域更上一层楼。

汪　琳

2021 年 5 月

目　　录

第一章　检查篇

第一节　EVO ICL眼科常规检查流程

一 视力

视力包括双眼裸眼视力(远、中、近)、戴镜视力(远、中、近)。

裸眼视力和日常戴镜视力的检查不仅对我们后续的验光有参考价值,更能让医生对患者的用眼习惯和需求有所了解,对后续可植入式接触镜(implantable collamer lens,ICL)度数确定有着重要的指导意义。建议远、中、近视力均进行检查,尤其对有老视或者特殊用眼需求的患者。

二 暗瞳

通常扩瞳前,在暗环境下,选择全暗模式测量自然瞳孔直径。一般电脑验光仪可自带此项检查(图1-1)。检查前患者需有一定时间适应暗环境,待瞳孔舒张时进行测量。ICL术前检查时,大多数人群暗瞳直径在5~7mm,而非教科书中的4~6mm。双眼暗瞳相差0.5mm需复测,或排除埃迪瞳孔(Adie pupil)、药物因素干扰等异常情况。暗瞳大小对EVO ICL设计、判断术后眩光发生率以及适应性有一定参考意义。

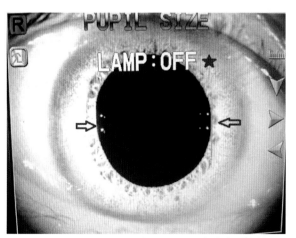

图1-1　电脑验光仪的暗瞳测量模式界面及测量结果

```
CANON TX-20
06/APR/2021  15:24
No. :196333
ID  :
NAME:                    M/F
<BY TIME>
[IOP]#                 mmHg
    RIGHT        LEFT
     15           15
     14           14
     15           16
   [ 14.7         14.9 ]
```

图 1-2　眼内压测量结果（使用 NCT）

三　眼内压

临床上使用全自动非接触式眼压计（non-contact tonometer，NCT）最为常见，复旦大学附属眼耳鼻喉科医院视光学中心（简称本中心）使用 Cannon TX-20（日本株式会社）。进行 NCT 检查时要先做好患者宣教，指导患者注视绿光灯，连续 3 次取平均值。避免测量瞬间患者闭眼以及测量误差。眼内压（intraocular pressure，IOP）结果需结合中央角膜厚度进行分析。必要时检测压平眼压（图 1-2、图 1-3）。

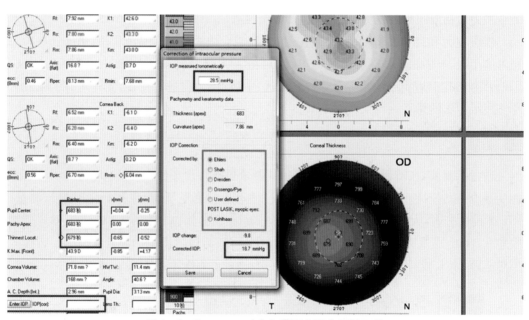

图 1-3　Pentacam 对应角膜厚度眼内压矫正值

术前基础眼压是术后留观和复查时参考的基准，可于手术当日术前进行眼压复测。

四　角膜内皮镜

EVO ICL 植入术为内眼手术，要求角膜内皮细胞计数＞2 200 个/（毫米）^{2}。正常情况下角膜内皮细胞排列规整，多为六边形（图 1-4、图 1-5）。当内皮细胞计数＜2 200 个/（毫米）^{2}，需排除角膜接触镜的干扰或者圆锥角膜等。必要时复查或者用共聚焦显微镜协助评估。需注意不同年龄段角膜内皮细胞数量的差异。

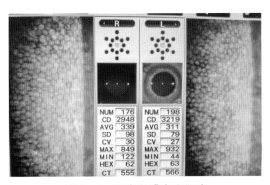

图 1-4 正常角膜内皮细胞

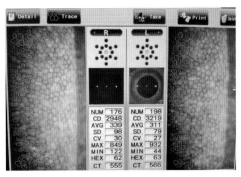

图 1-5 角膜内皮细胞仪自动标记六边形内皮细胞（CEM-530，NIDEK 角膜内皮镜）

五、光学生物测量仪——眼轴、晶状体厚度、水平角膜直径

眼轴（axial length，AL）是评估屈光度稳定性的重要指标，通常结合角膜曲率可以对患者的屈光状态做初步判断。Zeiss - IOL Master 700 采用扫频光学相干断层成像（optical coherence tomography，OCT）的测量原理，实现了从角膜顶点至视网膜的全眼轴长可视化测量，从而获得 B - Scan 的 OCT 图像（图 1 - 6）。一次测量还可同时获得晶状体厚度（lens thickness，LT）和白到白距离（white to white，WTW）等眼前节生物参数，对 EVO ICL 尺寸设计有着至关重要的参考作用。

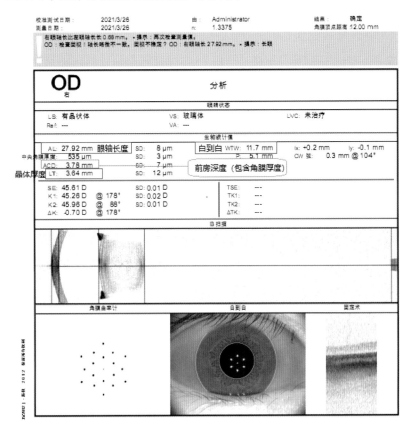

图 1-6 IOL Master 700 报告

六 三维眼前节分析诊断系统

（1）Pentacam（Pentacam HR、Pentacam AXL，Oculus）可获取 EVO ICL 设计的重要参数：角膜曲率（K 值）、水平角膜直径（horizontal white to white，HWTW）、前房深度（anterior chamber depth，ACD）、角膜厚度（corneal thickness，CT）、前房容积和前房角等。

（2）Pentacam 读图流程建议：①Overview 图预判患者注视是否良好、有无眨眼或眼位转动，同时观察 HWTW、ACD、CT、房角、虹膜、晶状体等是否异常。②当双眼 HWTW、ACD 数值有明显差异时，建议重复测量。③关注屈光四图、结合角膜前表面地形图形态的圆锥角膜分级（TKC）、Belin/Ambrosio 增强扩张显示系统（BAD）分析，进行圆锥角膜筛排。④关注角膜接触镜对角膜的影响，尤其是角膜散光的变化，必要时按要求停戴后复查[通常普通软镜停戴 1 周，硬性透气性角膜接触镜（RGP）停戴 2～4 周，角膜塑形镜（OK 镜）停戴 1～2 个月，以确保检测结果的准确性]。

（3）测量注意事项：①测量前做好患者宣教，嘱患者注视蓝色光带中央的红点，睁大双眼，充分暴露角膜，维持 2 秒。②当双眼 HWTW 差异≥0.2 mm 时，要遮盖一眼重复测量。HWTW 测不出时要关注患者的眼位，同时通过虹膜图像（iris image）手动测量 HWTW。Pentacam 所测 HWTW 值与其他仪器（如 Zeiss - IOL Master 700）检测结果有所差别，但其差值基本固定；当发现两者不一致或差异较大时，务必复测，避免某一仪器测量偏差或错误。Pentacam 与 Zeiss - IOL Master 700 所测得的 HWTW 易受角巩缘宽度、角膜血管翳、老年环等影响，因此 HWTW 需与超声生物显微镜（ultrasound biomicroscopy，UBM）的睫状沟到睫状沟间距（sulcus - to - sulcus distance，STS）相结合，在 EVO ICL 尺寸选择时综合考虑各生物测量参数。③ACD 是指不含角膜厚度的前房深度，即从角膜内皮到晶状体前表面的距离。④角膜、虹膜、晶状体等有任何异常都要备注。

七 像差检测

通过基于 Hartmann - Shack 波前像差传感器原理的 Zeiss - i.Profiler 和 i - Trace 原理的 OPD Scan Ⅲ（NIDEK）波前像差分析仪，获取全眼波前像差以及眼的屈光状态数据，评估患者术前屈光成像质量，分析比较角膜像差和全眼像差，比较双眼差异。出现明显差异时，需要关注。波前像差对综合验光有一定参考意义。

八 电脑验光

电脑验光是主觉验光的主要参考依据，其精确性直接影响整个检查流程的高效性和准确性。进行电脑验光前需排除角膜接触镜等因素的影响，必要时嘱患者停戴一段时间后复查。

电脑验光检查的可信度最高是 9（图 1-7A），3 次数值需要保持一致。如果 3 次数值差异>0.5D 需要复测。当散光轴位变化较大时，也需要复测。

电脑验光仪都有最佳测量范围，不同厂家、不同型号仪器测量范围不一，一般可涵盖临床工作需求。偶有特殊测量范围，患者可在被检眼前加负镜后进行检查。本中心使用

ARK-1s(NIDEK)电脑验光仪,球镜测量范围为－30.0～＋25.0D,柱镜测量范围为－12.0～＋12.0D。

对于屈光间质混浊包括角膜、晶状体、玻璃体混浊等,电脑验光仅供参考,需结合其他方法进行检查;当球镜＞－16D时,电脑验光仪测量结果重复性差(图1-7B)、患者最佳矫正视力不佳、伴眼球震颤固视欠佳等,需结合眼部其他生物参数对屈光度进行推算预估。

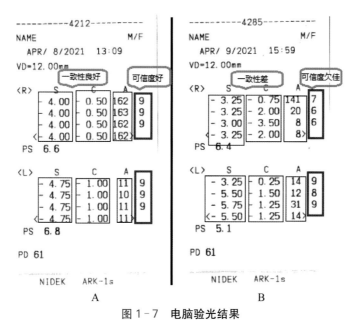

图1-7 电脑验光结果

A. 可信度良好的电脑验光结果;B. 可信度欠佳的电脑验光结果

九、综合验光

1. ICL 验光原则

ICL 验光原则:①勿过矫;②低度近视足矫;③有斜视或者调节功能异常的要关注视功能;④注意角膜接触镜的影响因素。

2. 综合验光环境

综合验光环境:半暗室(照度300 lx左右,检影时可调低至150～200 lx);视标处无额外照明,避免眩光或影响视标对比度;被检眼处无额外照明,避免焦深干扰验光终点判断;视标应采用可自定义单个、单行、多行的投影视标;视标距离被检眼4～5 m。

3. 综合验光流程

(1) 雾视:通常在电脑验光基础上于被检眼前加正球镜(＋0.75～＋2.0D),通过雾视镜检查患者视力,一般视力在0.3～0.5,说明雾视充分。对于超高度近视或最佳矫正视力差、注视欠佳的患者,需结合戴镜习惯、眼轴、角膜曲率初步估计综合验光的起点。

(2) 去雾视:在被检眼前逐渐加－0.25D,视力逐渐提高,直到最佳矫正视力为止。

(3) 终点判断:主觉验光终点判断的3种方法如下。

1) 最佳矫正视力:最小负镜最佳矫正视力。

2) 红绿试验:红色半视标清楚,需加一个 −0.25D;绿色半视标清楚,需加一个 +0.25D,调整直到两半视标一样清楚。若不能一样清楚,当红色半视标清楚加一个 −0.25D 变为绿色半视标清楚为终点。

3) 变小变黑:当增加 −0.25D 时,被检者主诉视标变小变黑,即达到终点。

对于最佳矫正视力差、超高度近视的患者往往需要以上 3 种方法相结合来判断主觉验光的终点。另外,某些患者有红/绿偏好,需注意鉴别,避免过度矫正或欠矫。

(4) Jackson 交叉柱镜(JCC):精确验证柱镜度数及轴向。此外,散光轴向和度数需结合电脑验光、角膜地形图、眼像差等客观检查结果。同时还需考虑被检者自戴眼镜度数和轴向、手术目的、摘镜需求等主观因素。

(5) 双眼平衡:双眼同时雾视 +0.75D 视力到 0.5~0.8,若无法平衡,则选择主导眼稍清晰。对于调节过强或双眼调节存在差异时,双眼平衡有助于减少或消除误差。

(6) 双眼最正度数的最佳视力(MPMVA):双眼同时去雾视,直到最佳矫正视力,双眼同时、同步进行。

(7) 记录每只眼的球镜度数、柱镜度数、轴向、最佳矫正视力。

−6D 以下近视患者建议检查主导眼,帮助晶状体计算时预留度数选择。通常 38 岁以上患者需测主导眼和近用附加度(ADD),并询问患者职业、用眼习惯,了解患者看近、看远需求,选择合适预留度数,并进行模拟试戴,确认最终 EVO ICL 订片处方。

十 扩瞳后电脑验光

使用 0.5% 托吡卡胺眼药水,通常每次间隔 5min,滴 3 次,充分放松调节,确认瞳孔无对光反应后,进行电脑验光,球镜、柱镜与自然瞳孔下综合验光的差异 ≥0.5D,轴位差异 >15°,需在扩瞳状态下复主觉验光。

十一 眼底检查

通常使用三面镜或前置镜检查眼底视网膜,如果发现杯/盘比(C/D)偏大或者不对称,或者眼底出血、脉络膜新生血管性疾病(CNV)、视网膜裂孔、格子样变性等,进行进一步检查和治疗,如行眼底激光光凝封闭视网膜裂孔等。

十二 OCT

(1) 眼底 OCT:是 EVO ICL 术前常规检查,通常采用线性水平扫描观察眼底黄斑中心凹有无出血、水肿、渗出、瘢痕、萎缩变性等;视网膜有无劈裂、前膜、裂孔、脱离、玻璃体牵拉等;视盘有无水肿、视神经萎缩、视盘缺损、有髓神经纤维等;脉络膜有无脱离、缺损、肿物等。

(2) 青光眼 OCT:是 EVO ICL 术前的选择性检查,定量检查视盘周围视网膜神经纤维层(retinal nerve fiber layer, RNFL)和黄斑周围神经节细胞复合体(ganlion cell complex, GCC)厚度,用于评估视神经功能,排除可疑青光眼患者。

十三 激光扫描检眼镜(广角照相)

应用免散瞳超广角激光扫描检眼镜(Daytona，Optos)检查周边视网膜，一次扫描范围可达200°，可观察到涡静脉以前的视网膜远周边部。通过一种自动化、与患者友好的方式记录视网膜图像，是EVO ICL术前常规检查，可作为三面镜或前置镜检查之前的视网膜筛查。首先拍摄正位图像，随后可通过转动眼位引导患者快速拍摄上下鼻颞多方位周边眼底，分析图像时切换红色/绿色通道视图，观察脉络膜/视网膜不同层面眼底图像，分析病变所在位置。

EVO ICL术前检查项目多，流程较为复杂，合理安排各项检查顺序，以减少患者检查次数并提高效率，同时保证检查的准确性，图1-8流程供参考。

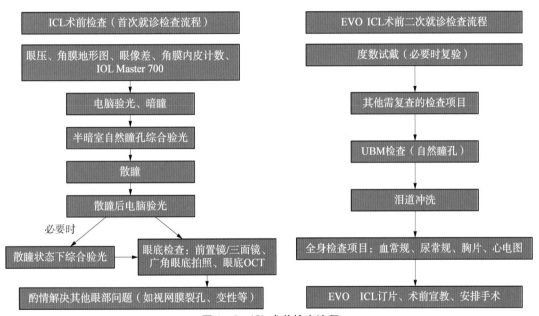

图1-8 ICL术前检查流程

第二节 EVO ICL特殊检查

EVO ICL植入眼内后房是通过EVO ICL脚襻在睫状沟固定，STS的大小最接近真实的EVO ICL尺寸。由于UBM为接触性检查，测量结果与检查医生的经验和患者的配合度有关，个体差异及变异较大，因此一直以来并不作为EVO ICL尺寸选择的首选方式。而眼前节分析仪Pentacam、Obscan Ⅱ或者IOL Master测量水平角膜直径WTW为非接触性，且可重复性较好，在EVO ICL尺寸选择中常常被推荐。但是文献显示WTW和STS相关性较差，根据WTW计算选择EVO ICL大小存在一定比例的误差，造成拱高偏高或偏低。近年来本中心通过长期的摸索和经验总结，制订出一系列UBM标准操作流程和测量规范，大大提高了STS测量的准确性和可重复性。通过UBM的精准测量，结合不同睫状沟的形态及眼前节结构特征进行个性化的尺寸定制,指导手术设计,大大提高了术后拱高的最佳配适,实现了 ICL 术后拱高的优化设计。

▣ UBM 概念

UBM 是采用超高频超声探头获得二维图像的超声诊断设备,其探头频率为 50～100 MHz,分辨率约为 50 μm。因声波的频率与穿透力呈反比,UBM 穿透能力较弱,探测深度约为 5 mm。目前广泛用于眼前段结构的评估,包括角膜、前房、房角、虹膜、睫状体、晶状体等。UBM 的探头窗达 16 mm,因此可以完整精确测量眼前段结构,尤其是 STS,在 EVO ICL 检查中至关重要。

本节主要介绍 UBM 检查方法、注意事项及针对 EVO ICL 测量的要点。本文所有 UBM 图片均来自法国光太(Compact Touch STS)UBM。

▣ UBM 检查流程

1. 检查准备

(1) 仪器准备:主要为探头消毒与清洁,部分型号 UBM 换能器位于探头舱内(图 1-9),因此需提前向探头舱内注入蒸馏水并盖上探头窗盖。测量应选择合适的增益。STS 测量需清晰地显示眼内各组织之间的特点,一般不建议增益过低,具体数值因仪器不同而异。仪器的聚焦线通常位于屏幕的中央,建议将需要观察的眼部结构放于聚焦线内(如后房),此时的图像显示最为清晰。

(2) 药品准备:①表面麻醉剂如丁卡因、利多卡因等;②耦合剂,一般可选择角膜接触镜护理液、卡波姆滴眼液(唯地息)等;③选择合适型号的眼杯(图 1-10);④抗生素滴眼液等;⑤酒精,用于探头的消毒;⑥蒸馏水,用于探头的清洁和探头舱内填充。

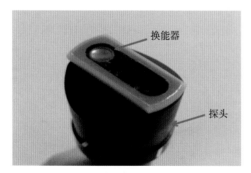

图 1-9 换能器位于探头舱内

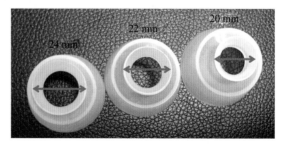

图 1-10 眼杯

从左至右常用眼杯直径大小分别为 24、22 及 20 mm。一般优先推荐使用直径 24 mm 的眼杯

(3) 物品准备:棉签、消毒棉球、纸巾等。

(4) 患者准备:检查前需与患者进行简单的沟通,了解患者的基本情况,确定患者无眼部感染或大片的角膜上皮剥脱,明确患者的过敏史、2 周内的内眼手术史、外伤史等。告知患者 UBM 检查的目的、意义及检查方式,必要时示范患者如何配合检查,以消除其紧张情绪。患者通常采取仰卧位,检查者位于患者头侧或者头部右侧。

2. 检查流程

(1) 在仪器中输入患者基本信息后,对患者进行眼部表面麻醉,并叮嘱患者闭眼休息几秒钟,以减轻药物的刺激症状。

(2) 选择眼杯:不同的仪器眼杯直径不同,常用的眼杯直径为 20、22、24 mm(见图 1-10)。对于 EVO ICL 尺寸选择,水平、垂直 STS 数据较为重要,要测量准确建议选择大号的眼杯(如 24 mm)。如患者睑裂小、放置困难且角膜直径较小,在保证充分暴露角巩缘的原则下可适当选取小一号眼杯。

(3) 放入眼杯:嘱患者双眼向下注视,一手用棉签向上提拉上睑,将眼杯的一侧置于上睑下,保持位置不变,再嘱患者双眼向上转,用棉签将下睑向下拉,让眼杯的另一侧进入穹隆内,嘱患者双眼平视前方,完成眼杯放置。

(4) 轴位扫描:嘱患者双眼睁开,注视上方天花板,调整患者眼位以便于探测。将探头置于角膜中央进行轴位扫描,当角膜前后表面、晶状体前后表面回声弧线显示清晰并且在同一直线时采集图片,此为测量 STS 关键步骤。建议多次测量取平均值,水平、垂直方位各扫描 2~3 次。当探头与所要检测部位垂直时,探头接受的回声能量最强,图像最清晰,整个检查过程务必保持探头与检查部位垂直。在检测中可以通过调节探头方向和角度以及转动患者眼位来获取清晰的图像。

(5) 放射状扫描:一般自角膜上方时钟 12 点位开始,探头方向垂直于角巩缘,顺时针转动探头一周,重点检查前房角、后房、睫状突、晶状体位置和悬韧带等结构,注意有无虹膜睫状上皮囊肿。如有囊肿,需记录其大小和方位,并重点记录水平、垂直方位后房的局部形态特征。

(6) 水平扫描:对于虹膜睫状体上皮多发性囊肿或者睫状体部位的病变,可采用探头与角巩缘平行探查方法,以详细了解囊肿位置之间的关系及睫状体的特点。

(7) 完成检查取出眼杯,于结膜囊内滴入抗生素滴眼液预防感染,并嘱咐患者当日避免揉眼,以免损伤角膜等。

UBM 操作,请扫二维码(视频 1-1)。

视频 1-1
UBM 操作

3. 注意事项

(1) UBM 为接触式检查,需在检查前做好充分的解释和安抚工作,让患者了解检查的目的、意义、检查步骤以及如何配合检查等。

(2) 全程叮嘱患者睁开双眼。患者由于紧张往往紧闭非检查眼,眉头紧锁,造成检查眼眼球上转,无法配合检查。一般建议患者非检查眼注视上方天花板或者非检查一侧手指向远处,盯住手指末端,但是要注意可能引起的调节。

(3) 将患眼眼位调整至各方位角巩缘与眼杯距离一致,即居中,便于暴露完整的睫状沟平面。放射状测量时,嘱患者眼位转向不同方向,探头于眼周一圈进行检查,避免遗漏病灶。通常采集并分析上方、下方、鼻侧、颞侧及鼻上、颞上、鼻下、颞下 8 个方位。

(4) 眼杯的选择:根据不同的睑裂大小及角膜直径,选择不同直径的眼杯。正常人角膜直径为 11~12 mm,要准确测量水平、垂直 STS,首先要充分暴露角巩缘,建议在条件允许的情况下尽量选择大号的眼杯。过小的眼杯会使角巩缘暴露不全而产生测量误差。

4. 正确 UBM 眼前节水平轴向扫描

见图 1－11。

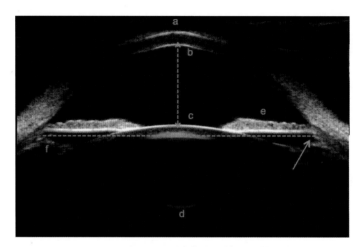

图 1－11 正确 UBM 眼前节水平轴向扫描示意图

a:角膜前表面回声;b:角膜后表面回声;c:晶状体前表面回声;d:晶状体后表面回声;
e:虹膜;f:睫状突;垂直虚线:前房深度;水平虚线:STS;实线箭头:睫状沟

5. 常见错误

（1）探头未与测量界面垂直或晶状体后囊未显示:探头需与角膜、晶状体测量界面垂直,即角膜前后表面、晶状体前后表面 4 条弧形回声应在同一直线上(图 1－12、图 1－13)。

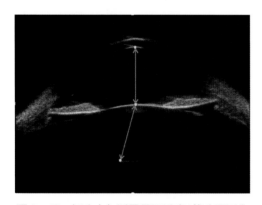

图 1－12 探头未与测量界面垂直(箭头所示角膜前后表面、晶状体前后表面 4 条弧形回声不在同一直线上)

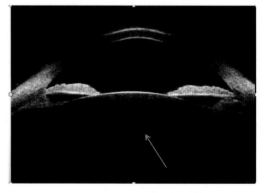

图 1－13 探头未与测量界面垂直(箭头所示晶状体后囊未显示)

（2）睫状沟测量起止点异常:将虹膜后表面两端无回声区和中高回声的睫状突交界处作为起止点测量是不准确的,应尽量将睫状沟充分暴露,并选择虹膜后表面根部附着点进行测量(图 1－14、图 1－15)。

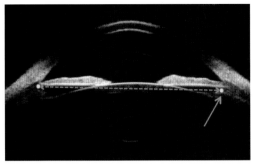
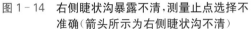
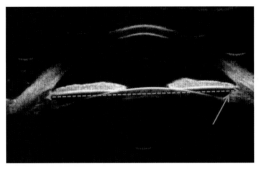

图1-14 右侧睫状沟暴露不清,测量止点选择不准确(箭头所示为右侧睫状沟不清)

图1-15 两侧睫状沟暴露清楚,测量止点选择正确(箭头所示为右侧睫状沟清晰)

（3）睫状沟暴露不全:包括图像未居中,一侧睫状沟显示不清,或选择眼杯较小,无法充分清晰暴露整个睫状沟(图1-16)。

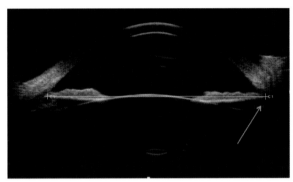

图1-16 睫状突暴露不全(箭头所示为右侧睫状沟暴露不全,显示不清,难以选择测量止点)

（4）双眼测量结果差异大:一般患者的双眼结构大小一致,如果双眼睫状沟的大小差别超过0.5mm,建议重复测量。

（5）睫状沟不在聚焦线内,显示不清:见图1-17、图1-18。

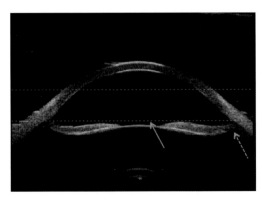
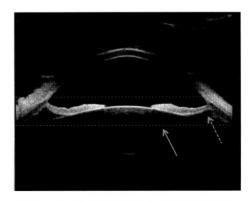

图1-17 睫状沟不在聚焦线内,显示不清(实线箭头所示为两条绿色聚焦线,虚线箭头所示为睫状沟)

图1-18 睫状沟聚焦线内,显示清晰(实线箭头所示为两条绿色聚焦线,虚线箭头所示为睫状沟)

第二章 设 计 篇

临床上通常按前房深度（ACD）和白到白距离（WTW）选择 EVO ICL 尺寸［同在线计算预定系统（OCOS）考量的参数一致］。由于人眼内在结构的复杂性，如睫状沟、睫状突的形态变异等，会影响 EVO ICL 术后拱高，仅仅考虑 ACD 和 WTW 显然不够全面。本中心 2 万以上的大样本 EVO ICL 病例术后观察发现：结合 UBM 的影像学特征进行个性化的 EVO ICL 尺寸设计，可以使 EVO ICL 术后目标拱高达成比例提高到 99%。

本章主要涵盖 EVO ICL 相关的 UBM 概念、EVO ICL 总体设计思路、六大类相关病例示教，演绎设计思路，以飨读者。

第一节　EVO ICL 相关 UBM 概念

EVO ICL 相关 UBM 概念主要涵盖以下 10 点：①睫状沟到睫状沟间距（STS）；②睫状沟形态（morphology of ciliary sulcus，MCS）；③晶状体前表面矢高（distance between STS plane and anterior crystalline lens surface，STSL）；④睫状突（ciliary process，CP）；⑤睫状沟宽度（linear distance from posterior surface of peripheral iris to ciliary process，LD-ITC）；⑥晶状体厚度（LT）；⑦虹膜（iris）；⑧虹膜睫状体上皮囊肿（iris ciliary epithelial cyst）；⑨晶状体悬韧带（zonular fibers）；⑩房角（anterior chamber angle，ACA）。

1. STS

通常要求测量水平位（时钟 3—9 点）的 STS 和垂直位（时钟 6—12 点）的 STS。

睫状沟是虹膜根部后表面与睫状体前部形成的隐窝。睫状沟的直径是指在同一子午线方向上睫状沟之间的距离。EVO ICL 术前 UBM 常规要求测量水平子午线和垂直子午线两个方向睫状沟之间的距离。通常睫状沟正常时（图2-1），可以虹膜根部附着点的连线作为 STS（见图 2-1 C1 所示）。

MCS 多变异，当 MCS 宽时，如果只测量子午

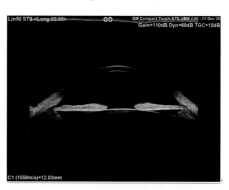

图 2-1　正常睫状沟

C1 = 12.03 mm，为水平位时钟 3—9 点的 STS；两侧红色箭头所示为虹膜根部附着点

线方向上的虹膜根部附着点之间的距离(图 2 - 2C1 所示),不能代表实际的 STS,还须测量两侧睫状沟底端之间的距离(图 2 - 2 C2 所示)。

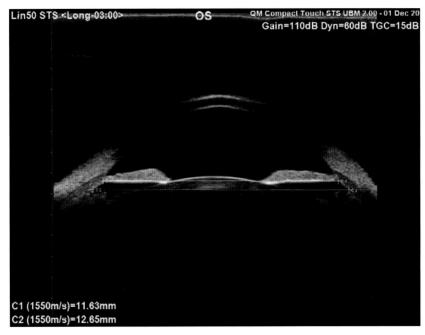

图 2 - 2　变异睫状沟

C1 即水平位虹膜根部的 STS,C2 即水平位两侧睫状沟底端(沟宽处)的 STS。

C2 = 12.65 mm 才是 ICL 实际意义上的 STS(红横线所示)

2. MCS

MCS 通常表现为虹膜根部后表面与睫状体前部形成的隐窝,此隐窝以周边部虹膜厚度(IT3)的倍率进行分类(表 2 - 1,图 2 - 3)。

表 2 - 1　MCS 分类

MCS 分类	以 IT3 为基准
窄 2	<0.25
窄 1	0.25~0.5
正常	0.5~1
宽 1	1~1.5
宽 2	1.5~2
宽 3	>2

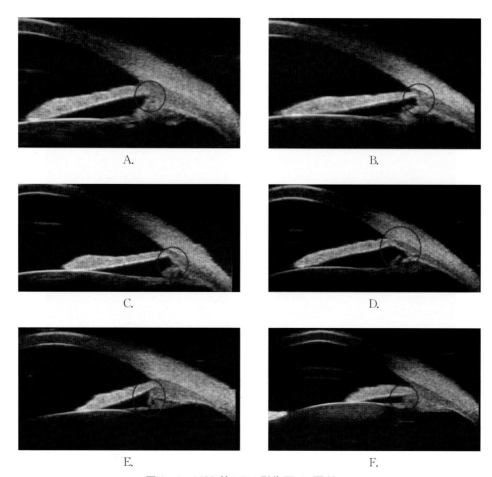

A.

B.

C.

D.

E.

F.

图 2-3 MCS 的 UBM 影像图（红圈所示）

A. 正常睫状沟(0.5～1IT3)；B. 宽 1,虹膜根部后表面与睫状体前部形成的隐窝底部明显变宽(1～1.5IT3)；C. 宽 2,虹膜根部后表面与睫状体前部形成的隐窝底部宽度(1.5～2IT3)；D. 宽 3,虹膜根部后表面与睫状体前部形成的隐窝底部宽度＞2IT3；E. 窄 1,虹膜根部后表面与睫状体前部有少许接触,睫状沟底部在 0.25～0.5IT3,伴后房角偏小；F. 窄 2,虹膜根部后表面与睫状体前部有部分接触,睫状沟底部＜0.25IT3,伴后房角更小

3. STSL

STSL 通常指晶状体正中前表面顶端与 STS 的垂直高度,以中央角膜厚度(CT)的倍率进行分级,包括水平 STSL 和垂直 STSL(表 2-2)。

表 2-2 STSL 分级

STSL 分级	以 CT 为基准
正常	＜0.5
高Ⅰ级	0.5～1
高Ⅱ级	1～1.5
高Ⅲ级	1.5～2

STSL 测量要关注 STS 的基线(见图 2-2 C2),而这个基线又与 MCS 有关。当 MCS 正常时,通常 STSL 正常(见图 2-4A);当 MCS>宽 2,通常 STSL 呈高Ⅲ级(图 2-4D)。STSL 越高意味着占用更多拱高的空间,此时 EVO ICL 的尺寸要相应增大才能获得相对理想的拱高。

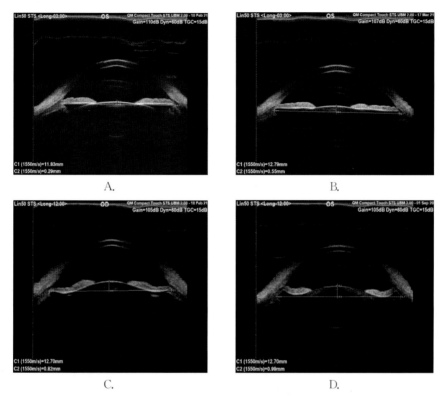

图 2-4　STSL 的 UBM 影像(红色竖线所示为 STSL)

A. STSL 正常;B. STSL 高Ⅰ级;C. STSL 高Ⅱ级;D. STSL 高Ⅲ级

4. CP

CP 是指睫状体前部呈放射状突出的嵴样皱褶。临床上通常描述为:CP 正常;CP 肥厚;CP 小(图 2-5)。

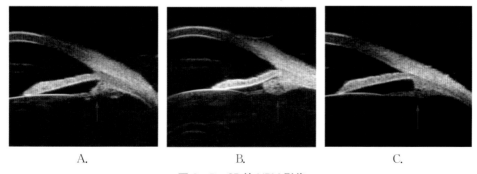

图 2-5　CP 的 UBM 影像

A. CP 正常,通常表现为近似等腰三角形;B. CP 肥厚,通常表现为睫状突明显变长、变宽;
C. CP 小,常表现为 CP 影像不明显

CP 肥厚通常占据一部分睫状沟的空间，此时要关注 CP 与周边部虹膜后表面是否有间隙。如果没有，实际可容纳 EVO ICL 的 STS 就偏小，此时尺寸选择也应偏小；CP 小通常伴有后房角的明显增大，此时除了选择合适的 EVO ICL 尺寸，同时还要选择合适的 EVO ICL 植入轴位方向，避免 EVO ICL 襻下移到 CP 后导致低拱高。

5. LD-ITC

LD-ITC 是指周边部虹膜后表面到 CP 的直线距离（图 2-6A 中 C1、C2 所示）。

当 MCS 呈宽 1、宽 2、宽 3 时，要关注是否伴有睫状突小，如果不伴有睫状突小，就可以量化 LD-ITC，如图 2-6A 中 C1、C2 所示的红竖线。通常以一个 CT 为界，分为正常、宽。即：<1CT 为正常；>1CT 为宽。临床上如果 MCS 呈宽 1 或宽 2 但 LD-ITC 正常（<1CT）时，通常可以按 OCOS 推荐设计；如果 LD-ITC 宽（>1CT）时，通常 MCS 呈宽 2、宽 3，此时 EVO ICL 襻的位置稳定性减弱，易发生旋转，这类病例尺寸选择很关键，建议选大一号；如果 MCS 为窄 1、窄 2 或正常时，由于无法形成虹膜后表面到 CP 的直线距离（图 2-6B）则无法测量 LD-ITC，此时不必作为参考指标。

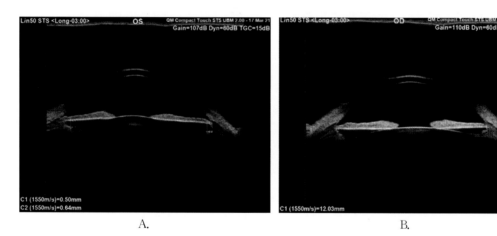

A.   B.

图 2-6 LD-ITC 的 UBM 影像

C1 = 0.50 mm、C2 = 0.64 mm 为 LD-ITC

6. LT

LT 是指晶状体前表面正中顶点到晶状体后表面正中顶点的直线距离（表 2-3）。

表 2-3 LT 分级

LT 分级	LT(mm)
正常	3.5～3.8
厚Ⅰ级	3.8～4.0
厚Ⅱ级	>4.0

当 LT 呈厚Ⅰ级时，对前房深度有一定的影响，晶状体越厚通常表现为前房越浅（图 2-7C）。在 EVO ICL 术前检查时如果发现患者前房较浅，须关注 LT。

当 LT 呈厚Ⅰ～Ⅱ级时,可能占据拱高空间,造成低拱高,因此在 EVO ICL 尺寸选择时 LT 作为向大一号选择时考虑因素之一,详见本章第三节有关 LT 相关示教。

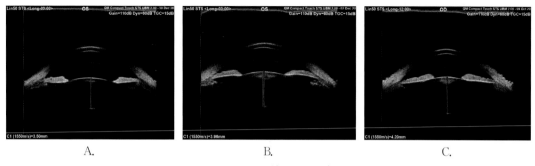

图 2-7　LT 的 UBM 影像

A. 正常(3.50 mm);B. 厚Ⅰ级(3.96 mm);C. 厚Ⅱ级(4.20 mm)

7. 虹膜

临床上通常将虹膜形态描述为虹膜平坦、虹膜膨隆、虹膜后凹(图 2-8)。

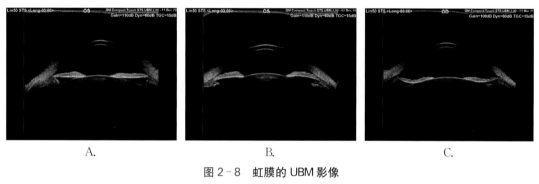

图 2-8　虹膜的 UBM 影像

A. 平坦;B. 膨隆;C. 后凹

(1) 虹膜平坦:通常表现为中央部虹膜,中周部虹膜与周边部虹膜基本在同一个平面。

(2) 虹膜膨隆:通常表现为中央部虹膜较中周部虹膜明显上抬,与周边部虹膜有明显落差。常伴前房偏浅、房角窄开、LT 厚。

(3) 虹膜后凹:通常表现为中周部虹膜呈明显凹陷,与中央区虹膜和周边部虹膜有明显落差,常伴 MCS 宽、前房容积大。

8. 虹膜睫状体上皮囊肿

虹膜睫状体上皮囊肿较为常见,文献报道大约 14% 的人存在囊肿,本中心的检出率大约为 14%。可表现为单发、多发,通常直径为 0.9 mm,偶尔可见特大囊肿。单发、多发的小囊肿通常不影响 EVO ICL 手术。但特大囊肿手术设计时要注意避开,选择无囊肿的轴位植入。囊肿通常要标注点位(图 2-9)、单发或多发。大囊肿要备注囊肿的大小(图 2-10)。

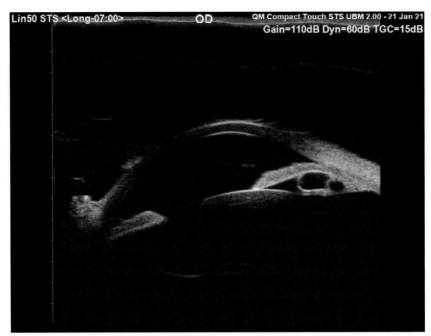

图 2-9 多发睫状体小囊肿的 UBM 影像(右眼时钟 7 点位)

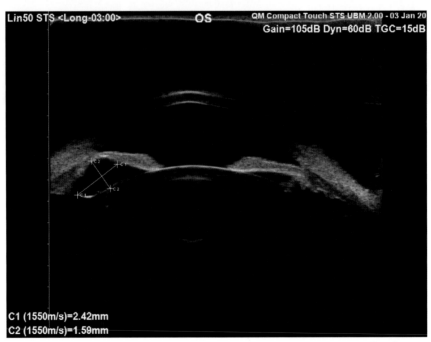

图 2-10 睫状体较大囊肿(1.59 mm×2.42 mm)的 UBM 影像(左眼时钟 3 点位)

9. 晶状体悬韧带

晶状体悬韧带临床通常表现为正常(360°均可见)、稀疏、缺如(图 2-11)。晶状体悬韧带缺如常见于晶状体半脱位(如外伤、马方综合征等),这种情况下,一般不建议行 EVO ICL 手术。

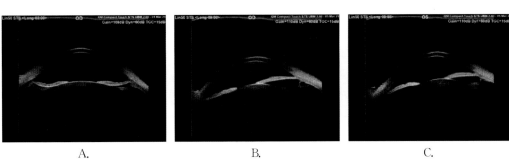

A.　　　　　　　　　　B.　　　　　　　　　　C.

图 2 - 11　晶状体悬韧带的 UBM 影像

A. 正常（360°均可见）；B. 稀疏（松弛）；C. 正常对照图（360°均可见）

图 2 - 11A 可见两侧晶状体悬韧带回声强且清晰；图 2 - 11B 右眼时钟 9 点位可见晶状体悬韧带回声较弱，依稀可见。此时要关注成像角度，也就是悬韧带是否与超声方向呈直角，同时作双眼对照进一步确认。图 2 - 11C 为图 2 - 11B 同一患者对侧眼（左眼）同样点位（9 点位），可见悬韧带清晰。

10. 房角

UBM 影像图中房角通常分为：房角开放、房角窄开、房角关闭。建议结合 Pentacam 中房角（ACA）所示综合评估。

第二节　EVO ICL 总体设计思路

一、度数选择

（1）通常参考扩瞳电脑验光结合自然瞳孔下的主觉验光确定度数。

（2）散光＞1D 时，建议选择 TICL。

（3）散光≤1D 时，原则上可以选择 ICL。

（4）其他

1）40 岁及以上者查主视眼和 ADD。

2）考虑散光轴向、散光占球镜的比例以及戴镜习惯；建议进行非 T 模拟试戴，如非 T 模式试戴结果比加散光片试戴结果＜1 行，通常可以考虑 ICL。

3）当 MCS 呈宽 2(1.5～21T3)、LD - ITC 宽(＞1CT)或 CP 小时，为了避免术后发生 TICL 旋转，建议考虑 ICL。高度散光必要时建议联合角膜激光手术。低度散光建议酌情增加 - 0.25～ - 0.50 的球镜进行 EVO ICL 设计。

4）全眼散光与角膜散光一致时建议考虑利用主切口位置调整，如参考 Pentacam 选择陡峭 K 值为主切口，减少手术诱导散光（surgically induced astigmatism，SIA）来中和或减轻散光度。

二、尺寸选择

尺寸选择主要包括基本参数、UBM 影像参数及其他参数，如前房容积等。

1. 基本参数

（1）角膜水平子午线白到白距离（HWTW）：HWTW 为 Pentacam 测得的水平子午线方向的角膜直径（图 2-12，详见黄色部分说明），即通过虹膜相机获得虹膜影像（iris image），得到 HWTW 的数值。图 2-12 Cornea 一栏显示的 11.3 mm 就是 HWTW，与图 2-13 虹膜影像一致。

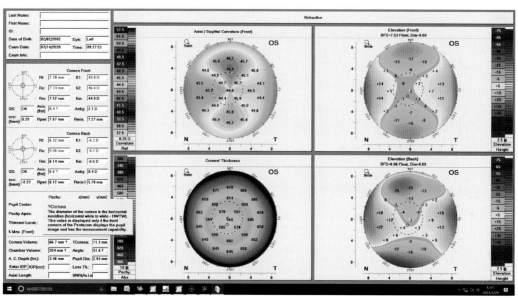

图 2-12 HWTW

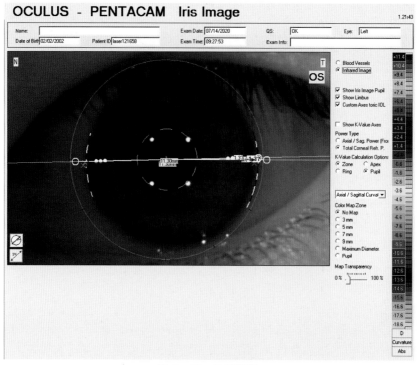

图 2-13 虹膜影像

（2）WTW：WTW 为 IOL Master 测得水平角巩缘的距离（图 2 - 14）。

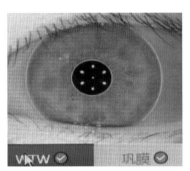

图 2 - 14 WTW

2013 年以前基本上用 WTW 设计。Pentacam 有了虹膜相机可以获得 HWTW。检测 200 个患者 400 眼，将 Pentacam 的 HWTW 与 IOL Master 的 WTW 比较，发现 80% 的患者 WTW 比 HWTW 大 0.4，20% 的患者 WTW 比 HWTW 大 0.3。用 HWTW 设计，但两者均要查，相互比对，避免单项测量有误。

（3）STS：STS 为 UBM 测得睫状沟之间的距离。一般测量水平和垂直 STS（图 2 - 15）。STS 测量要求详见本章第一节中 STS。

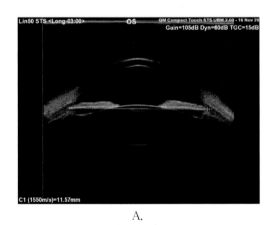

A.　　　　　　　　　　　　　　　　　　B.

图 2 - 15　STS 的 UBM 影像

A. C1 = 11.57 mm 为时钟 3—9 点水平位 STS；B. C1 = 12.03 mm 为时钟 6—12 点垂直位 STS

（4）ACD：ACD 不包含角膜厚度（见图 2 - 16 红框所示），即从正中角膜内皮到正中晶状体前表面顶部的垂直距离。临床上通常用 Pentacam 测量 ACD，不仅可以获得中央的 ACD，还可获得周边的 ACD。

（5）STSL：通过 Pentacam 的 Overview 图的虹膜和晶状体前表面影像可以量化 STSL。通过 UBM 结合 MCS 量化 STSL 更合适。不同病例近乎一样的 ACD、WTW 或者 STS，如果其 STSL 差值＞1CT，STSL 的高度将占用一部分拱高的空间，继而影响 EVO ICL 尺寸选择（图 2 - 17）（详见本章第一节中 STSL）。

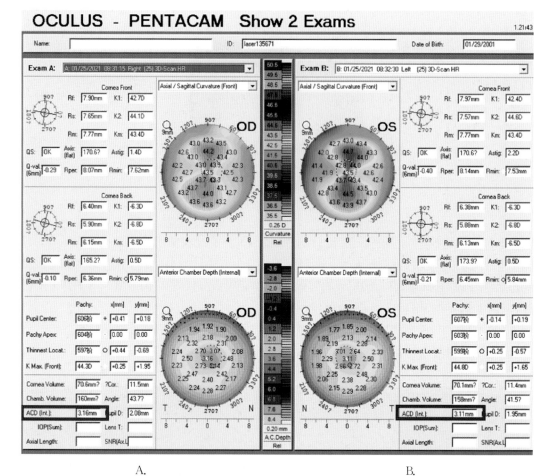

A.   B.

图 2-16   ACD

A. ACD 3.16 mm;B. ACD 3.11 mm;int 即指不含角膜厚度的 ACD,见红框所示

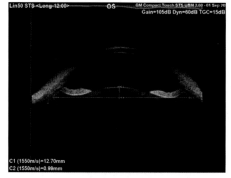

图 2-17   STSL

C2 = 0.87 mm

（6）LT：当 LT 呈厚 Ⅰ～Ⅱ 级（图 2-18）时,常伴有虹膜膨隆和前房角偏窄。此类病例要结合 STSL 的高度选择尺寸（详见本章第一节中 LT）。

当 STS 与 WTW 数值接近,UBM 的 MCS＜宽 1、STSL＜高Ⅰ级、CP 正常时,通常 EVO ICL 尺寸与 OCOS 推荐的一致。

当 STS 与 WTW 不一致时,通常以 STS 为准（必须确保 STS 测量精准）。同时结合 MCS、CP、STSL、LT 综合考虑。

当 STSL>高I级,STSL 的高度会占用一部分拱高的空间,此时 EVO ICL 的尺寸要偏大考虑(详见本章第一节中 STSL)。

当 ACD<2.80 mm 时,OCOS 提示需要调整后输入数据(详见本章第三节中 ACD 相关示教)。

2. UBM 影像参数

(1) MCS:当 MCS>宽 1(图 2-19A、B 所示)或者 MCS<窄 1 时(图 2-19C、D 所示)要结合 CP 选择 EVO ICL 尺寸(详见本章第一节中 MCS)。

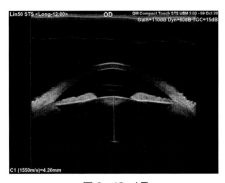

图 2-18 LT

C1 = 4.20 mm

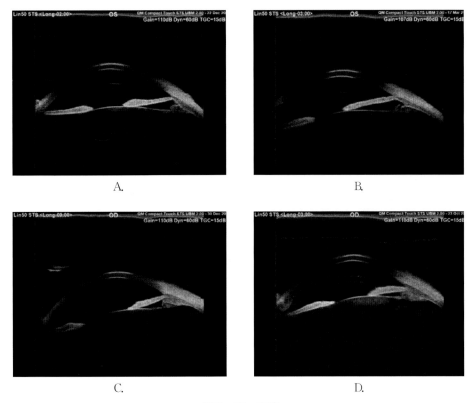

图 2-19 MCS

A. MCS 宽 1(1~1.5IT3);B. MCS 宽 2(1.5~2IT3);C. MCS 窄 1(0.25~0.5IT3);D. MCS 窄 2(<0.25IT3)

(2) LD-ITC:当 LD-ITC 正常(<1CT)时,如图 2-20 所示时钟 9 点位的 LD-ITC 0.5 mm,MCS 呈宽 1,可以按常规设计;当 LD-ITC 宽(>1CT)时,如图 2-20 所示时钟 3 点位的 LD-ITC 0.64 mm,MCS>宽 1,尺寸选择详见本章第一节中 LD-ITC。

(3) CP:CP 的形态与 MCS 一样多变异,当 CP 肥厚或小时,会对 EVO ICL 设计产生影响(详见本章第一节中 CP)。

当 MCS＞宽 1 时,尺寸设计建议选择大一号。

当 MCS＞宽 1,伴 LD‐ITC 宽(＞1CT)时,尺寸设计也建议选择偏大一号。

当 MCS＞宽 1,伴 CP 小时,尺寸设计建议垂直位或斜位。

当 CP 肥厚、MCS＜窄 1,尺寸设计通常建议选择小一号。CP 肥厚时,需关注 UBM 局部图 CP 与虹膜后表面的距离。若有间隙,尺寸大致和 STS 一致;若无间隙,则选择小一号。

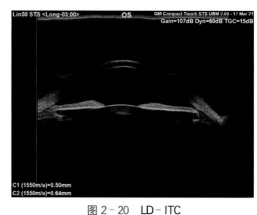

图 2‐20　LD‐ITC

C1＝0.50 mm;9 点位 LD‐ITC

C2＝0.64 mm,3 点位 LD‐ITC

3. 其他参数

(1) 前房容积(anterior chamber volume,ACV):ACV 通常与 ACD 呈正相关,如图 2‐21A 中红框所示:ACD 3.46 mm, ACV 204 mm³。图 2‐21B 中红框所示:右 ACD 3.16 mm,ACV 160 mm³。如果两者不一致,要结合房角、STSL、LT 等综合评估选择 EVO ICL 尺寸。

(2) 房角(anterior chamber angle,ACA):ACA 通常也与 ACD 呈正相关。图 2‐21A 中红框所示右眼 Angle 51.6°;图 2‐21B 所示右眼 Angle 43.7°。如果两者不一致,同样要结合 ACV 等综合评估选择 EVO ICL 尺寸。

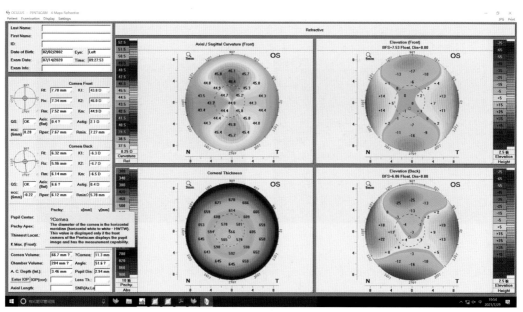

A.

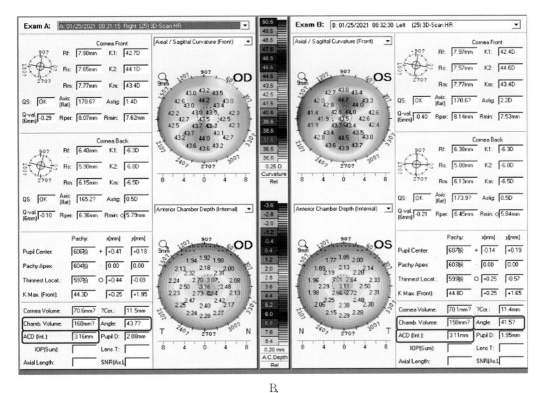

B.

图 2‑21 ACV 与 ACA

第三节 EVO ICL 典型病例示范

常规病例演示

病例 1

姓名	曹某	性别	女
年龄	22	职业	—
		OD	OS
原镜度数		—	—
电脑验光		−12.75/−2.00×16	−12.50/−3.75×167
主觉验光		−11.75/−2.00×10=1.0	−11.00/−4.00×170=1.0
扩瞳电脑验光		−12.25/−2.75×5	−11.75/−3.50×168
眼压(mmHg)		18.2	20.0
眼轴(mm)		28.55	28.41

（续）

暗瞳（mm）		6.0	6.2
角膜曲率	K1	43.0@0	42.8@173
	K2	44.9@90	44.7@83
	Km	43.9	43.7
角膜最薄点厚度（μm）		524	528
晶状体厚度（mm）		3.40	3.43
ACD（mm）		3.10	3.15
HWTW/WTW（mm）		11.6/12.0	11.6/11.9
UBM	水平 STS（mm）	11.84	11.80
	垂直 STS（mm）	12.24	12.15
内皮细胞计数［个/（毫米）²］		3 202	3 371
水平 STSL 高度		正常	正常
度数选择与订片处方		$-11.75/-2.50×5=1.0$	$-11.25/-3.00×170=1.0$

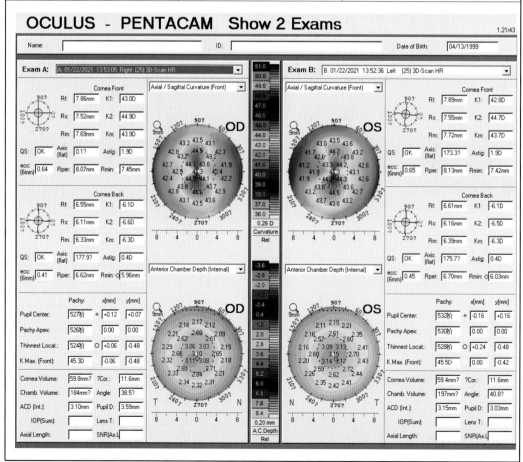

（续）

UBM 影像图

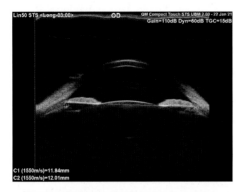

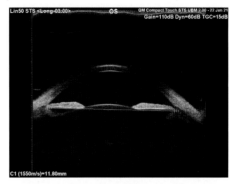

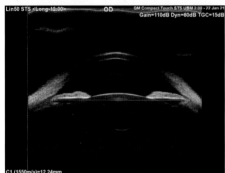

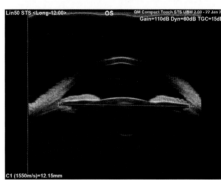

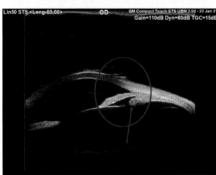

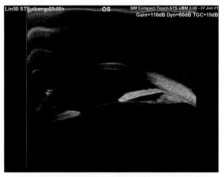

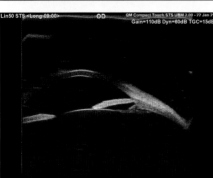

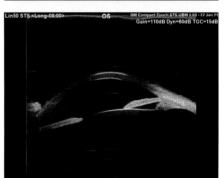

（续）

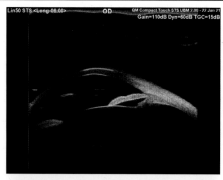 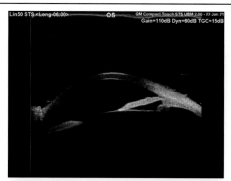

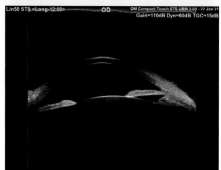 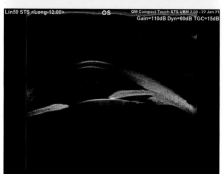

设计思路

OCOS 推荐双眼 12.6。

UBM 提示：双眼水平 STSL、MCS、CP 正常。水平 STS 与 WTW 数值接近，EVO ICL 尺寸与 OCOS 推荐一致。

双眼 TICL。订片处方见上方红框。

综合考虑：双眼 12.6，水平位。

晶体屈光度计算器

患者信息

手术医生	患者 ID	患者姓名	出生日期	性别	手术眼别
				女	OD

术前数据

BVD	12
球镜	-11.75
柱镜	-2.5
轴向	5
K1	43 @ 0
K2	44.9 @ 90
前房深度	3.10
角膜厚度	0.524
白到白（角膜横径）	11.6
角膜接触镜球镜	0
既往的干预措施	没有

汇总报告

计算选中晶体	预期			
	球镜	柱镜	轴向	SEQ
Toric Myopic 12.6mm -15.00/+2.5/X095	-00.04	+00.11	010	+00.02
订购的晶体	预期			
	球镜	柱镜	轴向	SEQ
VTICMO12.6 -15.00/+2.5/X092	-00.04	+00.11	0010	+00.02
序列号	T704650			

计算完成于版本 5.00

（续）

患者信息

手术医生	患者 ID	患者姓名	出生日期	性别	手术眼别
			1999.04.13	女	**OS**

术前数据

BVD	12
球镜	-11.25
柱镜	-3
轴向	170
K1	42.8 @ 173
K2	44.7 @ 83
前房深度	3.15
角膜厚度	0.528
白到白（角膜横径）	11.6
角膜接触镜球镜	0
既往的干预措施	没有

汇总报告

计算选中晶体	预期			
	球镜	柱镜	轴向	SEQ
Toric Myopic 12.6mm -15.00/+3.0/X080	-00.10	+00.14	168	-00.03

订购的晶体	预期			
	球镜	柱镜	轴向	SEQ
Toric Myopic 12.6mm				
序列号				

没有晶体被预留，因此无法计算预期屈光状态
计算完成于版本 5.00

预期屈光度	+0.02	-0.03
AC-IOL 度数	-15.0/+2.50×095	-15.0/+3.00×080
术 后 结 果		
裸眼视力	1.0	1.0
眼压（mmHg）	11.7	10.8
术后拱高（μm）	520	500

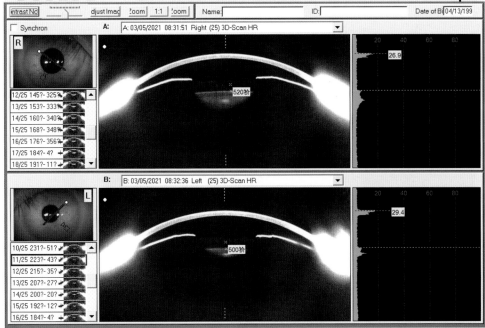

解析：当 UBM 的水平 STS（UBM 红色横线所示）与 WTW 数值接近，STSL 正常（UBM 红色竖线所示）、MCS 正常（UBM 红圈所示）、CP 正常（UBM 红色箭头所示）时，ICL 尺寸基本同 OCOS 推荐相一致。

临床上若水平 STS 与 WTW 不一致、STSL 高、MCS 宽、CP 肥厚或小等则需要个性化设计。

注：本书中所有病例的晶状体厚度为 IOL Master 700 所测晶状体厚度。

STSL 相关示教

1. 水平 STSL 高Ⅰ～Ⅲ级病例

病例 2

姓名	陈某某	性别		女
年龄	42	职业		会计
		OD		OS
原镜度数		—		—
电脑验光		$-11.25/-0.75\times146$		$-15.00/-1.50\times70$
主觉验光		$-8.75/-1.00\times10=1.0$ 右主视眼		$-13.75/-1.00\times85=0.8+$ ADD+0.50
扩瞳电脑验光		$-8.50/-1.00\times5=1.0^-$		$-14.25/-1.00\times83=0.8^+$
眼压(mmHg)		14.3		15.5
眼轴(mm)		28.44		30.38
暗瞳(mm)		5.5		5.0
角膜曲率	K1	42.3@173		41.8@53
	K2	43.4@83		42.4@143
	Km	42.8		42.1
角膜最薄点厚度(μm)		530		551
晶状体厚度(mm)		4.06		4.25
ACD(mm)		3.34		3.38
HWTW/WTW(mm)		12.1/12.4		12.2/12.5
UBM	水平 STS(mm)	12.41		12.50
	垂直 STS(mm)	13.26		13.46
内皮细胞计数[个/(毫米)^2]		2 368		2 478
水平 STSL 高度		Ⅰ级		Ⅰ级
度数选择与订片处方		$-8.75=1.0$		$-14.25=0.8^-$ 预留 -0.50

（续）

Pentacam 检查结果

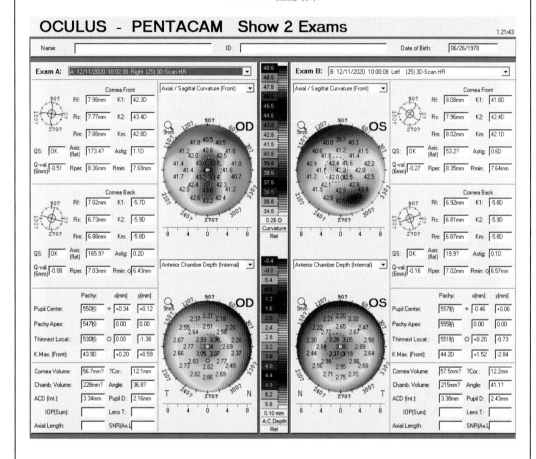

UBM 影像图

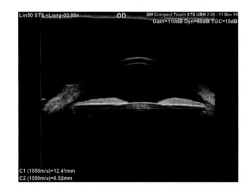

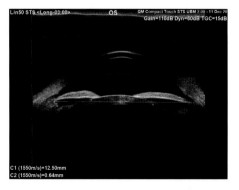

（续）

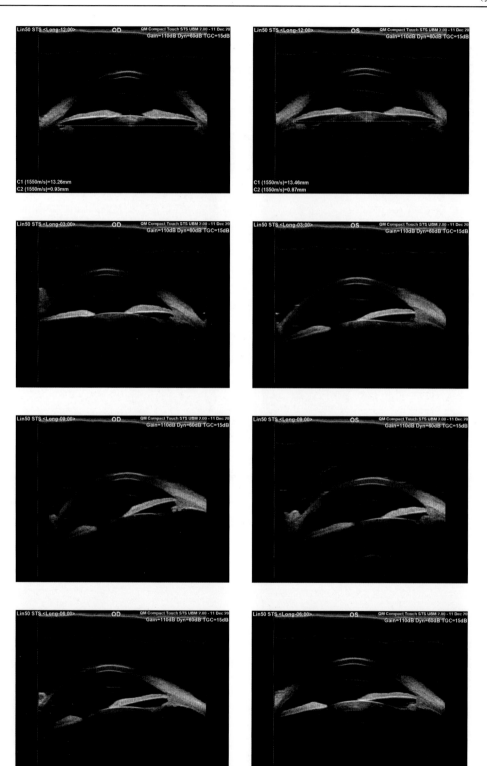

（续）

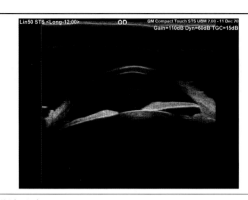 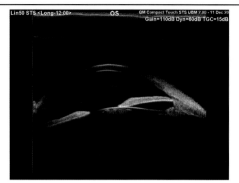

设计思路

OCOS 推荐双眼 13.2。

UBM 提示：双眼水平 STSL 高I级、MCS 呈宽1、LT 厚II级。

STSL 高度占据拱高空间，水平位 13.2 拱高低，13.7 拱高高。

双眼 ICL。订片处方见上方红框。

综合考虑：双眼 13.7，转 45°。

晶体屈光度计算器

患者信息

手术医生	患者 ID	患者姓名	出生日期	性别	手术眼别
			1978.06.26	女	**OD**

术前数据

BVD	12
球镜	-8.75
柱镜	0
轴向	0
K1	41.6 @ 6
K2	42.8 @ 96
前房深度	3.36
角膜厚度	0.542
白到白（角膜横径）	12.1
角膜接触镜球镜	0
既往的干预措施	没有

汇总报告

计算选中晶体	预期			
	球镜	柱镜	轴向	SEQ
Myopic 13.2mm -10.00	+00.10	+00.06	096	+00.12

订购的晶体	预期			
	球镜	柱镜	轴向	SEQ
VICMO13.7 -10.00				
序列号				

你已经选择了一个有别于STAAR公司推荐的其他长度的晶体

计算完成于版本 5.00

患者信息

手术医生	患者 ID	患者姓名	出生日期	性别	手术眼别
			1978.06.26	女	**OS**

术前数据

BVD	12
球镜	-14.25
柱镜	0
轴向	0
K1	41.3 @ 67
K2	42.1 @ 157
前房深度	3.27
角膜厚度	0.564
白到白（角膜横径）	12.2
角膜接触镜球镜	0
既往的干预措施	没有

汇总报告

计算选中晶体	预期			
	球镜	柱镜	轴向	SEQ
Myopic 13.2mm -14.00	-00.69	+00.05	157	-00.67

订购的晶体	预期			
	球镜	柱镜	轴向	SEQ
VICMO13.7 -14.00				
序列号				

你已经选择了一个有别于STAAR公司推荐的其他长度的晶体

计算完成于版本 5.00

预期屈光度	$+0.12 / -1.25 \times 9$	$-0.67 / -1.25 \times 84$
AC－IOL 度数	-10.00	-14.00
术 后 结 果		
裸眼视力	1.0	0.8⁻
眼压（mmHg）	14.2	16.0
术后拱高（μm）	570	490

病例 3

姓名	宋某	性别	女
年龄	33	职业	—
		OD	OS
原镜度数		—	—
电脑验光		$-8.50/-1.75\times6$	$-9.00/-1.75\times176$
主觉验光		$-8.25/-1.75\times5=1.0$	$-8.50/-2.00\times175=1.0$
扩瞳电脑验光		$-8.00/-2.00\times9$	$-8.50/-2.00\times180$
眼压(mmHg)		15.2	14.4
眼轴(mm)		26.92	27.09
暗瞳(mm)		7.6	8.0
角膜曲率	K1	42.4@7	42.5@177
	K2	44.4@97	44.9@87
	Km	43.4	43.7

（续）

角膜最薄点厚度（μm）		545	537
晶状体厚度（mm）		3.78	3.77
ACD（mm）		3.15	3.18
HWTW/WTW（mm）		11.8/12.0	11.8/12.0
UBM	水平 STS（mm）	12.03	12.01
	垂直 STS（mm）	12.62	12.24
内皮细胞计数[个/（毫米）^{2}]		2710	2787
水平 STSL 高度		I 级	I 级
度数选择与订片处方		$-8.00/-2.00\times5=1.0$	$-8.50/-2.00\times175=1.0$

Pentacam 检查结果

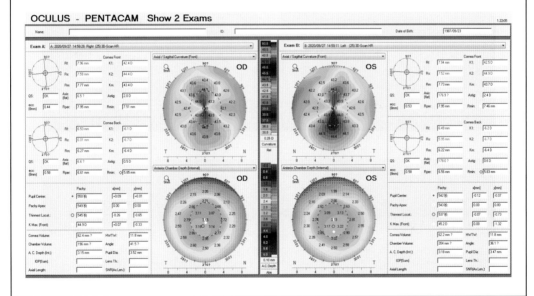

UBM 影像图

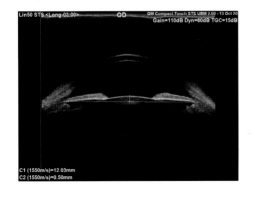

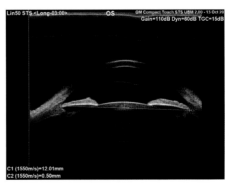

（续）

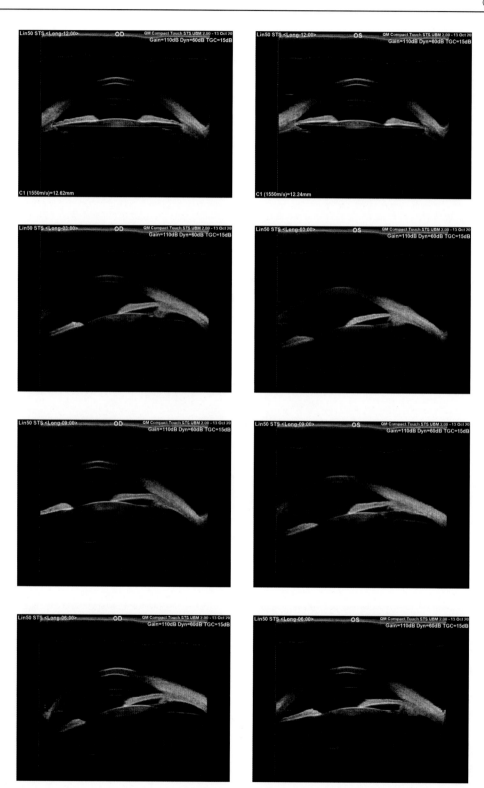

（续）

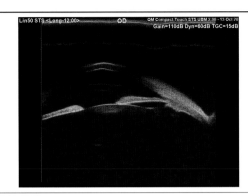
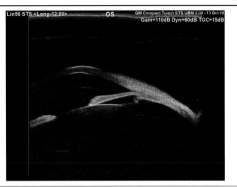

设计思路

OCOS 推荐双眼 13.2。

UBM 提示：双眼水平 STSL 高度 I 级，左眼时钟 9 点位 MCS 呈窄 1。双眼暗瞳大（右眼 7.6 mm，左眼 8.0 mm），在其他条件一致的情况下，大瞳孔相对于小瞳孔来说拱高偏高一点。

双眼 TICL。订片处方见上方红框。

综合考虑：双眼 12.6，水平位。

晶体屈光度计算器

患者信息

手术医生	患者 ID	患者姓名	出生日期	性别	手术眼别
			1987.09.23	女	**OD**

术前数据

BVD	12
球镜	-8
柱镜	-2
轴向	5
K1	42.4 @ 7
K2	44.4 @ 97
前房深度	3.15
角膜厚度	0.545
白到白（角膜横径）	11.8
角膜接触镜球镜	0
既往的干预措施	没有

汇总报告

计算选中晶体	预期			
	球镜	柱镜	轴向	SEQ
Toric Myopic 13.2mm -11.00/+2.0/X095	-00.05	+00.06	098	-00.01

订购的晶体	预期			
	球镜	柱镜	轴向	SEQ
Toric Myopic 12.6mm				

序列号

你已经选择了一个有别于 STAAR 公司推荐的其他长度的晶体

没有有晶体被预购，因此光法计算预期屈光状态

计算完成于版本 4.08

患者信息

手术医生	患者 ID	患者姓名	出生日期	性别	手术眼别
			1987.09.23	女	**OS**

术前数据

BVD	12
球镜	-8.5
柱镜	-2
轴向	175
K1	42.5 @ 177
K2	44.9 @ 87
前房深度	3.18
角膜厚度	0.537
白到白（角膜横径）	11.8
角膜接触镜球镜	0
既往的干预措施	没有

汇总报告

计算选中晶体	预期			
	球镜	柱镜	轴向	SEQ
Toric Myopic 13.2mm -11.50/+2.0/X085	-00.07	+00.07	088	-00.03

订购的晶体	预期			
	球镜	柱镜	轴向	SEQ
VTICMO12.6 -11.50/+2.0X085	-00.07	+00.07	088	-00.03

序列号 **T638031**

你已经选择了一个有别于 STAAR 公司推荐的其他长度的晶体

预期屈光度	-0.01	-0.03
AC-IOL 度数	-11.0/+2.00×095	-11.50/+2.00×085
术 后 结 果		
裸眼视力	1.2	1.2
眼压（mmHg）	15.5	16.7
术后拱高（μm）	500	500

038

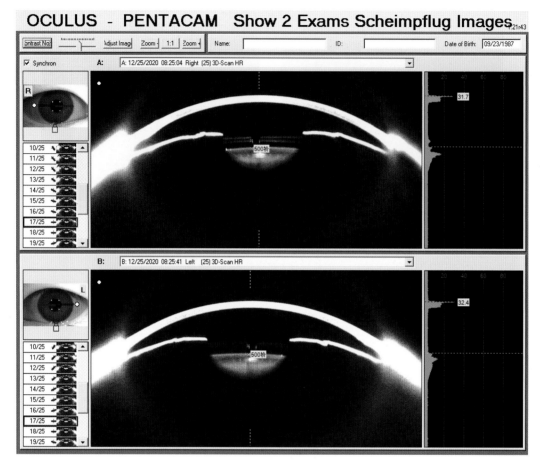

病例 4

姓名	孙某		性别		男
年龄	27		职业		职员
			OD		OS
原镜度数			$-10.00/-0.75\times67$		$-9.75/-0.75\times109$
电脑验光			$-11.75/-1.00\times70$		$-11.50/-0.75\times113$
主觉验光			$-11.75/-1.25\times70=1.0-$		$-11.50/-1.00\times115=0.9$
扩瞳电脑验光			$-11.50/-1.25\times67$		$-11.00/-0.75\times113$
眼压(mmHg)			15.7		14.2
眼轴(mm)			29.05		28.91
暗瞳(mm)			7.4		7.2
角膜曲率	K1		41.5@72		41.0@113
	K2		41.8@162		41.1@23
	Km		41.6		41.1

（续）

角膜最薄点厚度(μm)		496	485
晶状体厚度(mm)		3.67	3.70
ACD(mm)		2.91	2.84
HWTW/WTW(mm)		11.4/11.9	11.4/11.8
UBM	水平 STS(mm)	11.63/12.21	12.15/12.30
	垂直 STS(mm)	12.41/12.94	12.41/12.99
内皮细胞计数[个/(毫米)^2]		2 784	2 632
水平 STSL 高度		I 级	I 级
度数选择与订片处方		$-11.50 = 0.9$	$-11.00 = 0.8^+$

Pentacam 检查结果

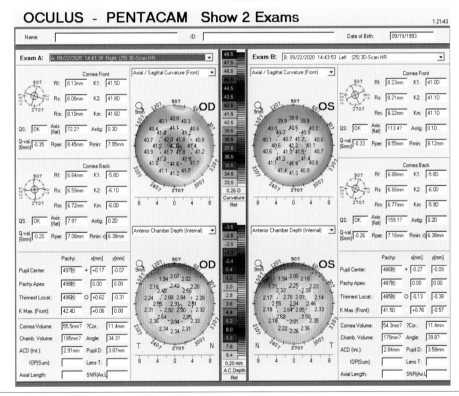

UBM 影像图

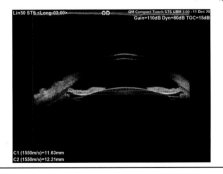
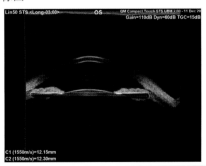

（续）

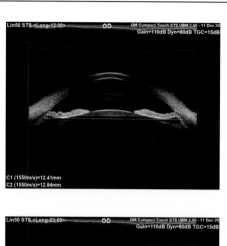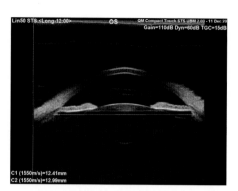

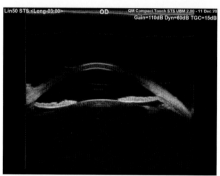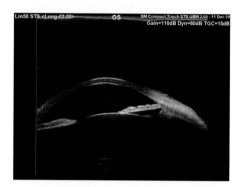

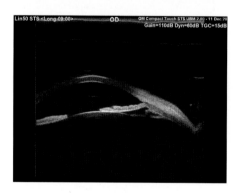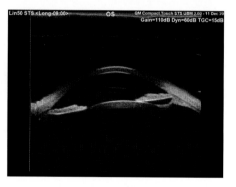

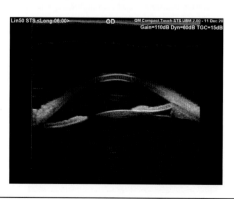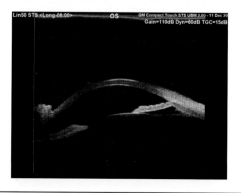

（续）

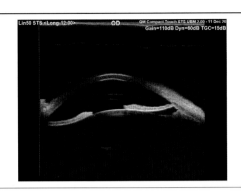 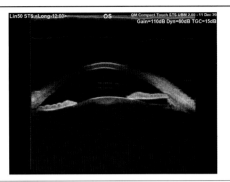

设计思路

OCOS 推荐双眼 12.6。

UBM 提示：双眼水平 STSL 高 I 级，右眼虹膜后凹、水平 MCS 呈宽 1（沟宽处 STS 右 12.21 mm，左 12.30 mm）。双眼实际水平 STS 较 WTW 大。

双眼 ACD<3.0 mm，ACV 不小（右眼 185 mm³、左眼 179 mm³）。

双眼 ICL。订片处方见上方红框。

综合考虑：双眼 13.2，水平位。

晶体屈光度计算器

患者信息

手术医生	患者 ID	患者姓名	出生日期	性别	手术眼别
			1993.09.19	男	**OD**

术前数据

BVD	12
球镜	-11.5
柱镜	0
轴向	0
K1	41.5 @ 72
K2	41.8 @ 162
前房深度	2.91
角膜厚度	0.496
白到白（角膜横径）	11.4
角膜接触镜球镜	0
既往的干预措施	没有

汇总报告

计算选中晶体	预期			
	球镜	柱镜	轴向	SEQ
Myopic 12.6mm -12.00	-00.07	+00.01	162	-00.06
订购的晶体	预期			
	球镜	柱镜	轴向	SEQ
VICMO13.2 -12.00				
序列号				

你已经选择了一个有别于STAAR公司推荐的其他长度的晶体

该患者的 ACD 值可能超出了使用适应症范围，请邮件 customerservice.ag@staar.com 联系客户支持部门，以核实您所在地区的 ACD 范围。

计算完成于版本 5.00

患者信息

手术医生	患者 ID	患者姓名	出生日期	性别	手术眼别
			1993.09.19	男	**OS**

术前数据

BVD	12
球镜	-11
柱镜	0
轴向	0
K1	41 @ 113
K2	41.1 @ 23
前房深度	2.84
角膜厚度	0.485
白到白（角膜横径）	11.4
角膜接触镜球镜	0
既往的干预措施	没有

汇总报告

计算选中晶体	预期			
	球镜	柱镜	轴向	SEQ
Myopic 12.6mm -11.50	-00.03	+00.00	023	-00.02
订购的晶体	预期			
	球镜	柱镜	轴向	SEQ
VICMO13.2 -11.50				
序列号				

你已经选择了一个有别于STAAR公司推荐的其他长度的晶体

该患者的 ACD 值可能超出了使用适应症范围，请邮件 customerservice.ag@staar.com 联系客户支持部门，以核实您所在地区的 ACD 范围。

计算完成于版本 5.00

预期屈光度	−0.06/−1.00×59	−0.02/−0.75×116
AC‑IOL 度数	−12.0	−11.50
术后结果		
裸眼视力	1.0⁺	1.0
眼压（mmHg）	15.5	11.2
术后拱高（μm）	620	650

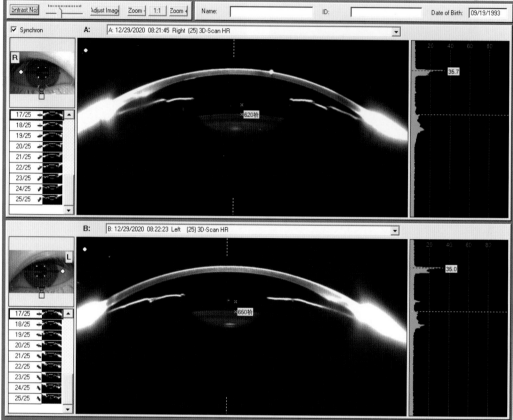

解析：针对水平 STSL 高度＞I级的病例，要结合 ACD 设计。对 ACD 2.80～3.0 mm 的病例，相对理想拱高在 300～500 μm。此病例如果选择 12.6，预估术后拱高 300 μm。考虑到年龄偏小，选择 13.2。术后实际拱高略高于目标值，若设计向垂直位转 15°相对合适。

病例5

姓名	张某	性别	女	
年龄	32	职业	教师	
		OD	OS	
原镜度数		−7.00	−7.00	
电脑验光		−6.75/−0.25×12	−7.00	
主觉验光		−6.50/−0.25×10=1.0	−6.50=1.0−	
扩瞳电脑验光		−6.75/−0.25×13	−6.50/−0.25×172	
眼压(mmHg)		10.7	11.2	
眼轴(mm)		25.89	25.77	
暗瞳(mm)		6.9	6.9	

（续）

角膜曲率	K1	42.6@167	42.8@8
	K2	43.5@77	43.8@98
	Km	43.1	43.3
角膜最薄点厚度(μm)		511	513
晶状体厚度(mm)		3.91	3.87
ACD(mm)		2.98	2.97
HWTW/WTW(mm)		11.5/11.9	11.6/11.9
UBM	水平-STS(mm)	12.00	11.95
	垂直-STS(mm)	12.53	12.41
内皮细胞计数[个/(毫米)^2]		2 520	2 474
水平-STSL高度		I级	I级
度数选择与订片处方		-6.50=1.0	-6.50=1.0

Pentacam 检查结果

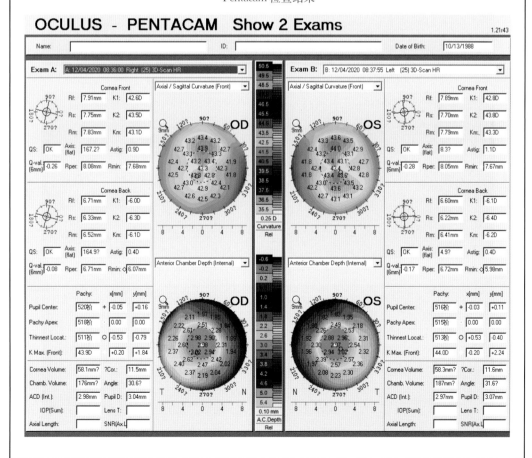

（续）

UBM 影像图

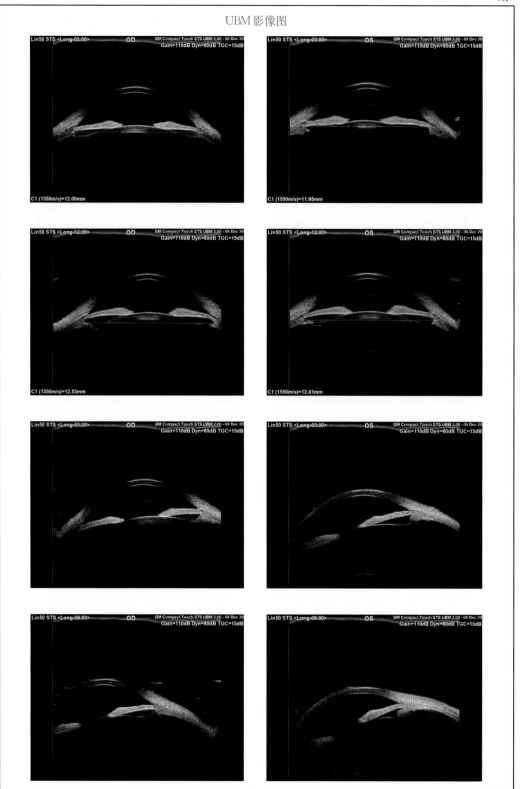

（续）

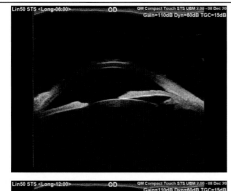
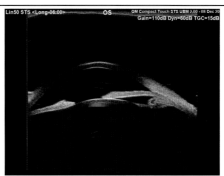
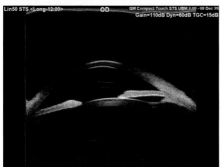
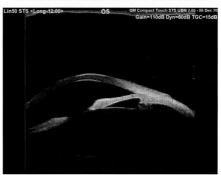

设计思路

OCOS 推荐双眼 12.6。

UBM 提示:双眼水平 STSL 高I级。水平 STS 较垂直 STS 小 0.4~0.5 mm,为了腾出 STSL 占用的拱高空间,考虑 13.2。

双眼 ACD<3.0 mm,水平位可能拱高高,向垂直方向转 15°合适。

双眼 ICL。订片处见上方红框。

综合考虑:双眼 13.2,向垂直方向转 15°。

晶体屈光度计算器

患者信息

手术医生	患者 ID	患者姓名	出生日期	性别	手术眼别
			1988.10.13	女	**OD**

术前数据

BVD	12
球镜	-6.5
柱镜	0
轴向	0
K1	42.6 @ 167
K2	43.5 @ 77
前房深度	2.98
角膜厚度	0.511
白到白(角膜横径)	11.5
角膜接触镜球镜	0
既往的干预措施	没有

汇总报告

计算选中晶体	预期			
	球镜	柱镜	轴向	SEQ
Myopic 12.6mm -7.50	+00.09	+00.03	077	+00.10
订购的晶体	预期			
	球镜	柱镜	轴向	SEQ
VICMO13.2 -7.50				
序列号				

您已经选择了一个有利于STAAR公司推荐的轴性长度的晶体

请您的 ACD 值可能超出了使用选定适应范围,请邮件 customerservice.ag@staar.com
联系客户支持部,以核实您所在地区的 ACD 范围。

计算完成于版本 5.00

患者信息

手术医生	患者 ID	患者姓名	出生日期	性别	手术眼别
			1988.10.13	女	**OS**

术前数据

BVD	12
球镜	-6.5
柱镜	0
轴向	0
K1	42.8 @ 8
K2	43.8 @ 98
前房深度	2.97
角膜厚度	0.513
白到白(角膜横径)	11.6
角膜接触镜球镜	0
既往的干预措施	没有

汇总报告

计算选中晶体	预期			
	球镜	柱镜	轴向	SEQ
Myopic 12.6mm -7.50	+00.08	+00.03	098	+00.10
订购的晶体	预期			
	球镜	柱镜	轴向	SEQ
VICMO13.2 -7.50				
序列号				

您已经选择了一个有利于STAAR公司推荐的轴性长度的晶体

请您的 ACD 值可能超出了使用选定适应范围,请邮件 customerservice.ag@staar.com
联系客户支持部,以核实您所在地区的 ACD 范围。

计算完成于版本 5.00

（续）

预期屈光度	$+0.10/-0.25\times12$	$+0.10/-0.25\times172$
AC-IOL 度数	-7.50	-7.50
术 后 结 果		
裸眼视力	1.2	1.2
眼压(mmHg)	11.1	11.1
术后拱高(μm)	420	650

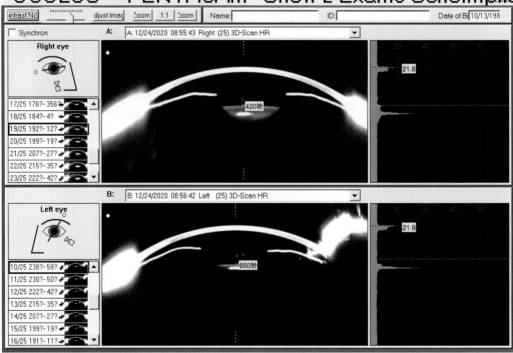

解析:临床上对于此类 STSL 高的病例选择尺寸时,要考虑留出 STSL 所占据的拱高空间,同时结合 ACD、STS、MCS、暗瞳等,通过 ICL 植入位置的调整,将原本只有 4 个尺寸的 ICL,转换为匹配合适的 ICL 尺寸,并获得理想拱高。如病例 4 改转 15°、病例 5 左眼改转 30°可能拱高合适。结合术后拱高反馈值不断积累更多经验,精准获得理想拱高。

2. 水平 STSL 正常病例

病例 6

姓名	白某某	性别	女
年龄	24	职业	自由
		OD	OS
原镜度数		—	—
电脑验光		$-6.75/-0.75\times5$	$-7.5/-0.75\times172$
主觉验光		$-6.25/-1.00\times5=1.0$	$-7.25/-1.00\times175=1.0$

（续）

扩瞳电脑验光		$-6.00/-1.00\times4$	$-7.25/-0.75\times1$
眼压(mmHg)		16.0	15.7
眼轴(mm)		26.18	26.41
暗瞳(mm)		7.9	7.8
角膜曲率	K1	43.5@1	43.9@178
	K2	44.6@91	44.7@88
	Km	44.0	44.3
角膜最薄点厚度(μm)		495	494
晶状体厚度(mm)		3.30	3.33
ACD(mm)		3.48	3.49
HWTW/WTW(mm)		11.8/12.3	11.7/12.2
UBM	水平 STS(mm)	11.97	12.03
	垂直 STS(mm)	12.50	12.45
内皮细胞计数[个/(毫米)^2]		3 056	3 061
水平 STSL 高度		正常	正常
度数选择与订片处方		$-6.00/-1.00\times5=1.0-$ $-6.25=0.8$	$-7.00/-1.00\times175=1.0-$ $-7.25=0.7+$

Pentacam 检查结果

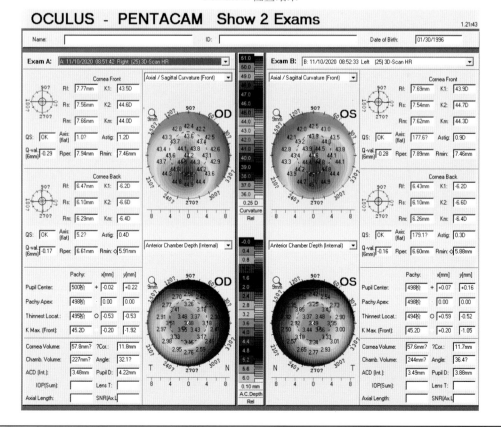

（续）

UBM 影像图

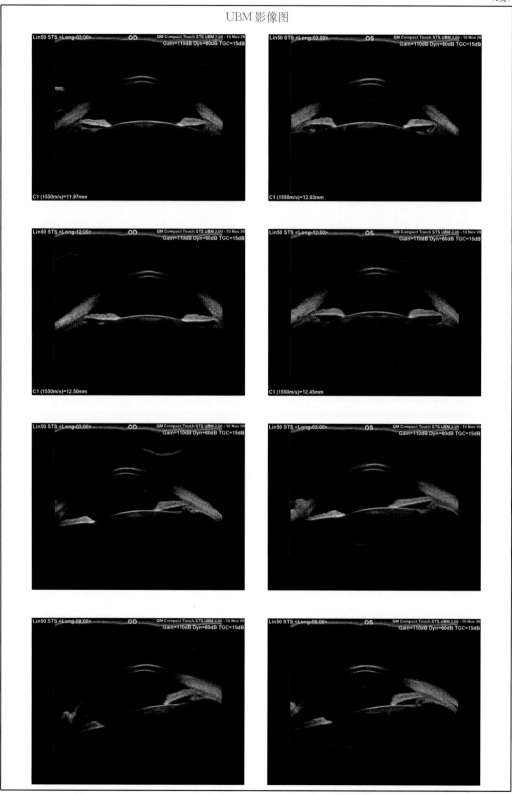

（续）

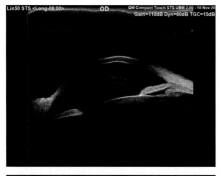 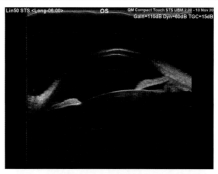

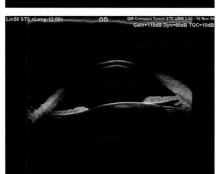 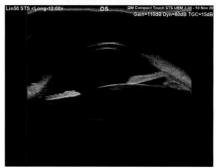

设计思路

OCOS 推荐双眼 13.2。

UBM 提示：双眼水平 STSL 正常、水平 MCS＜窄 1。

双眼暗瞳大（右眼 7.9 mm，左眼 7.8 mm）。

双眼 TICL。订片处方见上方红框。

综合考虑：双眼 12.6，水平位。

晶体屈光度计算器

患者信息

手术医生	患者 ID	患者姓名	出生日期	性别	手术眼别
			1996.01.30	女	**OD**

术前数据		汇总报告				
BVD	12	**计算选中晶体**		预期		
球镜	-6		球镜	柱镜	轴向	SEQ
柱镜	-1	Toric Myopic 13.2mm -6.0D/+1.0/X095	-00.17	+00.10	093	-00.12
轴向	5	**订购的晶体**		预期		
K1	43.5 @ 1		球镜	柱镜	轴向	SEQ
K2	44.6 @ 91	Toric Myopic 13.8mm				
前房深度	3.48	**序列号**				
角膜厚度	0.495	你已经选择了一个有别于STAAR公司推荐的其他长度的晶体				
白到白（角膜横径）	11.8	没有该晶体预期，因此无法计算预期屈光状态				
角膜接触镜球镜	0					
既往的干预措施	没有					

患者信息

手术医生	患者 ID	患者姓名	出生日期	性别	手术眼别
			1996.01.30	女	**OS**

术前数据		汇总报告				
BVD	12	**计算选中晶体**		预期		
球镜	-7		球镜	柱镜	轴向	SEQ
柱镜	-1	Toric Myopic 13.2mm -9.0D/+1.0/X085	-00.22	+00.07	086	-00.18
轴向	175	**订购的晶体**		预期		
K1	43.9 @ 178		球镜	柱镜	轴向	SEQ
K2	44.7 @ 88	VTICMO12.6 -8.0D/+1.0/X087	-00.22	+00.07	086	-00.18
前房深度	3.49	**序列号**	**T669930**			
角膜厚度	0.494	你已经选择了一个有别于STAAR公司推荐的其他长度的晶体				
白到白（角膜横径）	11.7					
角膜接触镜球镜	0					
既往的干预措施	没有					

（续）

预期屈光度	− 0. 12	− 0. 18
AC‐IOL 度数	− 8. 00/ + 1. 00×095	− 9. 00/ + 1. 00×085
术 后 结 果		
裸眼视力	1. 0	1. 2
眼压(mmHg)	20. 0	19. 0
术后拱高(μm)	470	420

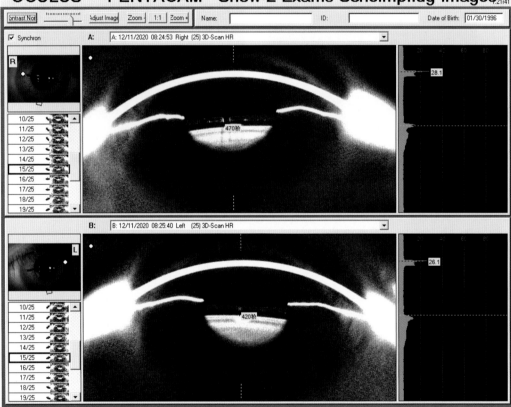

病例 7

姓名	陈某	性别	女
年龄	32	职业	职员
		OD	OS
原镜度数		− 8. 00	− 8. 00
电脑验光		− 9. 75/ − 1. 25×24	− 8. 50/ − 0. 50×75
主觉验光		− 9. 25/ − 1. 00×25 = 0. 7^{-2}	− 8. 00/ − 0. 50×80 = 1. 0

（续）

扩瞳电脑验光		$-9.25/-1.00\times18$	$-8.00/-0.25\times72$
眼压（mmHg）		15.8	13.6
眼轴（mm）		27.15	26.77
暗瞳（mm）		7.7	7.5
角膜曲率	K1	43.7@13	43.6@40
	K2	44.2@103	43.9@130
	Km	43.9	43.8
角膜最薄点厚度（μm）		508	505
晶状体厚度（mm）		3.52	3.52
ACD（mm）		3.03	3.05
HWTW/WTW（mm）		11.4/11.8	11.4/11.7
UBM	水平 STS（mm）	11.28	11.39
	垂直 STS（mm）	11.89	11.86
内皮细胞计数［个/（毫米）^{2}］		2 481	2 337
水平 STSL 高度		正常	正常
度数选择与订片处方		$-9.25/-1.00\times20=0.7$	$-8.00=1.0$

Pentacam 检查结果

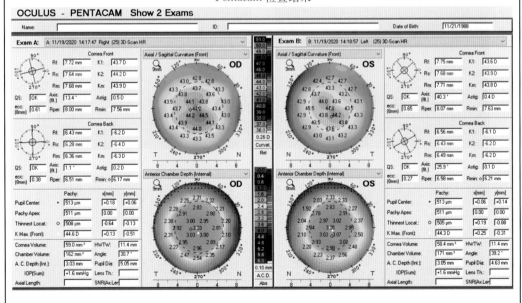

（续）

UBM 影像图

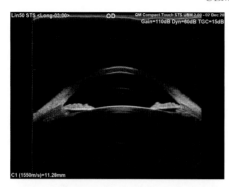

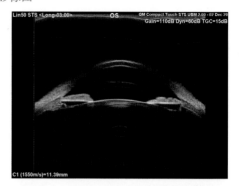

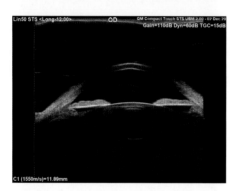

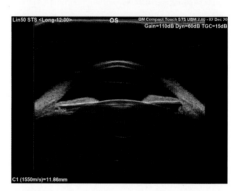

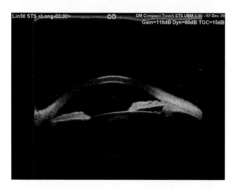

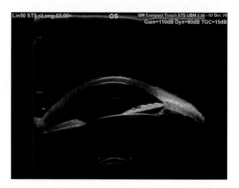

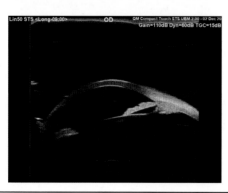

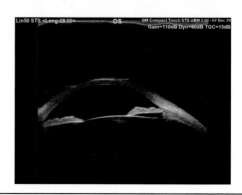

（续）

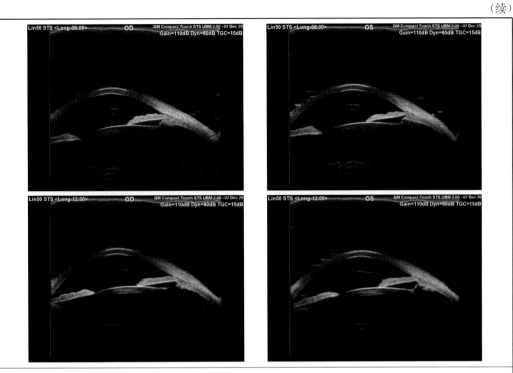

设计思路

OCOS 推荐双眼 12.6。

UBM 提示：双眼水平 STSL 正常、水平 STS 较 WTW 小 0.3～0.5 mm。

双眼暗瞳大（右眼 7.7 mm，左眼 7.5 mm）。

右眼 TICL，左眼 ICL。订片处方见上方红框。

综合考虑：双眼 12.1，水平位。

晶体屈光度计算器

患者信息

手术医生	患者 ID	患者姓名	出生日期	性别	手术眼别
			1988.10.21	女	**OD**

术前数据

BVD	12
球镜	-9.25
柱镜	-1
轴向	20
K1	43.7 @ 13
K2	44.2 @ 103
前房深度	3.03
角膜厚度	0.508
白到白（角膜横径）	11.4
角膜接触镜球镜	0
既往的干预措施	没有

汇总报告

计算选中晶体	球镜	柱镜	轴向	SEQ
		预期		
Toric Myopic 12.6mm -11.00/+1.0/X110	-00.15	+00.01	032	-00.14

订购的晶体	球镜	柱镜	轴向	SEQ
		预期		
VTICMO12.1 -11.00/+1.0/X117	-00.15	+00.01	032	-00.14
序列号	T648510			

你已经选择了一个相对于STAAR公司推荐的其他长度的晶体

计算完成于版本 5.00

患者信息

手术医生	患者 ID	患者姓名	出生日期	性别	手术眼别
			1988.10.21	女	**OS**

术前数据

BVD	12
球镜	-8
柱镜	0
轴向	0
K1	43.6 @ 40
K2	43.9 @ 130
前房深度	3.05
角膜厚度	0.505
白到白（角膜横径）	11.4
角膜接触镜球镜	0
既往的干预措施	没有

汇总报告

计算选中晶体	球镜	柱镜	轴向	SEQ
		预期		
Myopic 12.6mm -9.00	+00.02	+00.01	130	+00.03

订购的晶体	球镜	柱镜	轴向	SEQ
		预期		
VICMO12.1 -9.00				
序列号				

你已经选择了一个相对于STAAR公司推荐的其他长度的晶体

计算完成于版本 5.00

（续）

预期屈光度	−0.14	+0.03/−0.50×75
AC－IOL 度数	−11.00/+1.00×110	−9.00
术后结果		
裸眼视力	0.8	1.0
眼压（mmHg）	15.9	13.9
术后拱高（μm）	630	490

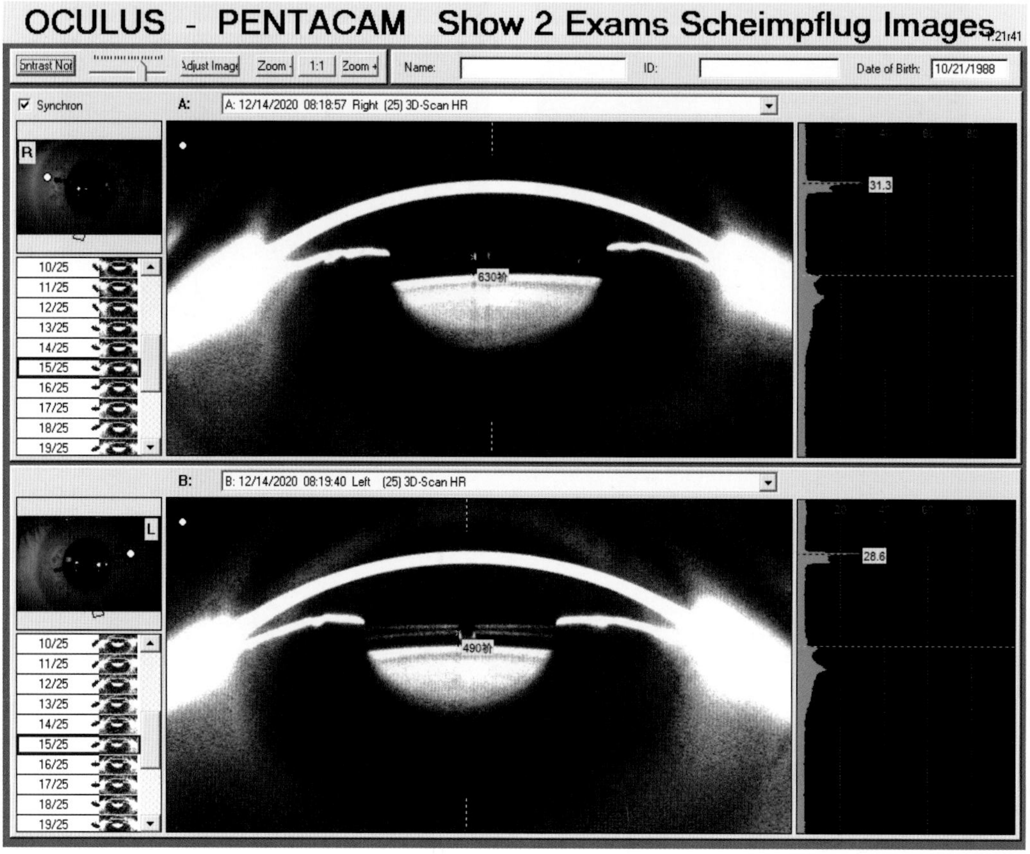

OCULUS - PENTACAM Show 2 Exams Scheimpflug Images

病例 8

姓名	洪某某	性别	女
年龄	26	职业	职员
		OD	OS
原镜度数		—	—
电脑验光		−8.00/−1.75×12	−7.50/−1.50×176
主觉验光		−7.75/−1.75×10 = 1.2⁻	−7.00/−1.75×175 = 1.2⁻

（续）

扩瞳电脑验光	$-7.50/-1.50\times12$	$-6.75/-1.75\times174$
眼压(mmHg)	13.0	15.5
眼轴(mm)	26.14	26.02
暗瞳(mm)	7.3	7.5
角膜曲率 K1	44.7@7	44.6@2
角膜曲率 K2	46.5@97	46.4@92
角膜曲率 Km	45.6	45.5
角膜最薄点厚度(μm)	497	492
晶状体厚度(mm)	3.46	3.47
ACD(mm)	3.50	3.57
HWTW/WTW(mm)	11.2/11.5	11.3/11.7
UBM 水平STS(mm)	11.10	11.25
UBM 垂直STS(mm)	11.66	11.66
内皮细胞计数[个/(毫米)^2]	2 525	2 502
水平STSL高度	正常	正常
度数选择与订片处方	$-7.50/-1.50\times5$ 垂直位设计:$-7.50/-1.50\times95$	$-6.75/-1.50\times175$ 垂直位设计:$-6.75/-1.50\times85$

Pentacam 检查结果

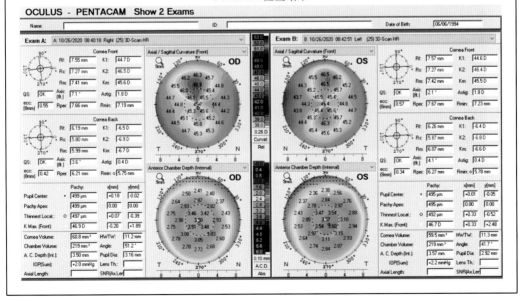

（续）

UBM 影像图

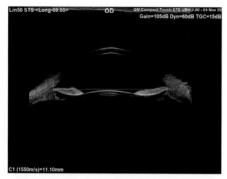

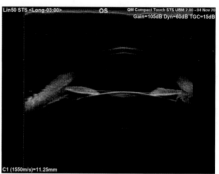

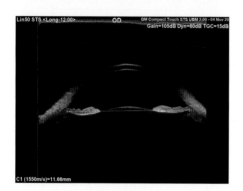

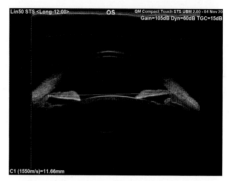

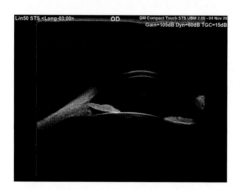

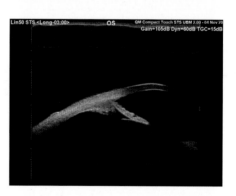

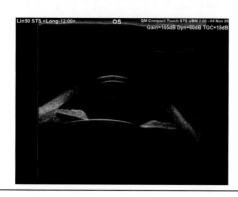

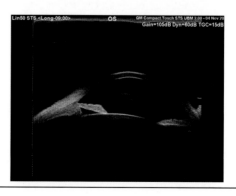

（续）

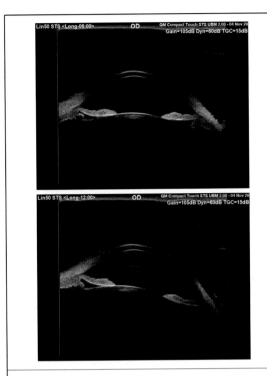
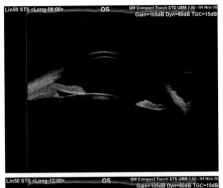
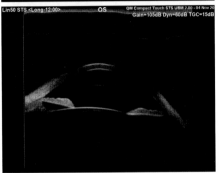

设计思路

OCOS 推荐双眼 12.6。

UBM 提示：双眼水平 STSL 正常、水平 STS 较 WTW 小 0.4～0.5 mm，通常选 12.1。

双眼 ACD>3.50 mm，12.1 水平位拱高低或者旋转，12.6 水平位拱高高。

双眼 TICL。订片处方见上方红框。

综合考虑：双眼 12.6，分别按右眼 −7.50/−1.50×95、左眼 −6.75/−1.50×85 订片，垂直位。

晶体屈光度计算器

患者信息

手术医生	患者 ID	患者姓名	出生日期	性别	手术眼别
			1994.06.06	女	OD

术前数据

BVD	12
球镜	−7.5
柱镜	−1.5
轴向	95
K1	44.7 @ 7
K2	46.5 @ 97
前房深度	3.5
角膜厚度	0.497
白到白（角膜横径）	11.2
角膜接触镜球镜	0
既往的干预措施	没有

汇总报告

计算选中晶体	预期			
	球镜	柱镜	轴向	SEQ
Toric Myopic 12.6mm −10.50/+1.5/X005	+00.10	+00.04	099	+00.12

订购的晶体	预期			
	球镜	柱镜	轴向	SEQ
Toric Myopic 12.6mm				

序列号

该晶体被被植入，因此无法计算预期屈光状态

计算完成于版本 5.00

患者信息

手术医生	患者 ID	患者姓名	出生日期	性别	手术眼别
			1994.06.06	女	OS

术前数据

BVD	12
球镜	−6.75
柱镜	−1.5
轴向	85
K1	44.6 @ 2
K2	46.4 @ 92
前房深度	3.57
角膜厚度	0.492
白到白（角膜横径）	11.3
角膜接触镜球镜	0
既往的干预措施	没有

汇总报告

计算选中晶体	预期			
	球镜	柱镜	轴向	SEQ
Toric Myopic 12.6mm −09.50/+1.5/X175	−00.08	+00.02	121	−00.07

订购的晶体	预期			
	球镜	柱镜	轴向	SEQ
VTICM012.6 −9.50/+1.5/X177	−00.08	+00.02	121	−00.07

序列号 T658890

（续）

预期屈光度	+ 0.12	− 0.07
AC‐IOL 度数	− 11.00/ + 2.00×005	− 9.50/ + 1.50×175
术 后 结 果		
裸眼视力	1.2	1.2
眼压(mmHg)	19.2	15.9
术后拱高(μm)	500	560

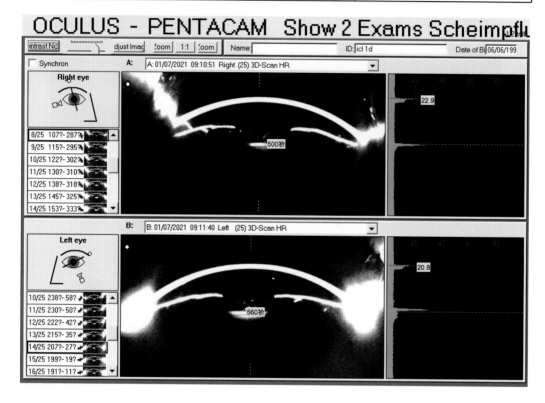

病例9

姓名	廖某某	性别	女
年龄	19	职业	—
		OD	OS
原镜度数		− 5.25	− 5.50
电脑验光		− 5.25	− 5.75/ − 0.25×11
主觉验光		− 5.00/ − 0.25×65 = 1.0[+]	− 5.25/ − 0.25×20 = 1.0[+]
扩瞳电脑验光		− 5.00	− 5.50
眼压(mmHg)		17.5	17.5

（续）

眼轴（mm）		26.49	26.59
暗瞳（mm）		7.0	7.0
角膜曲率	K1	41.9@172	42.0@20
	K2	42.6@82	42.7@110
	Km	42.2	42.3
角膜最薄点厚度（μm）		522	508
晶状体厚度（mm）		3.25	3.25
ACD（mm）		3.37	3.37
HWTW/WTW（mm）		12.1/12.3	12.1/12.4
UBM	水平 STS（mm）	12.09	11.95
	垂直 STS（mm）	12.41	12.36
内皮细胞计数［个/（毫米）^{2}］		3 178	3 198
水平 STSL 高度		正常	正常
度数选择与订片处方		$-5.00=1.0$	$-5.25=1.0$

Pentacam 检查结果

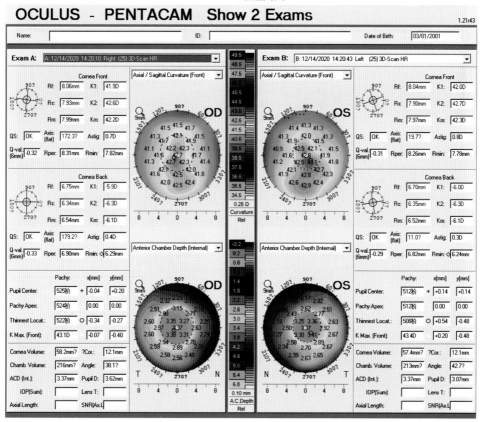

060

（续）

UBM 影像图

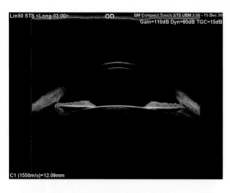

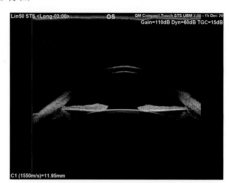

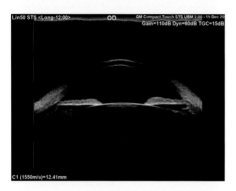

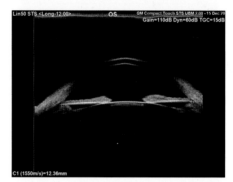

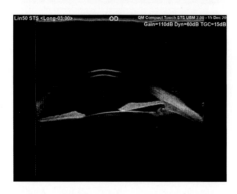

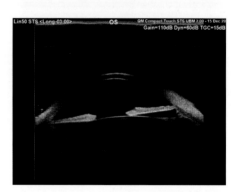

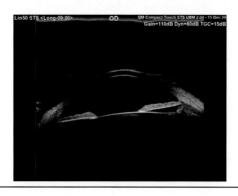

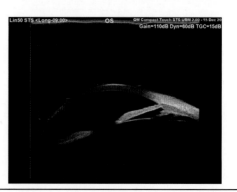

（续）

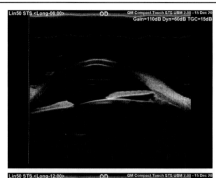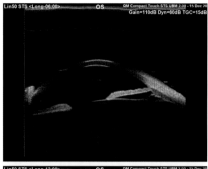

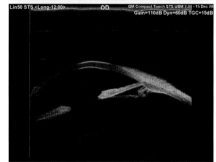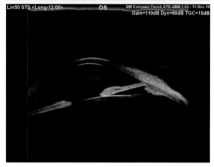

设计思路

OCOS 推荐双眼 13.2。

UBM 提示：双眼水平 STSL 正常、水平 STS 较 WTW 小 0.21～0.45 mm。水平位 MCS＞宽 1，左眼伴一侧 CP 小。

双眼暗瞳 7.0 mm，13.2 水平位拱高高。

双眼 ICL。订片处方见上方红框。

综合考虑：双眼 12.6，水平位。

晶体屈光度计算器

患者信息

手术医生	患者 ID	患者姓名	出生日期	性别	手术眼别
			2001.03.01	女	**OD**

术前数据		汇总报告				
BVD	12	计算选中晶体	预期			
球镜	-5		球镜	柱镜	轴向	SEQ
柱镜	0	Myopic 13.2mm -6.00	+00.06	+00.02	082	+00.07
轴向	0	订购的晶体	预期			
K1	41.9 @ 172		球镜	柱镜	轴向	SEQ
K2	42.6 @ 82	VICMO 13.2mm -6.00				
前房深度	3.37	序列号				
角膜厚度	0.522	你已经选择了一个有别于STAAR公司推荐的其他长度的晶体				
白到白（角膜横径）	12.1	这患者的年龄超出了使用这应范围。				
角膜接触镜球镜	0	计算完成于版本 5.00				
既往的干预措施	没有					

患者信息

手术医生	患者 ID	患者姓名	出生日期	性别	手术眼别
			2001.03.01	女	**OS**

术前数据		汇总报告				
BVD	12	计算选中晶体	预期			
球镜	-5.25		球镜	柱镜	轴向	SEQ
柱镜	0	Myopic 13.2mm -6.50	+00.23	+00.02	110	+00.24
轴向	0	订购的晶体	预期			
K1	42 @ 20		球镜	柱镜	轴向	SEQ
K2	42.7 @ 110	VICMO 12.6 -6.50				
前房深度	3.37	序列号				
角膜厚度	0.508	你已经选择了一个有别于STAAR公司推荐的其他长度的晶体				
白到白（角膜横径）	12.1	这患者的年龄超出了使用这应范围。				
角膜接触镜球镜	0	计算完成于版本 5.00				
既往的干预措施	没有					

(续)

预期屈光度	+ 0.07	+ 0.24/ - 0.25 × 11
AC - IOL 度数	- 6.00	- 6.50
术 后 结 果		
裸眼视力	1.2	1.5
眼压(mmHg)	15.5	14.1
术后拱高(μm)	550	480

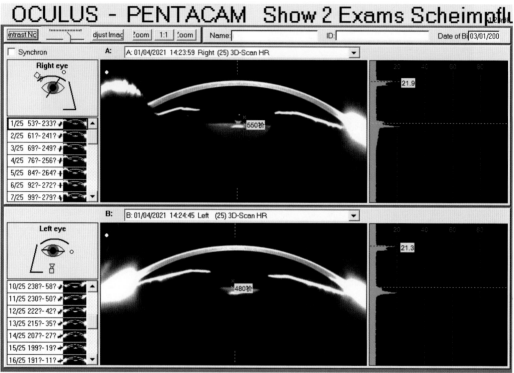

病例 10

姓名	杨某	性别	女
年龄	27	职业	职员
		OD	OS
原镜度数		- 6.0	- 6.0
电脑验光		- 7.00/ - 1.75 × 23	- 6.50/ - 1.50 × 168
主觉验光		$- 6.50/ - 1.75 × 20 = 1.0^{+2}$	$- 6.25/ - 1.50 × 170 = 1.0^{+}$
扩瞳电脑验光		- 6.25/ - 2.25 × 18	- 6.00/ - 1.75 × 171
眼压(mmHg)		14.6	13.4
眼轴(mm)		27.20	28.57

（续）

暗瞳（mm）		6.9	6.9
角膜曲率	K1	42.2@5	42.3@162
	K2	42.4@95	42.8@72
	Km	42.3	42.6
角膜最薄点厚度（μm）		547	552
晶状体厚度（mm）		3.8	3.89
ACD（mm）		3.53	3.50
HWTW/WTW（mm）		12.1/12.3	11.8/12.3
UBM	水平 STS（mm）	11.98	11.95
	垂直 STS（mm）	12.47	12.56
内皮细胞计数［个/（毫米）^{2}］		2672	2543
水平 STSL 高度		正常	正常
度数选择和订片处方		$-6.25/-2.00×15=1.0$	$-6.00/-1.50×165=1.0$

Pentacam 检查结果

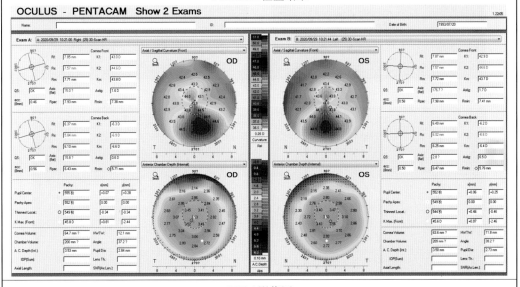

UBM 影像图

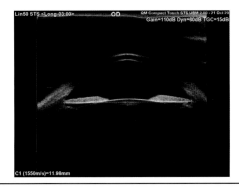
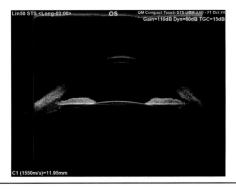

（续）

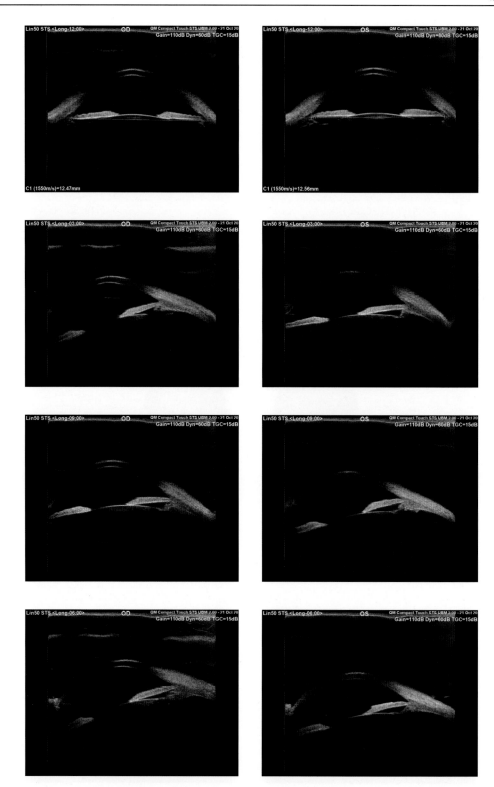

（续）

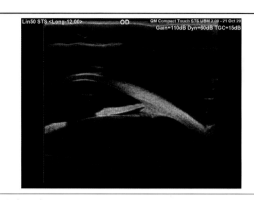
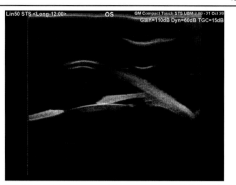

设计思路

OCOS 推荐双眼 13.2。

UBM 提示：双眼水平 STSL 正常、水平 STS 较 WTW 小 0.3、水平 MCS 呈窄 1。

双眼 ACD＞3.50 mm，ACV（右眼 192 mm³，左眼 197 mm³）、ACA（右 37.9 mm³，左 39.6 mm³）无相应增大。

双眼 TICL。订片处方见上方红框。

综合考虑：双眼 12.6，水平位。

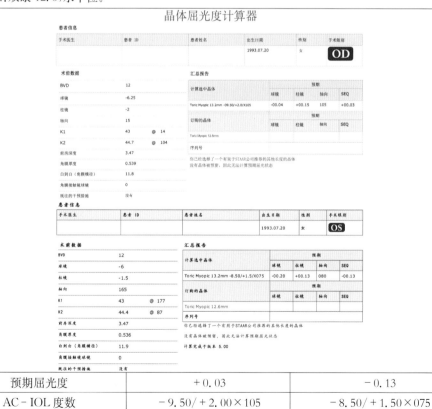

晶体屈光度计算器

预期屈光度	＋0.03	－0.13
AC-IOL 度数	－9.50/＋2.00×105	－8.50/＋1.50×075
术 后 结 果		
裸眼视力	1.2	1.0
眼压（mmHg）	13.0	14.3
术后拱高（μm）	620	460

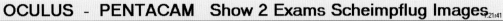

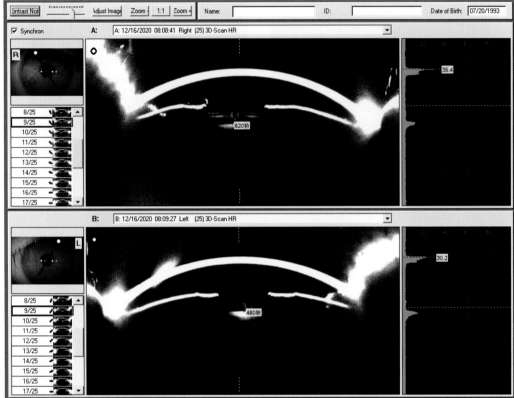

解析：此类病例不仅要结合水平、垂直 STS 的差异，还要结合与 WTW 的差异，再综合 ACD、ACV、ACA 等设计
EVO ICL 尺寸。

三 ACD 相关示教

1. ACD＞3.50 mm 病例

病例 11

姓名	秦某	性别		男	
年龄	26	职业		职工	
		OD		OS	
原镜度数		-10.50		-10.50	
电脑验光		$-11.75/-2.0\times177$		$-11.00/-2.75\times166$	
主觉验光		$-11.50/-2.0\times180=1.0^{-2}$		$-10.75/-2.75\times165=0.8^{-2}$	
扩瞳电脑验光		$-11.5/-2.5\times177$		$-11.00/-2.75\times169$	
眼压(mmHg)		17.0		17.5	
眼轴(mm)		28.97		28.64	

（续）

暗瞳（mm）		8.2	7.8
角膜曲率	K1	43.1@178	43.0@167
	K2	45.4@188	45.9@77
	Km	44.2	44.4
角膜最薄点厚度（μm）		497	492
晶状体厚度（mm）		3.56	3.54
ACD（mm）		3.97	3.94
HWTW/WTW（mm）		12.1/12.5	12.0/12.4
UBM	水平 STS（mm）	12.13	11.98
	垂直 STS（mm）	12.44	12.27
内皮细胞计数［个/（毫米）²］		2 789	2 783
水平 STSL 高度		正常	正常
度数选择和订片处方		$-11.50/-2.00×175=1.0$	$-10.75/-2.50×165=0.8^-$ 左垂直位设计：$-10.75/-2.50×75$

Pentacam 检查结果

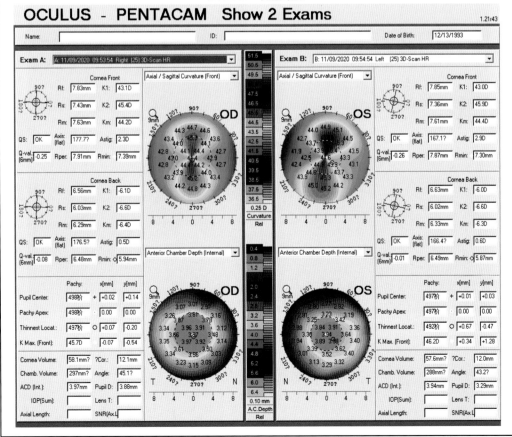

UBM 影像图

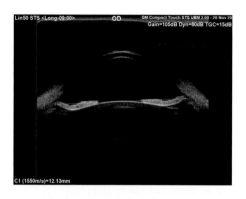
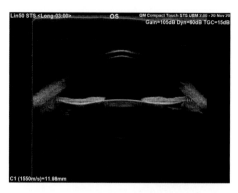

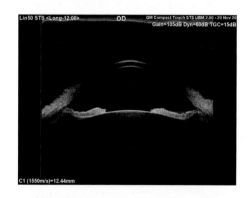
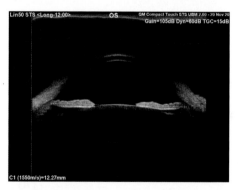

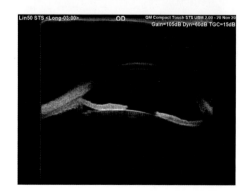
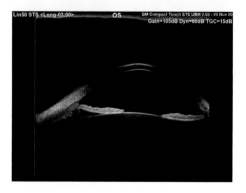

（续）

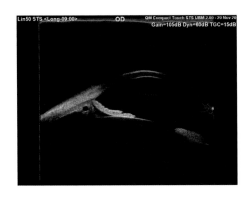
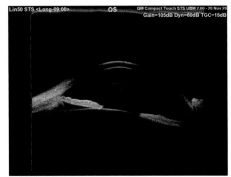

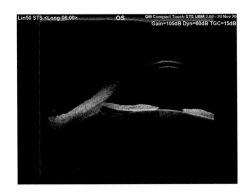
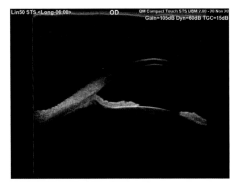

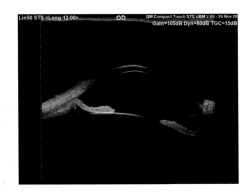
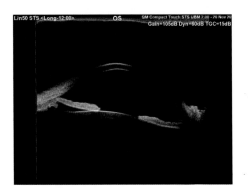

设计思路

OCOS 推荐双眼 13.2。

UBM 提示：双眼水平 STSL 高度正常。右眼虹膜后凹，水平、垂直 STS 大于左眼。

双眼 ACD>3.50 mm，暗瞳大（右眼 8.2 mm，左眼 7.8 mm），右眼 13.2 水平位合适，左水平位拱高高。

双眼 TICL。订片处方见上方红框。

综合考虑：右眼 13.2 水平位；左眼 13.2，按－10.75/－2.50×75 订片，垂直位。

（续）

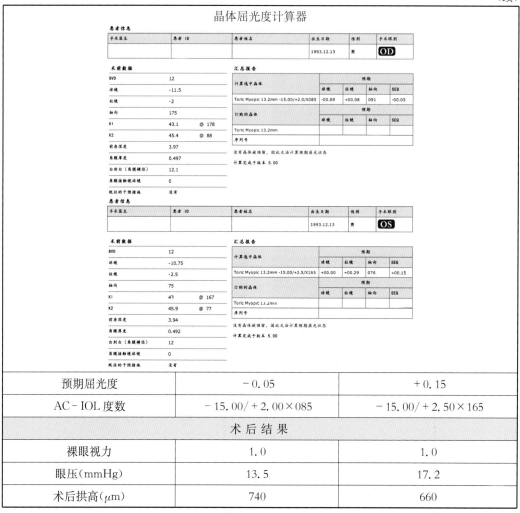

晶体屈光度计算器

患者信息

手术医生	患者 ID	患者姓名	出生日期	性别	手术眼别
			1993.12.13	男	**OD**

术前数据

BVD	12
球镜	-11.5
柱镜	-2
轴向	175
K1	43.1 @ 178
K2	45.4 @ 88
前房深度	3.97
角膜厚度	0.497
白到白（角膜横径）	12.1
角膜接触镜球镜	0
既往的干预措施	没有

汇总报告

计算选中晶体	预期			
	球镜	柱镜	轴向	SEQ
Toric Myopic 13.2mm -15.00/+2.0/X085	-00.09	+00.08	091	-00.05

订购的晶体	预期			
	球镜	柱镜	轴向	SEQ
Toric Myopic 13.2mm				
序列号				

没有晶体被预留，因此光法计算预期屈光状态
计算完成于版本 5.00

患者信息

手术医生	患者 ID	患者姓名	出生日期	性别	手术眼别
			1993.12.13	男	**OS**

术前数据

BVD	12
球镜	-10.75
柱镜	-2.5
轴向	75
K1	43 @ 167
K2	45.9 @ 77
前房深度	3.94
角膜厚度	0.492
白到白（角膜横径）	12
角膜接触镜球镜	0
既往的干预措施	没有

汇总报告

计算选中晶体	预期			
	球镜	柱镜	轴向	SEQ
Toric Myopic 13.2mm -15.00/+2.5/X165	+00.00	+00.29	076	+00.15

订购的晶体	预期			
	球镜	柱镜	轴向	SEQ
Toric Myopic 13.2mm				
序列号				

没有晶体被预留，因此光法计算预期屈光状态
计算完成于版本 5.00

预期屈光度	-0.05	+0.15
AC-IOL 度数	-15.00/+2.00×085	-15.00/+2.50×165
术后结果		
裸眼视力	1.0	1.0
眼压（mmHg）	13.5	17.2
术后拱高（μm）	740	660

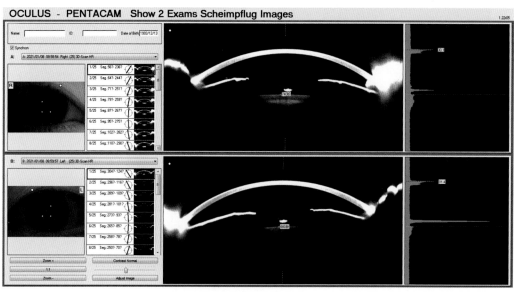

病例 12

姓名	姚某		性别		女
年龄	26		职业		职员
			OD		OS
原镜度数			—		—
电脑验光			$-7.50/-5.25\times5$		$-7.25/-5.75\times171$
主觉验光			$-7.25/-5.25\times5=1.0$		$-7.00/-5.25\times170=1.0+2$
扩瞳电脑验光			$-7.25/-5.50\times8$		$-7.00/-5.50\times173$
眼压(mmHg)			15.5		16.0
眼轴(mm)			27.31		27.20
暗瞳(mm)			6.1		6.4
角膜曲率	K1		43.1@4		43.2@172
	K2		47.1@94		46.9@82
	Km		45.0		44.9
角膜最薄点厚度(μm)			557		551
晶状体厚度(mm)			3.76		3.79
ACD(mm)			3.79		3.80
HWTW/WTW(mm)			11.8/12.1		11.7/12.1
UBM	水平 STS(mm)		11.83		11.95
	垂直 STS(mm)		11.86 沟宽处 12.36		11.89 沟宽处 12.30
内皮细胞计数[个/(毫米)^2]			3 465		3 424
水平 STSL 高度			正常		正常
度数选择和订片处方			$-7.25/-5.50\times5=1.0$		$-7.00/-5.50\times175=1.0$

（续）

Pentacam 检查结果

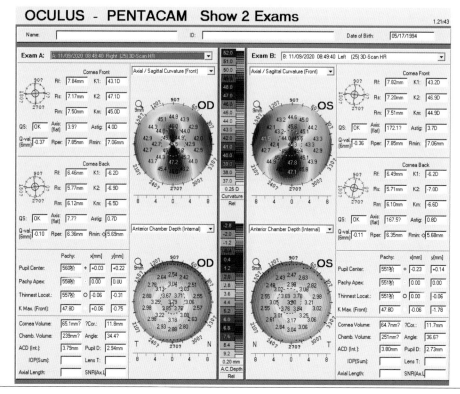

UBM 影像图

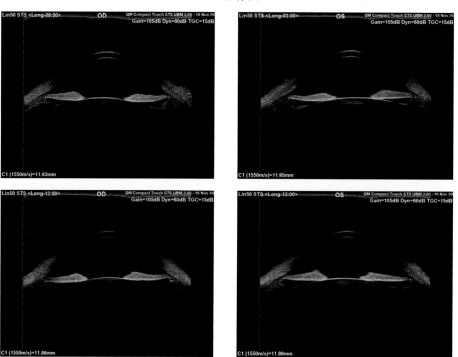

（续）

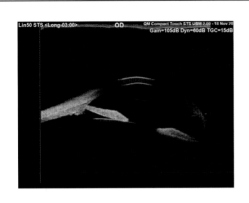

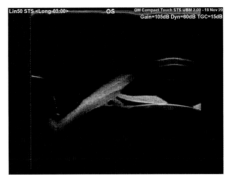

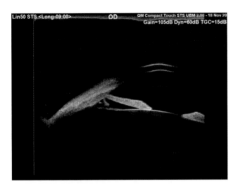

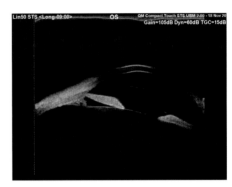

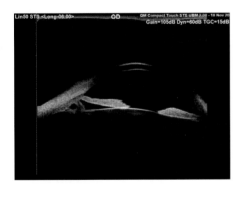

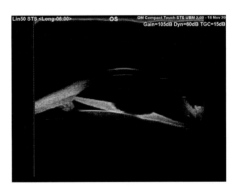

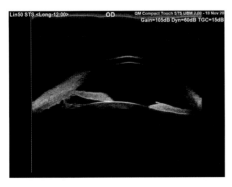

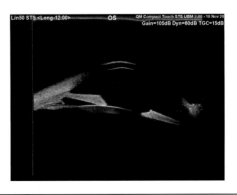

（续）

设计思路

OCOS 推荐双眼 13.2。

UBM 提示：双眼水平 STSL 高度正常，水平 STS＜WTW。水平 MCS 呈宽 1、垂直 MCS 呈宽 2，垂直位沟宽处 STS 右眼 12.36 mm、左眼 12.30 mm。右眼时钟 3、10 点位，左眼时钟 6、9 点位可见虹膜睫状体小囊肿。

双眼 ACD＞3.50 mm。

双眼 TICL。订片处方见上方红框。

综合考虑：双眼 12.6，水平位。

晶体屈光度计算器

患者信息

手术医生	患者 ID	患者姓名	出生日期	性别	手术眼别
				女	**OD**

术前数据

BVD	12
球镜	-7.25
柱镜	-5.5
轴向	5
K1	43.1 @ 4
K2	47.1 @ 94
前房深度	3.79
角膜厚度	0.557
白到白（角膜横径）	11.8
角膜接触镜球镜	0
既往的干预措施	没有

汇总报告

计算选中晶体	预期			
	球镜	柱镜	轴向	SEQ
Toric Myopic 13.2mm -14.50/+5.5/X095	+00.02	+00.27	094	+00.15

订购的晶体	预期			
	球镜	柱镜	轴向	SEQ
VTICMO12.6 -14.50/+5.5X095	+00.02	+00.27	094	+00.15
序列号	T643794			

你已经选择了一个有别于STAAR公司推荐的其他长度的晶体

患者信息

手术医生	患者 ID	患者姓名	出生日期	性别	手术眼别
				女	**OS**

术前数据

BVD	12
球镜	-7
柱镜	-5.5
轴向	175
K1	43.2 @ 172
K2	46.9 @ 82
前房深度	3.8
角膜厚度	0.551
白到白（角膜横径）	11.7
角膜接触镜球镜	0
既往的干预措施	没有

汇总报告

计算选中晶体	预期			
	球镜	柱镜	轴向	SEQ
Toric Myopic 13.2mm -14.00/+5.5/X085	-00.16	+00.27	083	-00.03

订购的晶体	预期			
	球镜	柱镜	轴向	SEQ
VTICMO12.6 -14.00/+5.5X085	-00.16	+00.27	083	-00.03
序列号	T655557			

你已经选择了一个有别于STAAR公司推荐的其他长度的晶体

预期屈光度	+ 0.15	− 0.03
AC‐IOL 度数	− 14.50/＋ 5.50×095	− 14.00/＋ 5.50×085
术 后 结 果		
裸眼视力	1.2	1.2
眼压(mmHg)	13.6	13.7
术后拱高(μm)	600	630

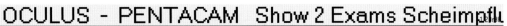

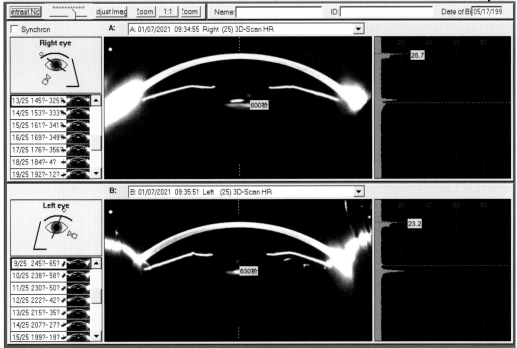

病例 13

姓名	张某	性别		女
年龄	29	职业		教师
		OD		OS
原镜度数		—		—
电脑验光		$-8.00/-1.00\times60$		$-7.50/-1.00\times127$
主觉验光		$-8.00/-1.00\times60=1.0^-$		$-7.50/-1.00\times120=1.0$
扩瞳电脑验光		$-7.75/-0.75\times63$		$-7.25/-1.00\times114$
眼压(mmHg)		14.4		14.9
眼轴(mm)		25.57		25.55
暗瞳(mm)		8.1		7.7
角膜曲率	K1	46.0@72		45.8@92
	K2	46.9@162		46.3@2
	Km	46.4		46.1
角膜最薄点厚度(μm)		502		505
晶状体厚度(mm)		3.76		3.85
ACD(mm)		3.82		3.70

(续)

HWTW/WTW(mm)		11.9/12.3	12.0/12.4
UBM	水平 STS(mm)	11.68	11.42
	垂直 STS(mm)	12.35	12.21
内皮细胞计数[个/(毫米)^2]		2 675	2 687
水平 STSL 高度		正常	正常
度数选择和订片处方		$-7.75/-1.00×65=1.0$ $-8.00=0.7$	$-7.0/-1.00×115=1.0$ $-7.25=0.7$

Pentacam 检查结果

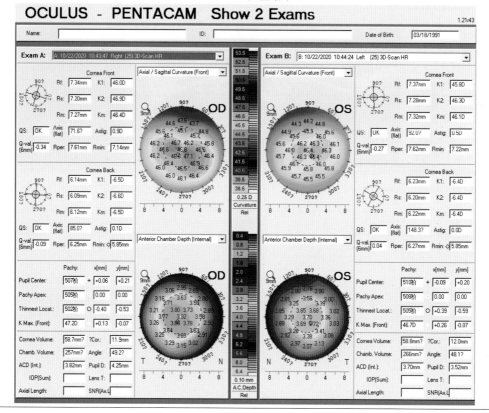

UBM 影像图

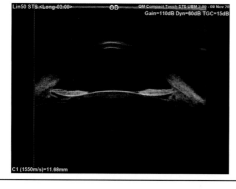
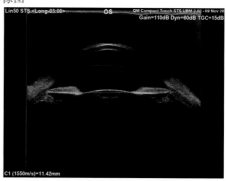

（续）

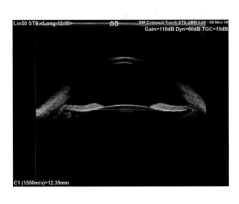
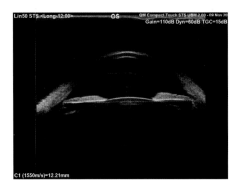
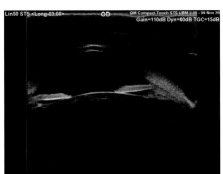
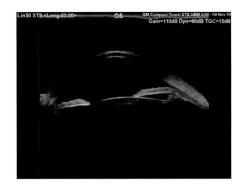
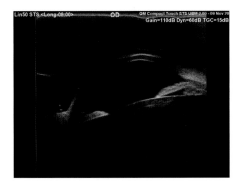
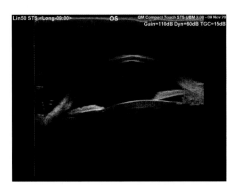
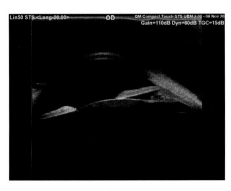
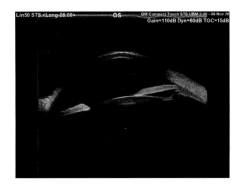

(续)

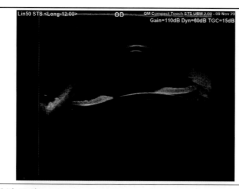
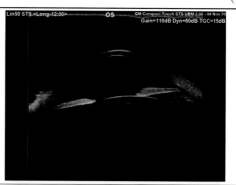

设计思路

OCOS 推荐双眼 13.2。

UBM 提示：双眼水平 STSL 高度正常、水平 STS 较 WTW 小 0.6~0.9 mm。右眼时钟 9 点位 MCS 呈窄 2、左眼水平位 MCS 呈窄 1。

双眼 ACD>3.50 mm，暗瞳大（右眼 8.1 mm、左眼 7.7 mm）。

双眼 TICL。订片处方见上方红框。

综合考虑：双眼 12.6，水平位。

晶体屈光度计算器

患者信息

手术医生	患者 ID	患者姓名	出生日期	性别	手术眼别
			1991.03.18	女	**OD**

术前数据

BVD	12
球镜	-7.75
柱镜	-1
轴向	65
K1	45.8 @ 72
K2	46.7 @ 162
前房深度	3.81
角膜厚度	0.493
白到白（角膜横径）	11.8
角膜接触镜球镜	0
既往的干预措施	没有

汇总报告

计算选中晶体	预期			
	球镜	柱镜	轴向	SEQ
Toric Myopic 13.2mm -10.50/+1.0/X155	+00.06	+00.09	159	+00.11

订购的晶体	预期			
	球镜	柱镜	轴向	SEQ
Toric Myopic 12.6mm				

序列号

你已经选择了一个有别于STAAR公司推荐的其他长度的晶体
没有晶体被预期，因此无法计算预期屈光状态

患者信息

手术医生	患者 ID	患者姓名	出生日期	性别	手术眼别
			1991.03.18	女	**OS**

术前数据

BVD	12
球镜	-7
柱镜	-1
轴向	115
K1	45.6 @ 98
K2	46.3 @ 8
前房深度	3.72
角膜厚度	0.499
白到白（角膜横径）	11.7
角膜接触镜球镜	0
既往的干预措施	没有

汇总报告

计算选中晶体	预期			
	球镜	柱镜	轴向	SEQ
Toric Myopic 13.2mm -9.50/+1.0/X025	-00.02	+00.08	019	+00.02

订购的晶体	预期			
	球镜	柱镜	轴向	SEQ
Toric Myopic 12.6mm				

序列号

你已经选择了一个有别于STAAR公司推荐的其他长度的晶体
没有晶体被预期，因此无法计算预期屈光状态

预期屈光度	+ 0.11	+ 0.02
AC - IOL 度数	- 10.5/ + 1.0×155	- 9.5/ + 1.0×25
术 后 结 果		
裸眼视力	1.0	1.2
眼压(mmHg)	14.3	14.0
术后拱高(μm)	850	660

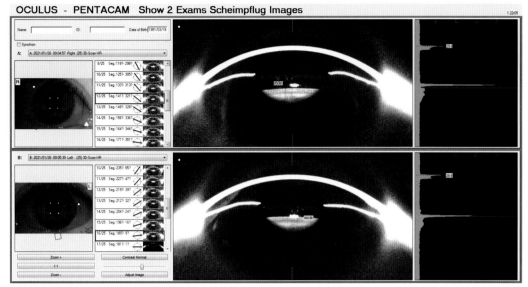

解析：通常 ACD>3.50 mm 会偏大选，临床观察发现并非都如此，要结合 STS、MCS、暗瞳等综合考虑。总体来说，较深的 ACD 可以接受较高的拱高，只要术后的 ACD、ACV、ACA 在安全范围。

2. ACD 2.80~3.50 mm 病例

病例 14

姓名	钱某某		性别	女
年龄	20		职业	—
			OD	OS
原镜度数			−9.00	−9.00
电脑验光			−12.00/−2.00×175	−11.25/−1.75×6
主觉验光			−11.50/−2.00×175=1.0	−10.50/−1.75×5=1.0+
扩瞳电脑验光			−11.50/−1.75×171	−10.50/−1.50×180
眼压(mmHg)			16.2	17.5
眼轴(mm)			28.12	27.84
暗瞳(mm)			5.7	5.3
角膜曲率	K1		43.9@163	43.5@8
	K2		45.3@73	45.0@98
	Km		44.6	44.4
角膜最薄点厚度(μm)			597	660
晶状体厚度(mm)			3.47	3.49
ACD(mm)			2.91	2.91
HWTW/WTW(mm)			11.2/11.6	11.2/11.7

（续）

UBM	水平 STS(mm)	11.54	11.51
	垂直 STS(mm)	11.80	11.89
内皮细胞计数[个/(毫米)^2]		2 663	2 601
水平 STSL 高度		正常	正常
度数选择和订片处方		$-11.50/-1.50 \times 175 = 1.0$	$-10.50/-1.50 \times 5 = 1.0$

Pentacam 检查结果

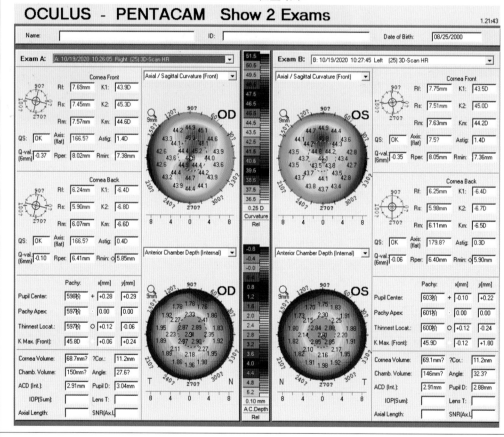

UBM 影像图

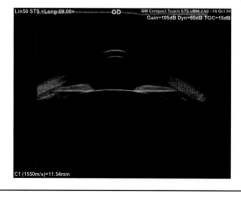
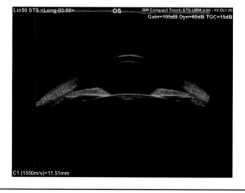

（续）

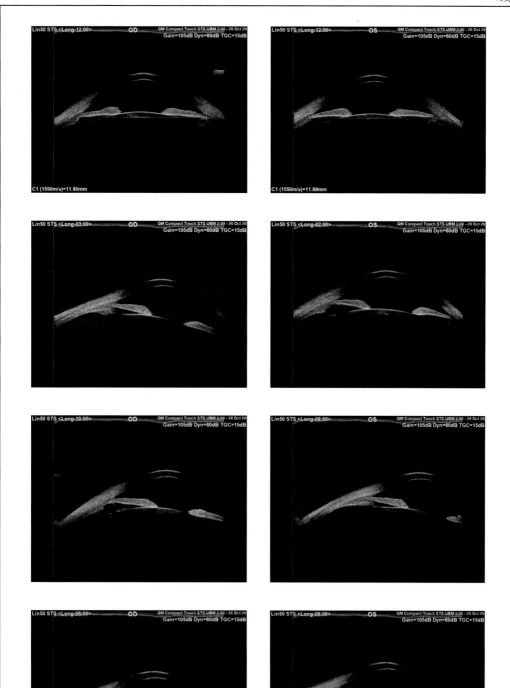

082

（续）

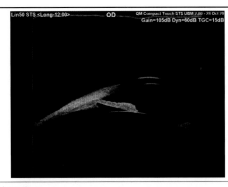

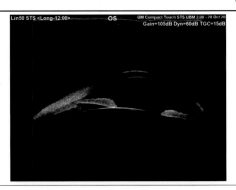

设计思路

OCOS 推荐双眼 12.6。

UBM 提示：双眼水平 STSL 高度正常，右眼时钟 3 点位、左眼时钟 9 点位 MCS 呈窄 1；右眼时钟 10 点位，左眼时钟 2 点位虹膜睫状体小囊肿。

双眼 ACD<3.0 mm。

双眼 TICL。订片处方见上方红框。

综合考虑：双眼 12.1，水平位。

晶体屈光度计算器

患者信息

手术医生	患者 ID	患者姓名	出生日期	性别	手术眼别
			2000.08.25	女	**OD**

术前数据 | **汇总报告**

BVD	12
球镜	-11.5
柱镜	-1.5
轴向	175
K1	43.9 @ 163
K2	45.3 @ 73
前房深度	2.91
角膜厚度	0.587
白到白（角膜横径）	11.2
角膜接触镜球镜	0
既往的干预措施	没有

计算选中晶体

| | 预期 | | | |
	球镜	柱镜	轴向	SEQ
Toric Myopic 12.6mm -14.00/+1.5/X085	+00.17	+00.06	012	+00.19

订购的晶体

| | 预期 | | | |
	球镜	柱镜	轴向	SEQ
VTICMO12.1 -14.00/+1.5/X088	+00.17	+00.06	012	+00.19

序列号 **T642166**

你已经选择了一个有别于STAAR公司推荐的其他长度的晶体

该患者的年龄超出了使用适应症范围。

该患者的 ACD 值可能超出了使用适应症范围，请邮件 customerservice.ag@staar.com联系客户支持前，以核实您所在地区的 ACD 范围。

患者信息

手术医生	患者 ID	患者姓名	出生日期	性别	手术眼别
			2000.08.25	女	**OS**

术前数据 | **汇总报告**

BVD	12
球镜	-10.5
柱镜	-1.5
轴向	5
K1	43.6 @ 8
K2	45.1 @ 98
前房深度	2.89
角膜厚度	0.586
白到白（角膜横径）	11.2
角膜接触镜球镜	0
既往的干预措施	没有

计算选中晶体

| | 预期 | | | |
	球镜	柱镜	轴向	SEQ
Toric Myopic 12.6mm -13.00/+1.5/X095	+00.14	+00.02	173	+00.15

订购的晶体

| | 预期 | | | |
	球镜	柱镜	轴向	SEQ
VTICMO12.1 -13.00/+1.5/X090	+00.14	+00.02	173	+00.15

序列号 **T641467**

你已经选择了一个有别于STAAR公司推荐的其他长度的晶体

该患者的年龄超出了使用适应症范围。

该患者的 ACD 值可能超出了使用适应症范围，请邮件 customerservice.ag@staar.com联系客户支持前，以核实您所在地区的 ACD 范围。

预期屈光度	+0.19	+0.15
AC-IOL 度数	-14.00/+1.50×85	-13.00/+1.50×95
术后结果		
裸眼视力	1.2	1.5
眼压（mmHg）	21.0	21.5
术后拱高（μm）	350	350

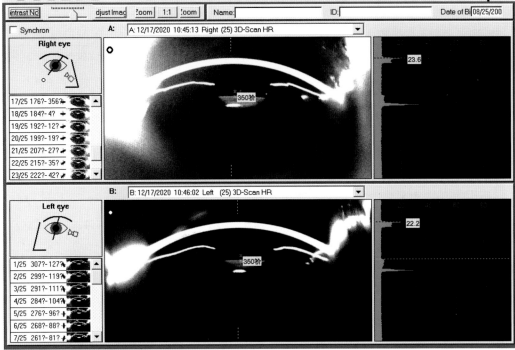

病例 15

姓名	甄某	性别	女
年龄	25	职业	职员
		OD	OS
原镜度数		-12.00	-12.00
电脑验光		$-10.25/-1.25\times24$	$-10.25/-3.25\times162$
主觉验光		$-9.75/-1.00\times20=1.0^{-2}$	$-9.75/-3.25\times160=1.0^{-}$
扩瞳电脑验光		$-10.50/-1.25\times7$	$-10.00/-3.25\times165$
眼压(mmHg)		12.0	10.5
眼轴(mm)		27.28	27.60
暗瞳(mm)		6.6	6.7
角膜曲率	K1	43.4@11	42.9@169
	K2	44.7@101	45.2@79
	Km	44.0	44.0
角膜最薄点厚度(μm)		469	478
晶状体厚度(mm)		3.61	3.68
ACD(mm)		2.91	2.87
HWTW/WTW(mm)		11.2/11.6	11.3/11.7

（续）

UBM	水平-STS(mm)	11.25	11.19
	垂直-STS(mm)	11.77	11.83
内皮细胞计数[个/(毫米)²]		2 541	2 445
水平-STSL 高度		Ⅰ级	Ⅰ级
度数选择和订片处方		$-9.75/-1.50 \times 15 = 1.0$	$-9.75/-3.00 \times 165 = 1.0$

Pentacam 检查结果

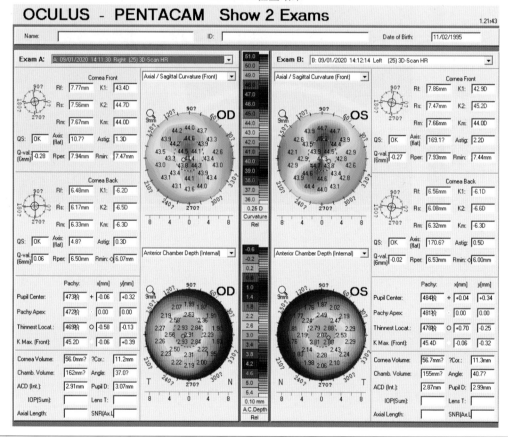

UBM 影像图

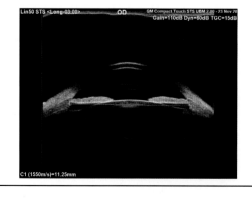
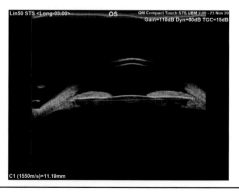

（续）

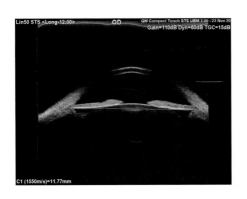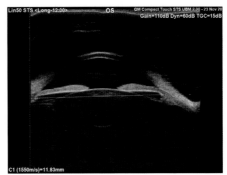

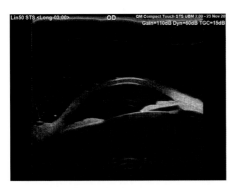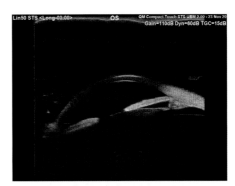

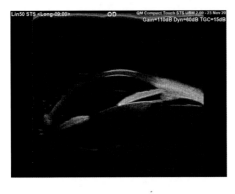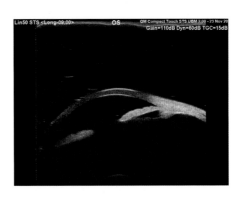

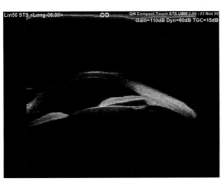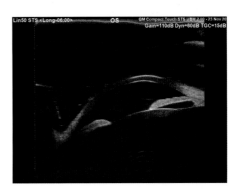

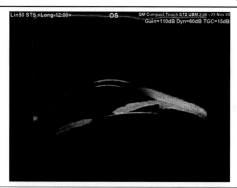

设计思路

OCOS 推荐双眼 12.6。

UBM 提示：双眼水平 STS 较 WTW 小 0.3～0.5 mm。水平 STSL 高 I 级，右眼时钟 3 点位、左眼时钟 9 点位 MCS 呈宽 1 伴 CP 小。

双眼 ACD<3.0 mm。

双眼 TICL。订片处方见上方红框。

综合考虑：双眼 12.1，水平位。

晶体屈光度计算器

患者信息

手术医生	患者 ID	患者姓名	出生日期	性别	手术眼别
			1995.11.02	女	**OD**

术前数据

BVD	12
球镜	-9.75
柱镜	-1.50
轴向	15
K1	43.4 @ 11
K2	44.7 @ 101
前房深度	2.91
角膜厚度	0.469
白到白（角膜横径）	11.2
角膜接触镜球镜	0
既往的干预措施	没有

汇总报告

计算选中晶体	预期			
	球镜	柱镜	轴向	SEQ
Toric Myopic 12.6mm -12.00/+1.5/X105	-00.03	+00.02	025	-00.02

订购的晶体	预期			
	球镜	柱镜	轴向	SEQ
VTICMO12.1 -12.00/+1.5/X105	-00.03	+00.02	025	-00.02
序列号	**T666790**			

你已经选择了一个有别于STAAR公司推荐的其他长度的晶体

请您的 ACD 值可能超出了使用适应症范围，请邮件 customerservice.ag@staar.com
联系客户支持部，以核实您所在地区的 ACD 范围。

计算完成于版本 5.00

患者信息

手术医生	患者 ID	患者姓名	出生日期	性别	手术眼别
			1995.11.02	女	**OS**

术前数据

BVD	12
球镜	-9.75
柱镜	-3.00
轴向	165
K1	42.9 @ 169
K2	45.2 @ 79
前房深度	2.87
角膜厚度	0.478
白到白（角膜横径）	11.3
角膜接触镜球镜	0
既往的干预措施	没有

汇总报告

计算选中晶体	预期			
	球镜	柱镜	轴向	SEQ
Toric Myopic 12.6mm -13.50/+3.0/X075	+00.01	+00.10	161	+00.06

订购的晶体	预期			
	球镜	柱镜	轴向	SEQ
Toric Myopic 12.1mm				
序列号				

你已经选择了一个有别于STAAR公司推荐的其他长度的晶体

没有晶体被预留，因此无法计算预期屈光状态

请您的 ACD 值可能超出了使用适应症范围，请邮件 customerservice.ag@staar.com
联系客户支持部，以核实您所在地区的 ACD 范围。

计算完成于版本 5.00

预期屈光度	- 0.02	+ 0.06
AC - IOL 度数	- 12.00/+ 1.50×105	- 13.50/ + 3.00×75
术 后 结 果		
裸眼视力	1.0	1.0
眼压（mmHg）	13.2	15.8
术后拱高（μm）	330	470

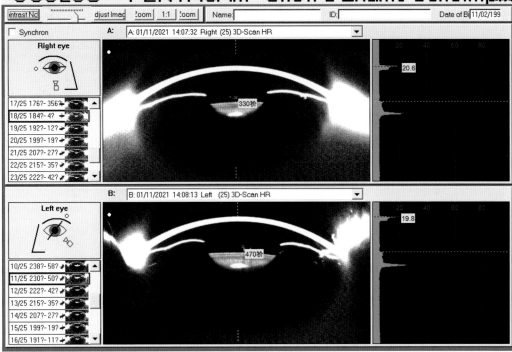

病例 16

姓名	朱某某	性别		男	
年龄	26	职业		职员	
		OD		OS	
原镜度数		—		—	
电脑验光		$-7.50/-1.25×9$		$-7.25/-2.00×168$	
主觉验光		$-7.50/-1.00×10=1.0$		$-7.25/-1.75×170=1.0$	
扩瞳电脑验光		$-7.50/-1.00×13$		$-7.00/-2.25×174$	
眼压(mmHg)		18.7		18.7	
眼轴(mm)		26.94		26.78	
暗瞳(mm)		6.5		6.4	
角膜曲率	K1	41.9@5		42.0@168	
	K2	42.9@95		43.7@78	
	Km	42.4		42.8	
角膜最薄点厚度(μm)		553		551	
晶状体厚度(mm)		3.54		3.56	
ACD(mm)		2.85		2.85	
HWTW/WTW(mm)		11.0/11.3		10.9/11.5	

(续)

UBM	水平 STS(mm)	11.45	11.60
	垂直 STS(mm)	12.06	12.09
内皮细胞计数[个/(毫米)^2]		3 094	3 099
水平 STSL 高度		Ⅰ级	Ⅰ级
度数选择和订片处方		$-7.75 = 1.0$	$-7.00/-2.00 \times 170 = 1.0$

Pentacam 检查结果

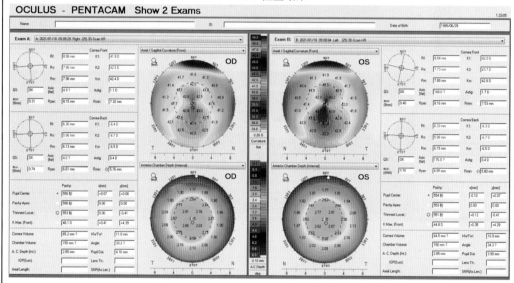

UBM 影像图

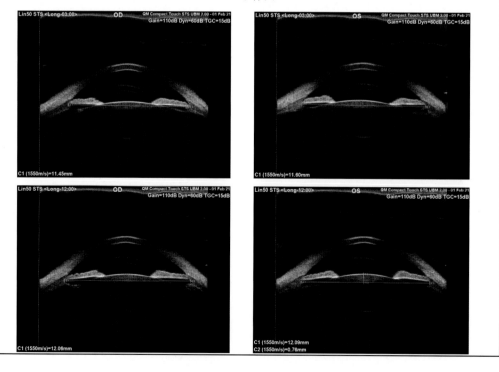

（续）

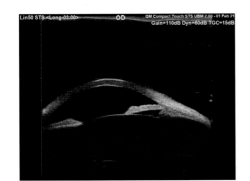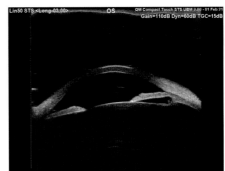

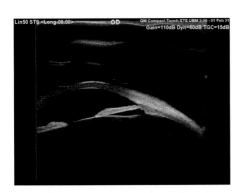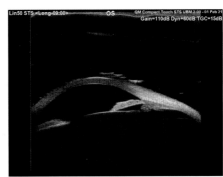

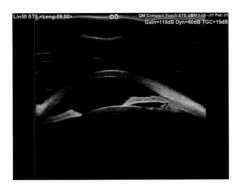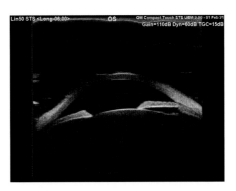

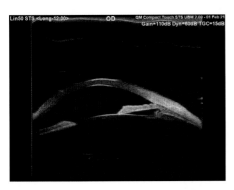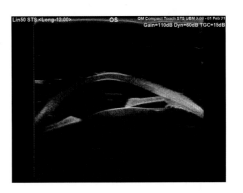

(续)

设计思路

OCOS 推荐双眼 12.1。

UBM 提示：双眼水平 STSL 高Ⅰ级，右眼时钟 9 点位；左眼时钟 3、6、12 点位 MCS 呈宽 1～2 伴 CP 小。

双眼 ACD<3.0 mm，水平位 12.1 拱高低、12.6 拱高高。

右眼 ICL，左眼 TICL。订片处方见上方红框。

综合考虑：双眼 12.6。右眼转 45°，左眼选转 20°，预估左拱高>500 μm。

晶体屈光度计算器

患者信息

手术医生	患者 ID	患者姓名	出生日期	性别	手术眼别
			1995.06.29	男	**OD**

术前数据

BVD	12
球镜	-7.75
柱镜	0
轴向	0
K1	41.9 @ 5
K2	42.9 @ 95
前房深度	2.85
角膜厚度	0.553
白到白（角膜横径）	11
角膜接触镜球镜	
既往的干预措施	没有

汇总报告

计算选中晶体	预期			
	球镜	柱镜	轴向	SEQ
Myopic 12.1mm -8.50	-00.07	+00.04	095	-00.05

订购的晶体	预期			
	球镜	柱镜	轴向	SEQ
Myopic 12.6mm -8.50				
序列号				

你已经选择了一个有别于 STAAR 公司推荐的其他长度的晶体

该患者的 ACD 值可能超出了使用适应症范围。请邮件 customerservice.ag@staar.com 联系客户支持部，以核实您所在地区的 ACD 范围。

计算完成于版本 5.00

患者信息

手术医生	患者 ID	患者姓名	出生日期	性别	手术眼别
			1995.06.29	男	**OS**

术前数据

BVD	12
球镜	-7
柱镜	-2
轴向	170
K1	42 @ 168
K2	43.7 @ 78
前房深度	2.85
角膜厚度	0.551
白到白（角膜横径）	10.9
角膜接触镜球镜	0
既往的干预措施	没有

汇总报告

计算选中晶体	预期			
	球镜	柱镜	轴向	SEQ
Toric Myopic 12.1mm -10.00/+2.0/X080	+00.12	+00.05	077	+00.14

订购的晶体	预期			
	球镜	柱镜	轴向	SEQ
Toric Myopic 12.6mm				
序列号				

你已经选择了一个有别于 STAAR 公司推荐的其他长度的晶体

没有晶体被预留，因此无法计算预期屈光状态

该患者的 ACD 值可能超出了使用适应症范围。请邮件 customerservice.ag@staar.com 联系客户支持部，以核实您所在地区的 ACD 范围。

计算完成于版本 5.00

预期屈光度	-0.05/-1.25×5	+0.14
AC-IOL 度数	-8.50	-10.0/+2.00×080
术 后 结 果		
裸眼视力	1.0	1.0
眼压(mmHg)	14.2	17.5
术后拱高(μm)	490	570

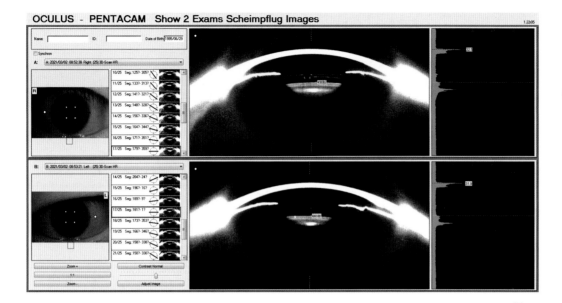

病例 17

姓名	钱某某		性别		女	
年龄	36		职业		职员	
			OD		OS	
原镜度数			—		—	
电脑验光			$-5.25/-1.50\times9$		$-7.25/-0.75\times173$	
主觉验光			$-5.00/-1.50\times10=1.0^{+2}$		$-7.00/-0.75\times165=1.0^{+2}$	
扩瞳电脑验光			$-5.50/-1.50\times12$		$-7.25/-1.00\times166$	
眼压(mmHg)			19.5		19.5	
眼轴(mm)			25.60		26.23	
暗瞳(mm)			5.8		6.0	
角膜曲率	K1		43.1@11		43.0@1	
	K2		44.6@101		44.2@91	
	Km		43.9		43.6	
角膜最薄点厚度(μm)			576		577	
晶状体厚度(mm)			3.79		3.82	
ACD(mm)			2.95		2.95	
HWTW/WTW(mm)			11.3/11.7		11.3/11.6	
UBM	水平 STS(mm)		11.28		11.11	
	垂直 STS(mm)		11.65		11.87	

（续）

内皮细胞计数[个/(毫米)²]	2 761	2 911
水平 STSL 高度	正常	正常
度数选择与订片处方	$-5.00/-1.50\times15=1.0^{+2}$ 右垂直位设计： $-5.00/-1.50\times105$	$-6.75/-1.00\times165=1.0^{+2}$

Pentacam 检查结果

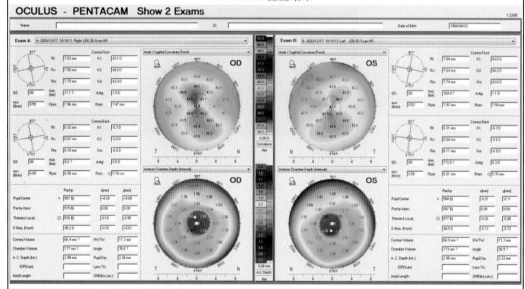

UBM 影像图

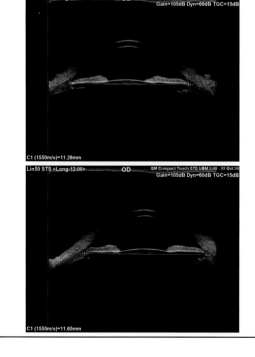
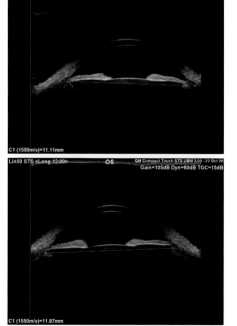

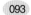

（续）

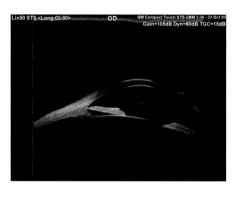
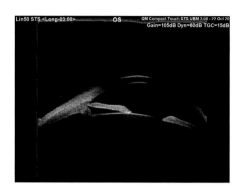

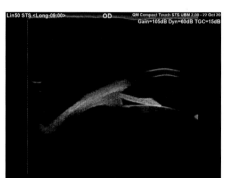
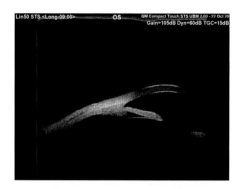

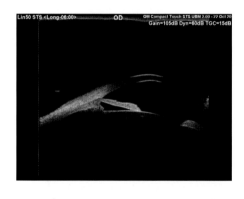
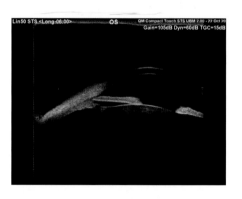

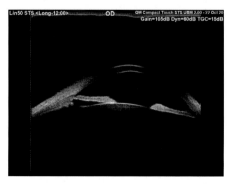
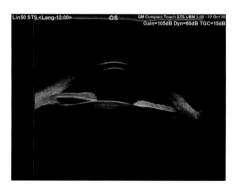

（续）

设计思路

OCOS 推荐双眼 12.6。

UBM 提示：双眼水平 STSL 正常，双眼时钟 9 点位 MCS 呈窄 1，CP 肥厚，以右为甚。垂直位左 MCS 呈宽 1。

双 ACD＜3.00 mm

双眼 TICL。订片处方见上方红框。

综合考虑：右眼 12.6，按－5.00/－1.50×105 订片，垂直位；左眼 12.1 水平位。

晶体屈光度计算器

患者信息

手术医生	患者 ID	患者姓名	出生日期	性别	手术眼别
			1984.04.22	女	**OD**

术前数据

BVD	12
球镜	-5
柱镜	-1.5
轴向	105
K1	43.1 @ 11
K2	44.6 @ 101
前房深度	2.95
角膜厚度	0.576
白到白（角膜横径）	11.3
角膜接触镜球镜	0
既往的干预措施	没有

汇总报告

计算选中晶体	预期			
	球镜	柱镜	轴向	SEQ
Toric Myopic 12.6mm -7.50/+1.5/X015	+00.09	+00.03	020	+00.10

订购的晶体	预期			
	球镜	柱镜	轴向	SEQ
Toric Myopic 12.6mm				
序列号				

没有晶体被预留，因此无法计算预期屈光状态。

该患者的 ACD 值可能超出了使用适应症范围。请邮件 customerservice.ag@staar.com 联系客户支持部，以核实您所在地区的 ACD 范围。

计算完成于版本 5.00

患者信息

手术医生	患者 ID	患者姓名	出生日期	性别	手术眼别
			1984.04.22	女	**OS**

术前数据

BVD	12
球镜	-6.75
柱镜	-1
轴向	165
K1	43 @ 169
K2	44.2 @ 79
前房深度	2.95
角膜厚度	0.577
白到白（角膜横径）	11.3
角膜接触镜球镜	0
既往的干预措施	没有

汇总报告

计算选中晶体	预期			
	球镜	柱镜	轴向	SEQ
Toric Myopic 12.6mm -9.00/+1.0/X075	+00.22	+00.06	078	+00.25

订购的晶体	预期			
	球镜	柱镜	轴向	SEQ
Toric Myopic 12.1mm				
序列号				

你已经选择了一个有别于STAAR公司推荐的其他长度的晶体

没有晶体被预留，因此无法计算预期屈光状态。

该患者的 ACD 值可能超出了使用适应症范围。请邮件 customerservice.ag@staar.com 联系客户支持部，以核实您所在地区的 ACD 范围。

计算完成于版本 5.00

预期屈光度	+ 0.10	+ 0.25
AC‐IOL 度数	－ 7.50/＋1.50×15	－ 9.00/＋1.00×75
术 后 结 果		
裸眼视力	1.0	1.0
眼压(mmHg)	16.1	18.3
术后拱高(μm)	450	400

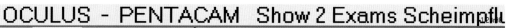

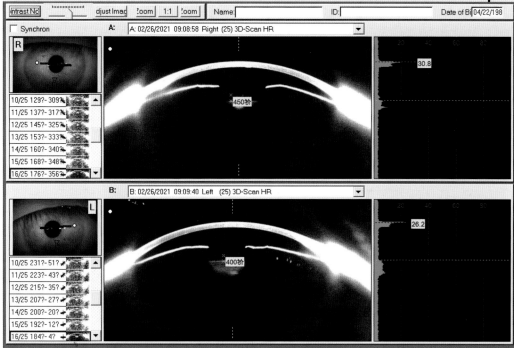

3. ACD<2.8mm 病例

病例 18

姓名	蔡某某		性别	女
年龄	26		职业	—
			OD	OS
原镜度数			−10.00	−15.00
电脑验光			−11.00/−0.25×28	−14.75/−1.00×160
主觉验光			−10.50/−0.50×30=1.0	−14.00/−0.75×160=0.9+
扩瞳电脑验光			−10.50/−0.25×30	−14.75/−1.25×173
眼压(mmHg)			14.6	13.4
眼轴(mm)			27.2	28.57
暗瞳(mm)			6.9	6.9
角膜曲率	K1		42.2@5	42.3@162
	K2		42.6@95	42.9@72
	Km		42.4	42.6
角膜最薄点厚度(μm)			536	540
晶状体厚度(mm)			3.8	3.89
ACD(mm)			2.65	2.66

(续)

HWTW/WTW(mm)		11.5/11.8	11.6/11.9
UBM	水平 STS(mm)	11.71	11.57
	垂直 STS(mm)	12.21	12.18
内皮细胞计数[个/(毫米)^2]		2672	2543
水平 STSL 高度		Ⅰ级	Ⅰ级
度数选择与订片处方		$-10.25 = 1.0$	$-14 = 0.9^+$

Pentacam 检查结果

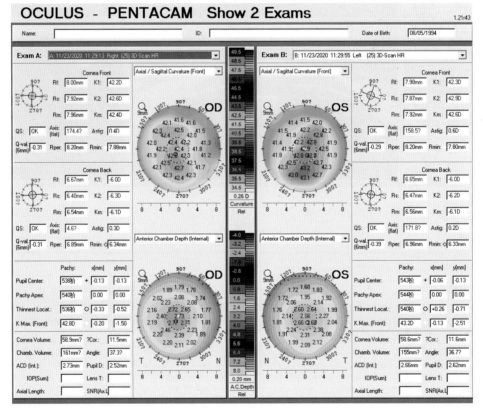

UBM 影像图

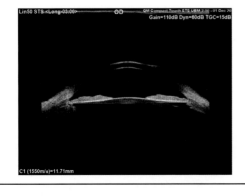
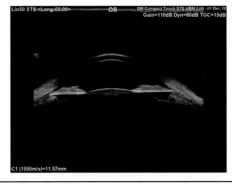

（续）

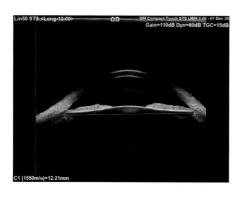

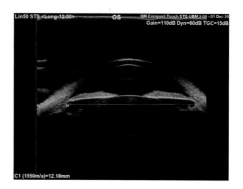

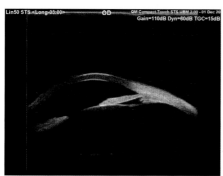

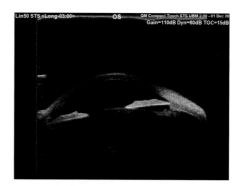

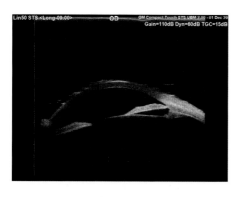

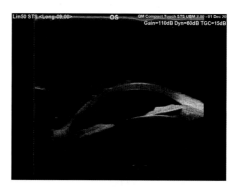

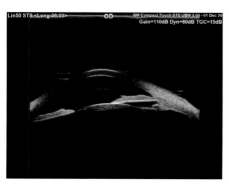

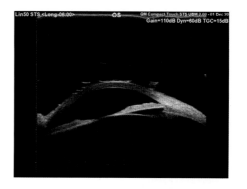

098

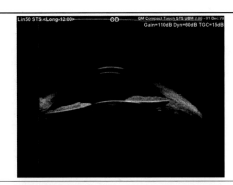

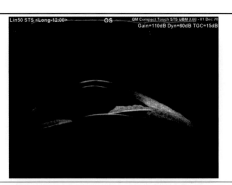

设计思路

OCOS 推荐双眼 12.6。

UBM 提示：双眼水平 STSL 高Ⅰ级、MCS 呈宽 1、水平 STS 左小。

双眼 ACD<2.80 mm，水平位 12.6 拱高高。

双眼 ICL。订片处方见上方红框。

综合考虑：双眼 12.6，右向垂直方向转 15°，左转 45°。

晶体屈光度计算器

患者信息

手术医生	患者 ID	患者姓名	出生日期	性别	手术眼别
			1994.08.05	女	**OD**

术前数据

BVD	12
球镜	-10.25
柱镜	0
轴向	0
K1	42.2 @ 5
K2	42.4 @ 95
前房深度	2.8
角膜厚度	0.547
白到白（角膜横径）	11.6
角膜接触镜球镜	0
既往的干预措施	没有

汇总报告

计算选中晶体	预期			
	球镜	柱镜	轴向	SEQ
Myopic 12.6mm -11.00	+00.06	+00.01	095	+00.06

订购的晶体	预期			
	球镜	柱镜	轴向	SEQ
VICMO12.6 -11.00				
序列号				

该患者的 ACD 值可能超出了使用适应范围，请邮件 customerservice. ag@staar.com 联系客户支持部，以核实您所在地区的 ACD 范围。

计算完成于版本 5.00

患者信息

手术医生	患者 ID	患者姓名	出生日期	性别	手术眼别
			1994.08.05	女	**OS**

术前数据

BVD	12
球镜	-14
柱镜	0
轴向	0
K1	42.3 @ 162
K2	42.8 @ 72
前房深度	2.8
角膜厚度	0.552
白到白（角膜横径）	11.5
角膜接触镜球镜	0
既往的干预措施	没有

汇总报告

计算选中晶体	预期			
	球镜	柱镜	轴向	SEQ
Myopic 12.6mm -14.50	+00.17	+00.03	072	+00.19

订购的晶体	预期			
	球镜	柱镜	轴向	SEQ
VICMO12.6 -14.50				
序列号				

该患者的 ACD 值可能超出了使用适应范围，请邮件 customerservice. ag@staar.com 联系客户支持部，以核实您所在地区的 ACD 范围。

计算完成于版本 5.00

预期屈光度	$+0.06/-0.25\times28$	$+0.19/-0.75\times160$
AC-IOL 度数	-11.00	-14.50
术后结果		
裸眼视力	1.0	1.0
眼压（mmHg）	13.0	14.3
术后拱高（μm）	340	380

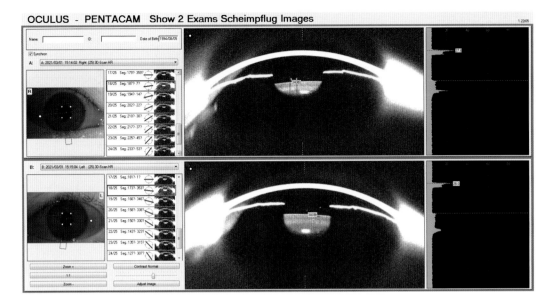

病例 19

姓名	戴某某		性别		女
年龄	22		职业		—
			OD		OS
原镜度数			$-7.00/-1.00\times108$		$-7.25/-1.25\times61$
电脑验光			$-9.75/-0.25\times43$		$-9.00/-1.00\times154$
主觉验光			$-9.25/-0.50\times45=1.0$		$-8.75/-1.00\times160=1.0^-$
扩瞳电脑验光			$-9.25/-0.25\times24$		$-8.75/-1.00\times162$
眼压(mmHg)			16.1		18.1
眼轴(mm)			26.79		26.73
暗瞳(mm)			6.0		6.0
角膜曲率	K1		43.6@7		43.4@173
	K2		44.5@97		44.9@83
	Km		44.1		44.1
角膜最薄点厚度(μm)			560		561
晶状体厚度(mm)			3.25		3.21
ACD(mm)			2.57		2.61
HWTW/WTW(mm)			10.7/11.0		10.7/11.0
UBM	水平 STS(mm)		11.14		11.19
	垂直 STS(mm)		12.30		12.30

（续）

内皮细胞计数［个/（毫米）²］	3 028	2 904
水平 STSL 高度	Ⅰ级	Ⅰ级
度数选择与订片处方	− 9.25 = 1.0	− 9.0 = 1.0⁻

Pentacam 检查结果

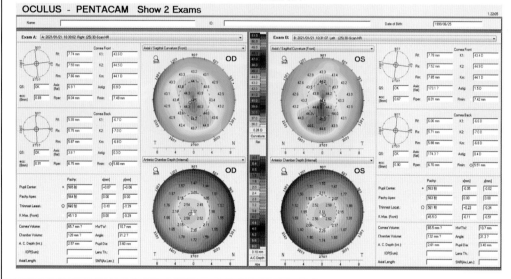

UBM 影像图

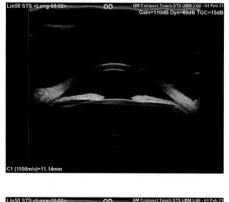

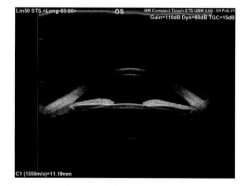

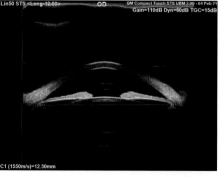

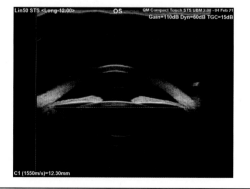

（续）

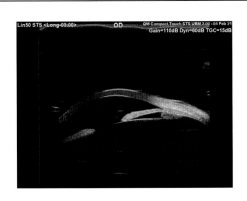
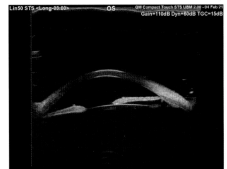
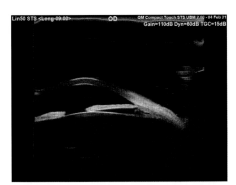
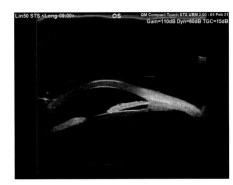
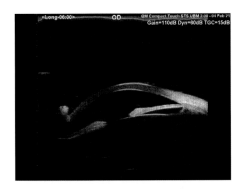
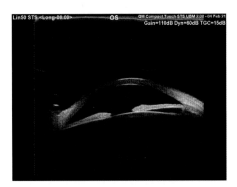
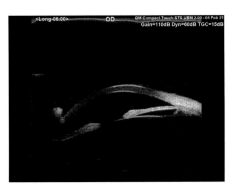
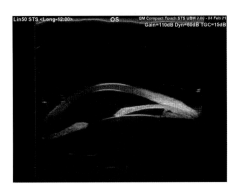

（续）

设计思路

OCOS 推荐双眼 12.1。

UBM 提示：双眼水平 STSL 高 I 级，水平垂直 STS 差别＞1。

双眼 ACD＜2.80 mm，ACV 小（右眼 129 mm³，左眼 132 mm³），水平位 12.1 拱高高。

双眼 ICL。订片处方见上方红框。

综合考虑：双眼 12.1，向垂直方向转 15°。

晶体屈光度计算器

患者信息

手术医生	患者 ID	患者姓名	出生日期	性别	手术眼别
			1999.06.25	女	**OD**

术前数据

BVD	12
球镜	-9.25
柱镜	0
轴向	0
K1	43.6 @ 7
K2	44.5 @ 97
前房深度	2.8
角膜厚度	0.560
白到白（角膜横径）	10.7
角膜接触镜球镜	0
既往的干预措施	没有

汇总报告

	预期			
计算选中晶体	球镜	柱镜	轴向	SEQ
Myopic 12.1mm -10.00	-00.09	+00.04	097	-00.07
订购的晶体	球镜	柱镜	轴向	SEQ
Myopic 12.1mm -10.00				
序列号				

该患者的 ACD 值可能超出了使用适应症范围。请邮件 customerservice.ag@staar.com 联系客户支持部，以核实您所在地区的 ACD 范围。

计算完成于版本 5.00

患者信息

手术医生	患者 ID	患者姓名	出生日期	性别	手术眼别
			1999.06.25	女	**OS**

术前数据

BVD	12
球镜	-9
柱镜	0
轴向	0
K1	43.4 @ 173
K2	44.9 @ 83
前房深度	2.8
角膜厚度	0.561
白到白（角膜横径）	10.7
角膜接触镜球镜	0
既往的干预措施	没有

汇总报告

	预期			
计算选中晶体	球镜	柱镜	轴向	SEQ
Myopic 12.1mm -10.00	+00.09	+00.06	083	+00.12
订购的晶体	球镜	柱镜	轴向	SEQ
Myopic 12.1mm -10.00				
序列号				

该患者的 ACD 值可能超出了使用适应症范围。请邮件 customerservice.ag@staar.com 联系客户支持部，以核实您所在地区的 ACD 范围。

计算完成于版本 5.00

预期屈光度	－ 0.07 / － 0.25 × 43	＋ 0.12 / － 1.00 × 154
AC‐IOL 度数	－ 10.00	－ 10.00
术 后 结 果		
裸眼视力	1.0	1.0
眼压（mmHg）	15.8	15.9
术后拱高（μm）	410	310

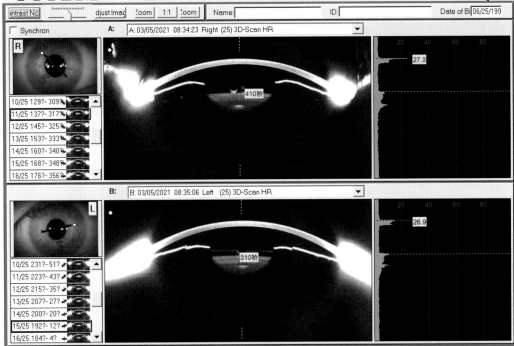

解析：ACD<2.80 mm 的病例，通常 OCOS≥2.80 mm 才能输入，衡量实际 ACD，结合 STSL、MCS、CP 等选择合适的植入位置获得理想拱高。针对此类病例拱高 1CT 可能偏高（CT 为中央角膜厚度）。通常 ACD 越浅，拱高要相应偏小才是安全的。

四、LT 相关示教

1. LT 厚Ⅰ～Ⅱ级伴 STSL 高Ⅰ～Ⅲ级病例

病例 20

姓名	江某某	性别		女
年龄	22	职业		—
			OD	OS
	原镜度数		-8.00	-8.00
	电脑验光		-11.00	$-10.50/-0.50\times95$
	主觉验光		$-10.75=1.0^{-1}$	$-10.25/-0.50\times95=1.0^{-1}$
	扩瞳电脑验光		$-10.75/-0.25\times84$	$-10.50/-0.50\times93$
	眼压(mmHg)		18.5	17.0
	眼轴(mm)		26.80	26.99
	暗瞳(mm)		7.8	7.6

（续）

角膜曲率	K1	42.8@3	42.3@10
	K2	43.4@93	43.2@100
	Km	43.1	42.6
角膜最薄点厚度（μm）		526	520
晶状体厚度（mm）		3.99	4.11
ACD（mm）		2.89	2.85
HWTW/WTW（mm）		11.1/11.7	11.4/11.8
UBM	水平 STS（mm）	12.01	11.95
	垂直 STS（mm）	12.79	12.73
内皮细胞计数［个/（毫米）²］		2 940	2 928
水平 STSL 高度		Ⅱ级	Ⅲ级
度数选择与订片处方		−10.75 = 1.0⁻	−10.50 = 1.0⁻

Pentacam 检查结果

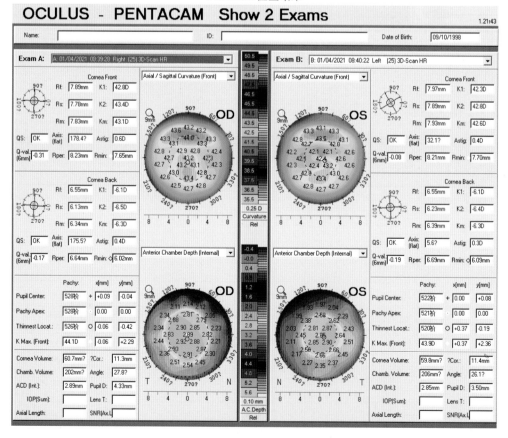

（续）

UBM 影像图

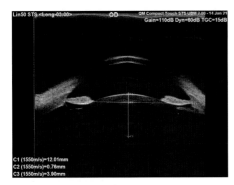
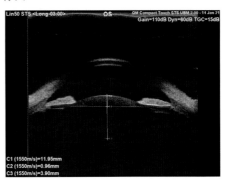

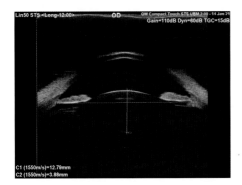
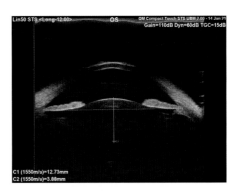

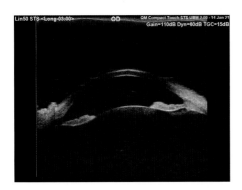
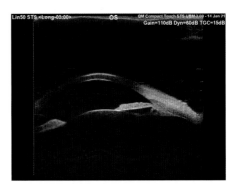

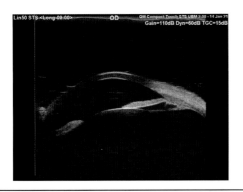
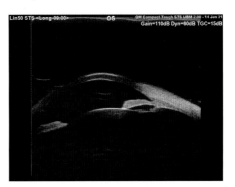

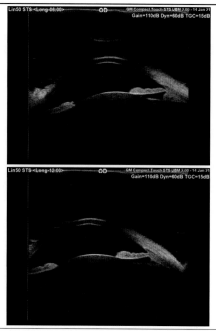
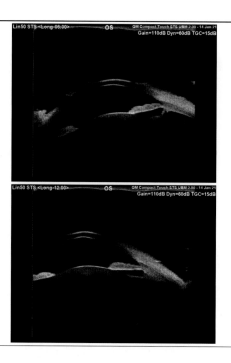

设计思路

OCOS 推荐双眼 12.6。

UBM 提示：右眼水平 STSL 高Ⅱ级，左眼水平 STSL 高Ⅲ级，LT 厚Ⅱ级。

双眼 ACD<2.80 mm。

双眼 ICL。订片处方见上方红框。

综合考虑：双眼 13.2，水平位。

晶体屈光度计算器

患者信息

手术医生	患者 ID	患者姓名	出生日期	性别	手术眼别
			1998.09.10	女	**OD**

术前数据

BVD	12
球镜	-10.75
柱镜	0
轴向	0
K1	42.8 @ 178
K2	43.4 @ 88
前房深度	2.89
角膜厚度	0.526
白到白（角膜横径）	11.3
角膜接触镜球镜	0
既往的干预措施	没有

汇总报告

计算选中晶体	预期			
	球镜	柱镜	轴向	SEQ
Myopic 12.6mm -11.50	+00.00	+00.03	088	+00.01

订购的晶体	预期			
	球镜	柱镜	轴向	SEQ
VICMO13.2 -11.50				
序列号				

你已经选择了一个有别于STAAR公司推荐的其他长度的晶体

该患者的 ACD 值可能超出了使用适应范围，请邮件 customerservice.ag@staar.com 联系客户支持部，以核实您所在地区的 ACD 范围。

计算完成于版本 5.00

患者信息

手术医生	患者 ID	患者姓名	出生日期	性别	手术眼别
			1998.09.10	女	**OS**

术前数据

BVD	12
球镜	-10.5
柱镜	0
轴向	0
K1	42.3 @ 32
K2	42.8 @ 122
前房深度	2.85
角膜厚度	0.520
白到白（角膜横径）	11.4
角膜接触镜球镜	0
既往的干预措施	没有

汇总报告

计算选中晶体	预期			
	球镜	柱镜	轴向	SEQ
Myopic 12.6mm -11.00	-00.16	+00.02	122	-00.15

订购的晶体	预期			
	球镜	柱镜	轴向	SEQ
Myopic 13.2mm -11.00				
序列号				

你已经选择了一个有别于STAAR公司推荐的其他长度的晶体

该患者的 ACD 值可能超出了使用适应范围，请邮件 customerservice.ag@staar.com 联系客户支持部，以核实您所在地区的 ACD 范围。

计算完成于版本 5.00

（续）

预期屈光度	$+0.01/-0.25\times80$	$-0.15/-0.50\times90$
AC-IOL 度数	-11.50	-11.00
术 后 结 果		
裸眼视力	1.0	1.2
眼压(mmHg)	14.8	15.8
术后拱高(μm)	460	340

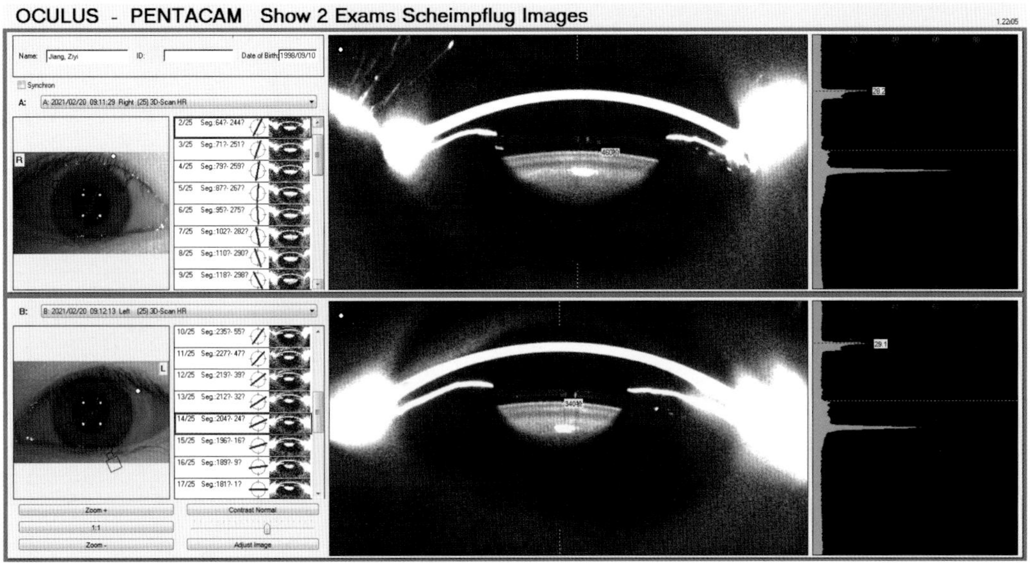

病例 21

姓名	马某某	性别		女
年龄	44	职业		财务
		OD		OS
原镜度数		—		—
电脑验光		$-9.25/-2.00\times179$		$-10.25/-1.25\times177$
主觉验光		$-8.25/-1.75\times180=1.0^{-2}$ 右主视眼		$-9.25/-1.25\times180=1.0$ ADD$+0.75$
扩瞳电脑验光		$-8.25/-1.50\times179$		$-9.00/-1.50\times3$
眼压(mmHg)		11.6		12.7
眼轴(mm)		26.92		27.34
暗瞳(mm)		5.3		5.0
角膜曲率	K1	42.3@174		42.2@11
	K2	43.9@84		43.9@101
	Km	43.1		43.0

（续）

角膜最薄点厚度（μm）		548	539
晶状体厚度（mm）		4.31	4.33
ACD（mm）		2.63	2.82
HWTW/WTW（mm）		11.8/12.2	12.0/12.3
UBM	水平 STS（mm）	11.78	11.86
	垂直 STS（mm）	12.50	12.18
内皮细胞计数［个/（毫米）²］		3 499	3 455
水平 STSL 高度		Ⅱ级	Ⅱ级
度数选择与订片处方		$-8.50/-2.00×170=1.0$	$-9.00/-1.50×10=1.0$ 左预留 -0.50

Pentacam 检查结果

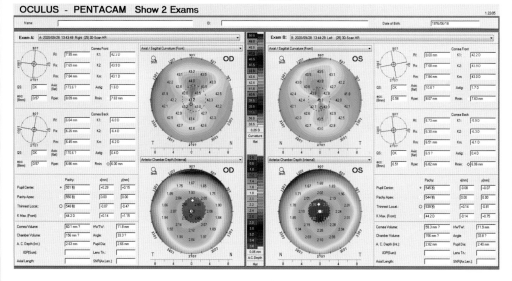

UBM 影像图

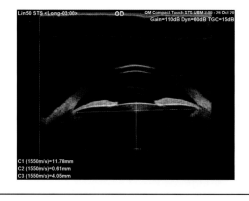

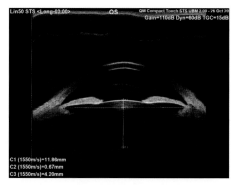

（续）

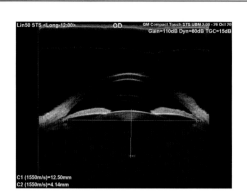
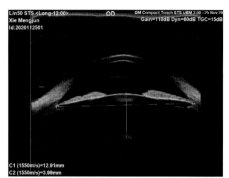

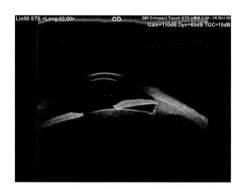
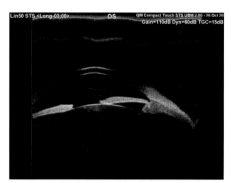

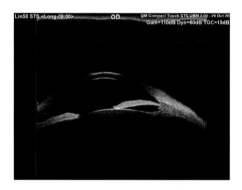
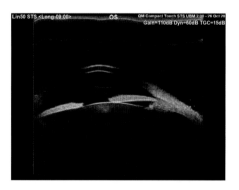

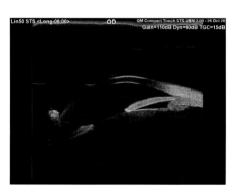
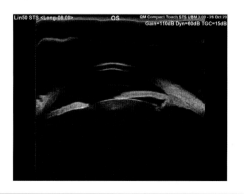

（续）

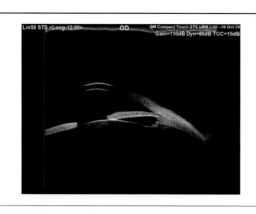

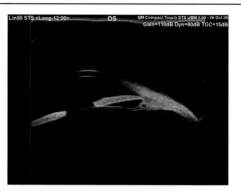

设计思路

OCOS 推荐：右眼 12.6，左眼 13.2。

UBM 提示：双眼虹膜膨隆，水平 STSL 高 Ⅱ 级，LT 厚 Ⅱ 级。

右眼 ACD＜2.80 mm，左眼 ACD 接近 2.80 mm，ACV 不大（双 156 mm³）

双眼 TICL。订片处方见上方红框。

综合考虑：双眼 12.6，水平位。

晶体屈光度计算器

患者信息

手术医生	患者 ID	患者姓名	出生日期	性别	手术眼别
				女	**OD**

术前数据

BVD	12
球镜	-8.5
柱镜	-2
轴向	170
K1	42.4 @ 170
K2	44.1 @ 80
前房深度	2.8
角膜厚度	0.536
白到白（角膜横径）	11.8
角膜接触镜球镜	0
既往的干预措施	否有

汇总报告

计算选中晶体		预期			
		球镜	柱镜	轴向	SEQ
Toric Myopic 12.6mm -11.50/+2.0/X090		+00.19	+00.01	170	+00.20
订购的晶体		预期			
		球镜	柱镜	轴向	SEQ
VTICMO12.6 -11.50/+2.0/X074		+00.19	+00.01	170	+00.20
序列号	**T636070**				

该患者的 ACD 值可能超出了使用适应症范围。请配件 customerservice.ag@staar.com联系客户支持部，以核实您所在地区的 ACD 范围

患者信息

手术医生	患者 ID	患者姓名	出生日期	性别	手术眼别
				女	**OS**

术前数据

BVD	12
球镜	-9
柱镜	-1.5
轴向	10
K1	42.4 @ 10
K2	43.9 @ 100
前房深度	2.8
角膜厚度	0.530
白到白（角膜横径）	12
角膜接触镜球镜	0
既往的干预措施	否有

汇总报告

计算选中晶体		预期			
		球镜	柱镜	轴向	SEQ
Toric Myopic 13.2mm -10.50/+1.5/X100		-00.61	+00.01	010	-00.61
订购的晶体		预期			
		球镜	柱镜	轴向	SEQ
VTICMO13.2 -10.50/+1.5X008		-00.61	+00.01	010	-00.61
序列号	**T638889**				

你已选择了一个有窝于STAAR公司推荐的其他长度的晶体

该患者的 ACD 值可能超出了使用适应症范围。请配件 customerservice.ag@staar.com联系客户支持部，以核实您所在地区的 ACD 范围

预期屈光度	＋0.20	－0.61
AC‑IOL 度数	－11.50/＋2.00×80	－10.50/＋1.50×100
术 后 结 果		
裸眼视力	1.2	0.8
眼压（mmHg）	13.5	16.0
术后拱高（μm）	760	620

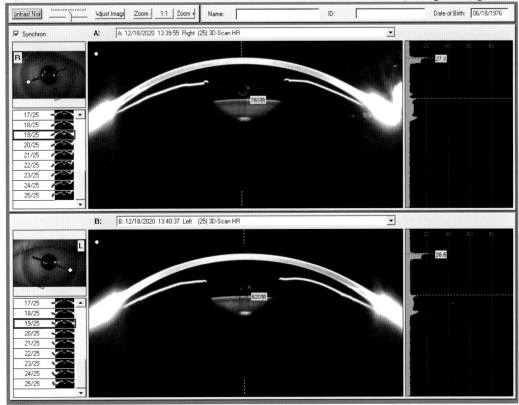

病例 22

姓名	谢某某		性别		女
年龄	28		职业		财务
			OD		OS
原镜度数			−7.00		−3.00
电脑验光			$-7.25/-0.50×97$		$-3.25/-0.25×81$
主觉验光			$-7.00/-0.50×95=1.0$		$-3.00/-0.25×80=1.0$
扩瞳电脑验光			$-7.25/-0.25×115$		$-2.75/-0.25×85$
眼压（mmHg）			11.1		11.6
眼轴（mm）			25.84		24.40
暗瞳（mm）			7.0		7.1
角膜曲率	K1		43.7@126		43.0@66
	K2		44.1@36		43.4@156
	Km		43.9		43.2
角膜最薄点厚度（μm）			532		520
晶状体厚度（mm）			4.02		4.04

（续）

ACD(mm)		2.97	2.87
HWTW/WTW(mm)		11.4/11.7	11.5/11.9
UBM	水平 STS(mm)	12.06	12.00
	垂直 STS(mm)	12.91	12.91
内皮细胞计数[个/(毫米)²]		2 221	2 282
水平-STSL 高度		Ⅱ级	Ⅲ级
度数选择与订片处方		$-7.25=1.0$	$-2.75=1.0^{-1}$

Pentacam 检查结果

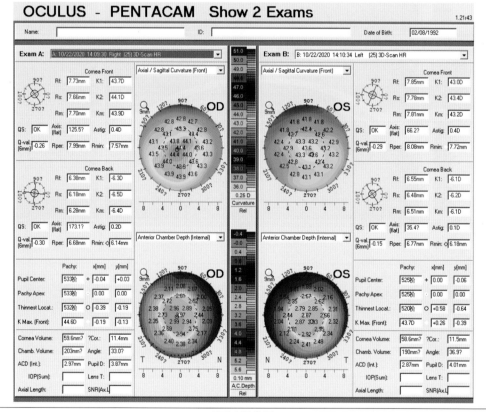

UBM 影像图

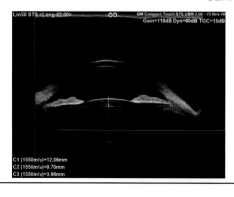
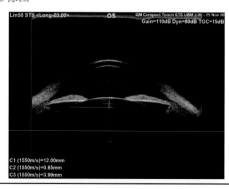

（续）

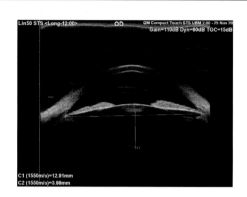

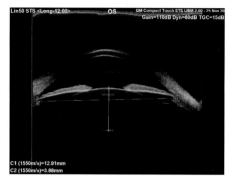

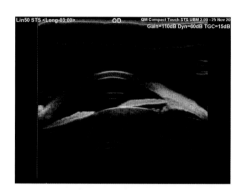

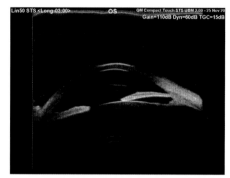

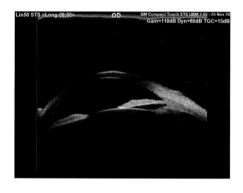

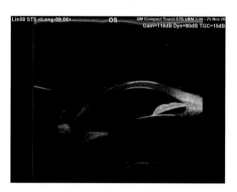

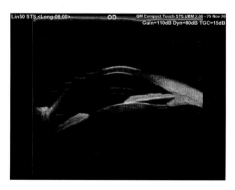

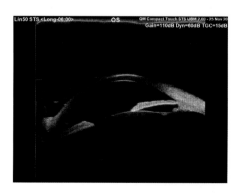

114

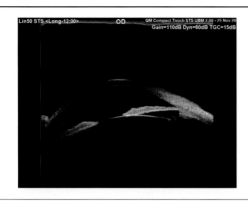

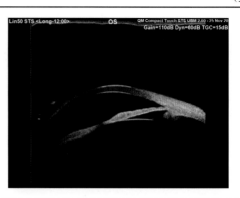

设计思路

OCOS 推荐双眼 12.6。

UBM 提示：右眼 STSL 高Ⅱ级，左眼 STSL 高Ⅲ级，LT 厚Ⅱ级。

双眼 ACD<3.0 mm，但 ACV 不小（右眼 203 mm³，左眼 190 mm³），水平位 12.6 拱高低。

双眼 ICL，屈光参差。度数选择见上方红框。

综合考虑：双眼 13.2，水平位。

晶体屈光度计算器

患者信息

手术医生	患者 ID	患者姓名	出生日期	性别	手术眼别
			1992.02.08	女	**OD**

术前数据

BVD	12
球镜	-7.25
柱镜	0
轴向	0
K1	43.7 @ 126
K2	44.1 @ 36
前房深度	2.97
角膜厚度	0.532
白到白（角膜横径）	11.4
角膜接触镜球镜	0
既往的干预措施	没有

汇总报告

计算选中晶体

	预期			
	球镜	柱镜	轴向	SEQ
Myopic 12.6mm -8.00	-00.15	+00.01	036	-00.15

订购的晶体

	预期			
	球镜	柱镜	轴向	SEQ
VICMO13.2 -8.00				

序列号

你已经选择了一个有别于 STAAR 公司推荐的其他长度的晶体

请您将 ACD 值可能超出了使用适应范围，请邮件 customerservice.ag@staar.com 联系客户支持部，以核实您所在地区的 ACD 范围。

计算完成于版本 5.00

患者信息

手术医生	患者 ID	患者姓名	出生日期	性别	手术眼别
			1992.02.08	女	**OS**

术前数据

BVD	12
球镜	-2.75
柱镜	0
轴向	0
K1	43.0 @ 66
K2	43.4 @ 156
前房深度	2.87
角膜厚度	0.520
白到白（角膜横径）	11.5
角膜接触镜球镜	0
既往的干预措施	没有

汇总报告

计算选中晶体

	预期			
	球镜	柱镜	轴向	SEQ
Myopic 12.6mm -3.50	+00.19	+00.01	156	+00.19

订购的晶体

	预期			
	球镜	柱镜	轴向	SEQ
VICMO13.2 -3.50				

序列号

你已经选择了一个有别于 STAAR 公司推荐的其他长度的晶体

请您将 ACD 值可能超出了使用适应范围，请邮件 customerservice.ag@staar.com 联系客户支持部，以核实您所在地区的 ACD 范围。

计算完成于版本 5.00

预期屈光度	-0.15/-0.50×97	+0.19/-0.25×81
AC-IOL 度数	-8.00	-3.50
术后结果		
裸眼视力	1.2	1.2
眼压（mmHg）	13.0	11.9
术后拱高（μm）	550	610

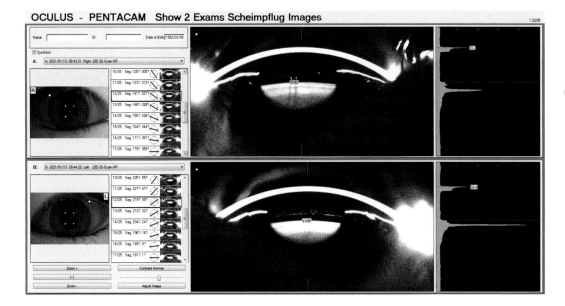

病例 23

姓名	章某某	性别		女
年龄	40	职业		财务
		OD		OS
原镜度数		—		—
电脑验光		$-18.50/-5.00\times2$		$-17.00/-6.25\times8$
主觉验光		$-17.25/-5.00\times5=0.5^-$ ADD 0		$-15.50/-5.50\times180=0.6^{-2}$ 左主视眼
扩瞳电脑验光		$-17.50/-5.00\times4$		$-16.25/-6.50\times7$
眼压(mmHg)		13.8		13.3
眼轴(mm)		31.38		30.87
暗瞳(mm)		5.7		5.9
角膜曲率	K1	42.3@2		42.2@7
	K2	45.6@92		46.0@97
	Km	43.9		44.0
角膜最薄点厚度(μm)		506		512
晶状体厚度(mm)		4.14		4.17
ACD(mm)		2.81		2.85
HWTW/WTW(mm)		11.6/11.9		11.7/11.9
UBM	水平 STS(mm)	12.06		12.06
	垂直 STS(mm)	12.56		12.54

（续）

内皮细胞计数[个/(毫米)^2]	2 233	2 380
水平 STSL 高度	Ⅱ级	Ⅰ级
度数选择与订片处方	− 17.50 = 0.6⁻	− 16.00 = 0.6⁻

Pentacam 检查结果

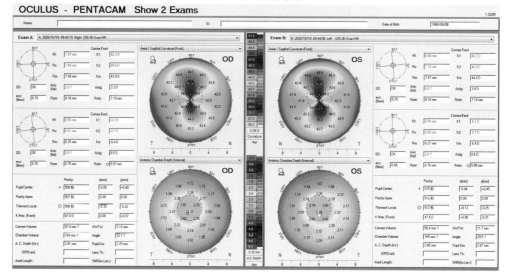

UBM 影像图

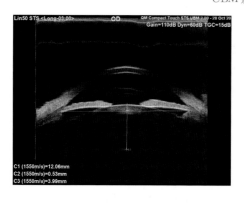

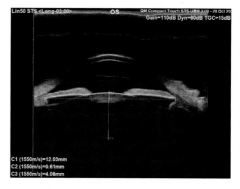

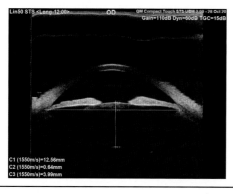

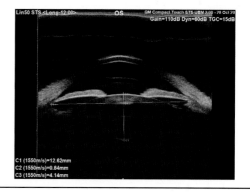

（续）

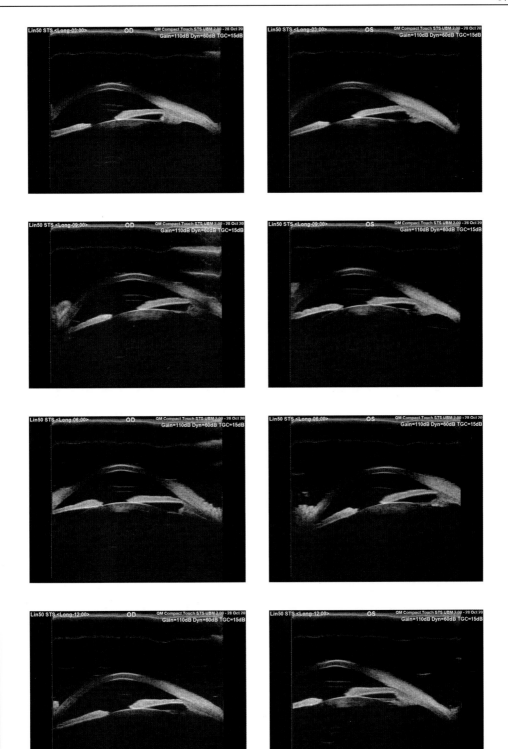

（续）

设计思路

OCOS 推荐：右眼 12.6，左眼 13.2。

UBM 提示：右眼 STSL 高Ⅱ级，左眼 STSL 高Ⅰ级，LT 厚Ⅱ级。

ACD>2.80 mm，但暗瞳小（右眼 5.7 mm，左眼 5.9 mm）。水平位 12.6 拱高低，13.2 拱高高。

双眼 ICL。度数选择见上方表格中红字。

综合考虑：双眼 13.2。转 45°。

晶体屈光度计算器

患者信息

手术医生	患者 ID	患者姓名	出生日期	性别	手术眼别
			1980.09.08	女	**OD**

术前数据

BVD	12
球镜	-17.5
柱镜	0
轴向	0
K1	42.3 @ 2
K2	45.6 @ 92
前房深度	2.81
角膜厚度	0.506
白到白（角膜横径）	11.6
角膜接触镜球镜	0
既往的干预措施	没有

汇总报告

计算选中晶体	预期			
	球镜	柱镜	轴向	SEQ
Myopic 12.6mm -17.00	-00.27	+00.22	092	-00.16

订购的晶体	预期			
	球镜	柱镜	轴向	SEQ
Myopic 13.2mm -17.00				
序列号				

你已经选择了一个有别于STAAR公司推荐的其他长度的晶体

该患者的 ACD 值可能超出了使用适应症范围。请邮件 customerservice.ag@staar.com联系客户支持部，以核实您所在地区的 ACD 范围。

患者信息

手术医生	患者 ID	患者姓名	出生日期	性别	手术眼别
			1980.09.08	女	**OS**

术前数据

BVD	12
球镜	-16
柱镜	0
轴向	0
K1	42.2 @ 7
K2	46 @ 97
前房深度	2.85
角膜厚度	0.512
白到白（角膜横径）	11.7
角膜接触镜球镜	0
既往的干预措施	没有

汇总报告

计算选中晶体	预期			
	球镜	柱镜	轴向	SEQ
Myopic 12.6mm -16.00	-00.17	+00.25	097	-00.05

订购的晶体	预期			
	球镜	柱镜	轴向	SEQ
Myopic 13.2mm -16.00				
序列号				

你已经选择了一个有别于STAAR公司推荐的其他长度的晶体

该患者的 ACD 值可能超出了使用适应症范围。请邮件 customerservice.ag@staar.com联系客户支持部，以核实您所在地区的 ACD 范围。

预期屈光度	−0.16	−0.05
AC-IOL 度数	−17.00	−16.00
术后结果		
裸眼视力	0.6	0.6
眼压（mmHg）	15.5	14.9
术后拱高（μm）	330	380

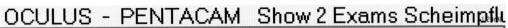

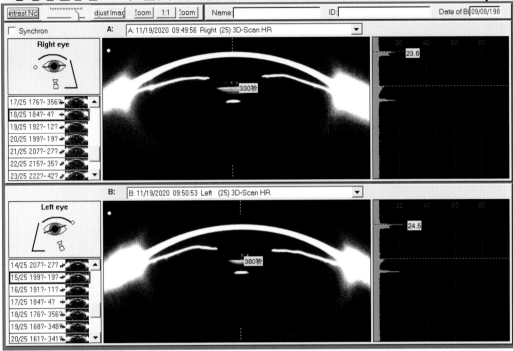

病例 24

姓名		朱某某	性别	女
年龄		37	职业	教师
			OD	OS
原镜度数			—	—
电脑验光			$-20.75/-0.50\times175$	$-18.75/-1.00\times4$
主觉验光			$-17.75/-0.50\times175=1.0-$ ADD 0	$-16.50/-1.25\times5=1.0-$ 左主视眼
扩瞳电脑验光			$-20.25/-0.50\times163$	$-18.00/-1.25\times4$
眼压(mmHg)			16.4	15.4
眼轴(mm)			31.59	30.79
暗瞳(mm)			7.0	7.2
角膜曲率	K1		42.4@171	42.4@13
	K2		43.3@81	43.9@103
	Km		42.8	43.2
角膜最薄点厚度(μm)			503	506
晶状体厚度(mm)			4.20	4.18

（续）

ACD(mm)		2.70	2.71
HWTW/WTW(mm)		12.0/12.3	12.0/12.3
UBM	水平 STS(mm)	12.50	12.59
	垂直 STS(mm)	12.91	12.85
内皮细胞计数[个/(毫米)^2]		2 326	2 424
水平 STSL 高度		Ⅲ级	Ⅲ级
度数选择与订片处方		$-18.25 = 1.0^-$	$-16.75 = 1.0^-$

Pentacam 检查结果

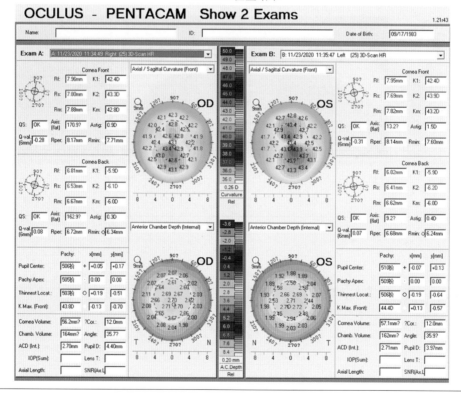

UBM 影像图

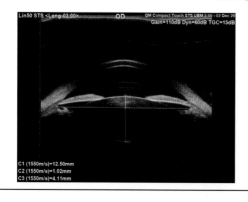

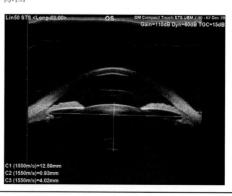

（续）

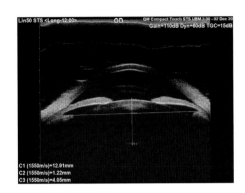
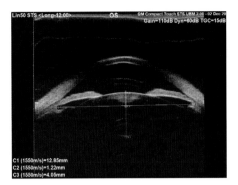
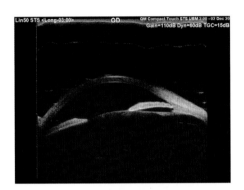
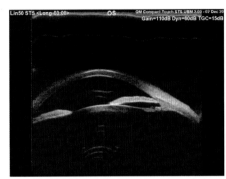
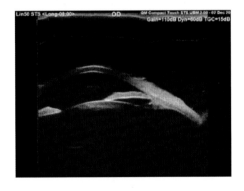
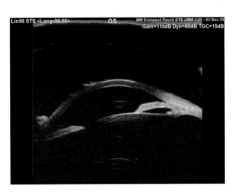
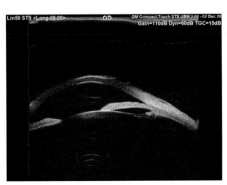
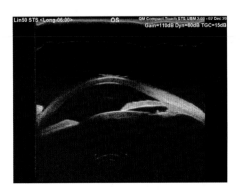

(续)

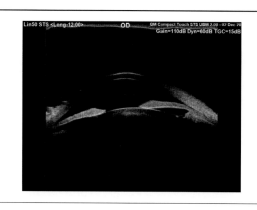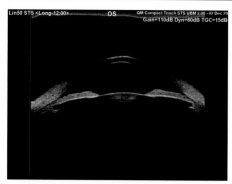

设计思路

OCOS 推荐双眼 13.2。

UBM 提示:双眼虹膜膨隆,水平 STSL 高度Ⅲ级、房角轻度窄开。双眼 MCS 呈宽 1,LT 厚Ⅱ级。

双眼 ACD<2.80 mm,水平位 13.2 拱高低、13.7 拱高高。

双眼 ICL。订片处方见上方红框。

综合考虑:双眼 13.7,向垂直方向转 30°。

晶体屈光度计算器

患者信息

手术医生	患者 ID	患者姓名	出生日期	性别	手术眼别
			1983.09.17	女	**OD**

术前数据

BVD	12
球镜	-18.25
柱镜	0
轴向	0
K1	42.4 @ 171
K2	43.3 @ 81
前房深度	2.8
角膜厚度	0.503
白到白(角膜横径)	12
角膜接触镜球镜	0
既往的干预措施	没有

汇总报告

计算选中晶体	预期			
	球镜	柱镜	轴向	SEQ
Myopic 13.2mm -17.50	-00.17	+00.06	081	-00.14

订购的晶体	预期			
	球镜	柱镜	轴向	SEQ
Myopic 13.7mm -17.50				
序列号				

你已经选择了一个有别于STAAR公司推荐的其他长度的晶体

该患者的 ACD 值可能超出了使用适应症范围,请邮件 customerservice.ag@staar.com 联系客户支持中心,以获悉您所在地区的 ACD 范围。

计算完成于版本 5.00

患者信息

手术医生	患者 ID	患者姓名	出生日期	性别	手术眼别
			1983.09.17	女	**OS**

术前数据

BVD	12
球镜	-16.75
柱镜	0
轴向	0
K1	42.4 @ 13
K2	43.9 @ 103
前房深度	2.8
角膜厚度	0.506
白到白(角膜横径)	12
角膜接触镜球镜	0
既往的干预措施	没有

汇总报告

计算选中晶体	预期			
	球镜	柱镜	轴向	SEQ
Myopic 13.2mm -16.50	-00.07	+00.10	103	-00.02

订购的晶体	预期			
	球镜	柱镜	轴向	SEQ
Myopic 13.7mm -16.50				
序列号				

你已经选择了一个有别于STAAR公司推荐的其他长度的晶体

该患者的 ACD 值可能超出了使用适应症范围,请邮件 customerservice.ag@staar.com 联系客户支持中心,以获悉您所在地区的 ACD 范围。

计算完成于版本 5.00

预期屈光度	$-0.14/-0.50\times175$	$-0.02/-1.00\times4$
AC-IOL 度数	-17.50	-16.50

术后结果		
裸眼视力	1.0	1.0
眼压(mmHg)	13.5	14.5
术后拱高(μm)	670	580

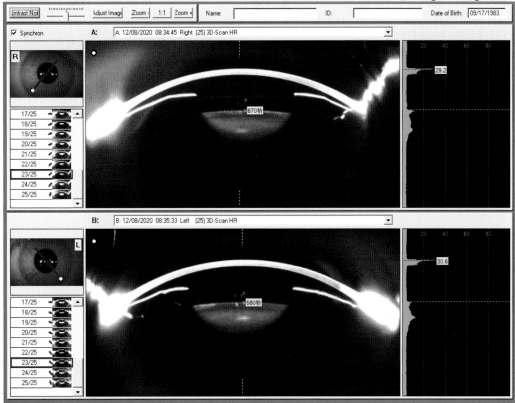

解析：术后拱高略偏高。针对 LT 厚伴 STSL 高、ACD＜2.80 mm 的病例，找准最佳植入位置仍是设计难点。该病例向垂直方向转 $45°\sim60°$ 较合适。

病例 25

姓名	江某某		性别	女
年龄	32		职业	职员
			OD	OS
原镜度数			$-10.00D$	$-9.00D$
电脑验光			$-9.75/-1.25\times4$	$-9.00/-1.50\times175$
主觉验光			$-9.25/-1.50\times180=1.0^{-1}$	$-8.25/-2.00\times180=1.0^{-1}$
扩瞳电脑验光			$-9.25/-1.25\times9$	$-8.25/-2.00\times1$
眼压(mmHg)			15.5	14.5
眼轴(mm)			27.09	26.96
暗瞳(mm)			6.4	6.3
角膜曲率	K1		43.2@1	42.9@1
	K2		45.1@91	45.2@91
	Km		44.1	44.0

（续）

角膜最薄点厚度(μm)		478	476
晶状体厚度(mm)		4.10	4.08
ACD(mm)		3.37	3.32
HWTW/WTW(mm)		11.6/12.1	11.6/12.1
UBM	水平 STS(mm)	12.04	12.06
	垂直 STS(mm)	12.06	12.09
内皮细胞计数[个/(毫米)²]		2751	2949
水平 STSL 高度		Ⅰ级	Ⅰ级
度数选择与订片处方		$-9.25/-1.50\times180=1.0^{-1}$	$-8.25/-2.00\times180=1.0^{-1}$

Pentacam 检查结果

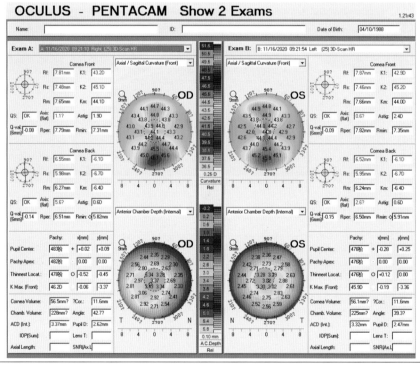

UBM 影像图

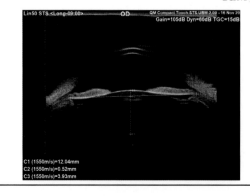
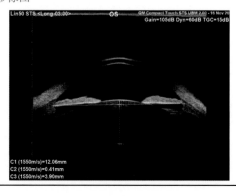

（续）

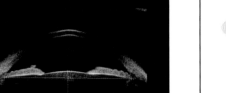
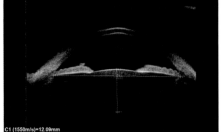
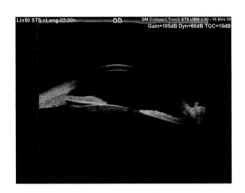
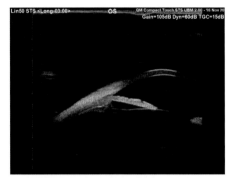
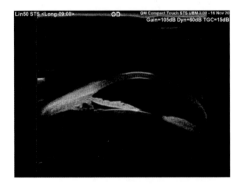
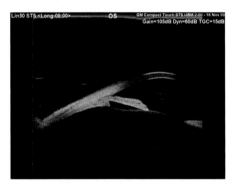
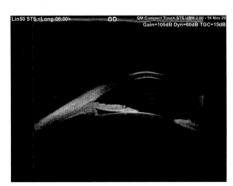
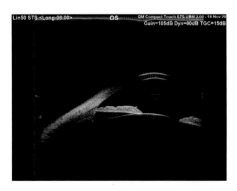

（续）

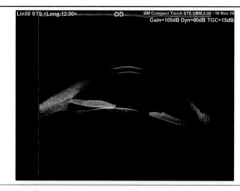

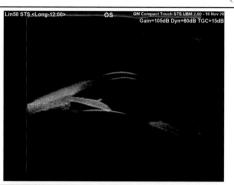

设计思路

OCOS 推荐双眼 12.6。

UBM 提示：双眼水平 STSL 高度Ⅰ级，水平垂直 STS 一致，LT 厚度Ⅱ级，右眼时钟 9 点位虹膜睫状体小囊肿。

双眼暗瞳小（右眼 6.4 mm，左眼 6.3 mm），12.6 水平位拱高低。

双眼 TICL。订片处方见上方红框。

综合考虑：双眼 13.2，水平位。

晶体屈光度计算器

患者信息

手术医生	患者 ID		患者姓名	出生日期	性别	手术眼别
				1988.04.10	女	**OD**

术前数据

BVD	12
球镜	-9.25
柱镜	-1.5
轴向	180
K1	43.2 @ 1
K2	45.1 @ 91
前房深度	3.37
角膜厚度	0.478
白到白（角膜横径）	11.6
角膜接触镜球镜	0
既往的干预措施	没有

汇总报告

计算选中晶体	预期			
	球镜	柱镜	轴向	SEQ
Toric Myopic 12.6mm -12.00/+1.5/X090	+00.04	+00.06	092	+00.08

订购的晶体	预期			
	球镜	柱镜	轴向	SEQ
Toric Myopic 13.2mm				

序列号

你已经选择了一个有别于STAAR公司推荐的其他长度的晶体
没有晶体被选用，因此无法计算预期屈光状态

患者信息

手术医生	患者 ID		患者姓名	出生日期	性别	手术眼别
				1988.04.10	女	**OS**

术前数据

BVD	12
球镜	-8.25
柱镜	-2
轴向	180
K1	42.9 @ 1
K2	45.2 @ 91
前房深度	3.32
角膜厚度	0.475
白到白（角膜横径）	11.6
角膜接触镜球镜	0
既往的干预措施	没有

汇总报告

计算选中晶体	预期			
	球镜	柱镜	轴向	SEQ
Toric Myopic 12.6mm -11.50/+2.0/X090	+00.06	+00.09	091	+00.10

订购的晶体	预期			
	球镜	柱镜	轴向	SEQ
VTICMO13.2 -11.50/+2.0/X090	+00.06	+00.09	091	+00.10

序列号
T666450

你已经选择了一个有别于STAAR公司推荐的其他长度的晶体

预期屈光度	+ 0.08	+ 0.10
AC - IOL 度数	− 12.00/ + 1.50×090	− 11.50/ + 2.00×090

术 后 结 果		
裸眼视力	1.0	1.0
眼压（mmHg）	16.5	14.0
术后拱高（μm）	520	420

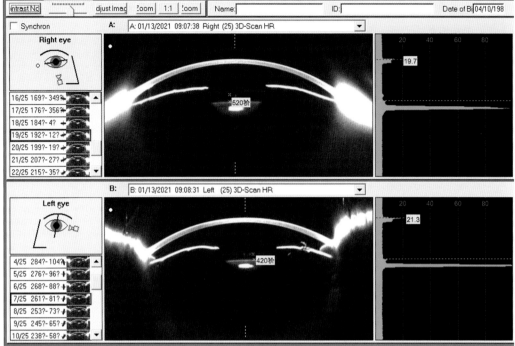

解析：LT 厚Ⅰ～Ⅱ级常伴有 STSL 高Ⅰ～Ⅲ级，须关注 STS、MCS、CP，并结合 ACD、ACV、ACA、暗瞳等综合评估，尤其是 ACD<2.80 mm 的病例。

2. LT 厚Ⅰ～Ⅱ级伴 STSL 正常病例

病例 26

姓名	陈某某	性别		女
年龄	46	职业		—
		OD		OS
原镜度数		−13.0D		−13.0D
电脑验光		−15.00/−2.25×14		−15.50/−1.75×172
主觉验光		−13.75/−2.25×20=0.8⁻ ADD+0.75		−13.75/−1.50×180=0.8⁺ 左主视眼
扩瞳电脑验光		−14.50/−2.75×15		−15.00/−1.75×180
眼压(mmHg)		16.7		16.3
眼轴(mm)		29.76		29.89
暗瞳(mm)		7.2		7.2
角膜曲率	K1	43.3@9		43.2@7
	K2	44.8@99		44.2@97
	Km	44.0		43.7

（续）

角膜最薄点厚度(μm)		495	501
晶状体厚度(mm)		3.93	3.99
ACD(mm)		3.31	3.27
HWTW/WTW(mm)		11.8/12.1	11.7/12.0
UBM	水平 STS(mm)	12.03	11.89
	垂直 STS(mm)	12.24	12.76
内皮细胞计数[个/(毫米)^2]		2 234	2 340
水平 STSL 高度		正常	正常
度数选择与订片处方		$-14.00/-2.50\times15=0.8^+$ 右预留＞-0.75	$-14.00/-1.50\times175=1.0^-$

Pentacam 检查结果

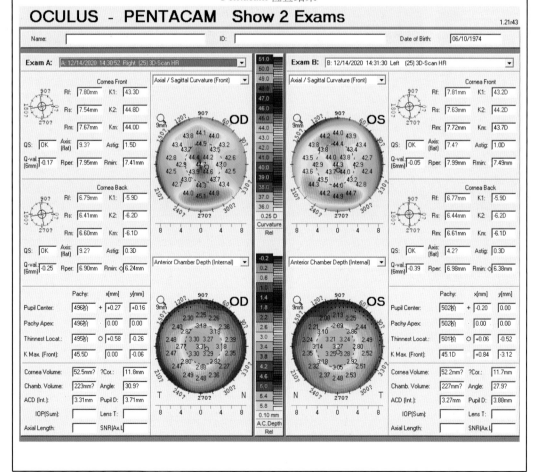

（续）

UBM 影像图

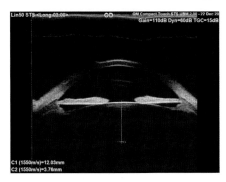

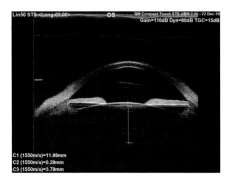

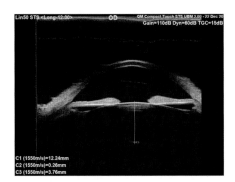

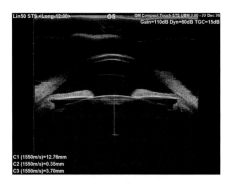

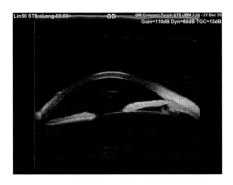

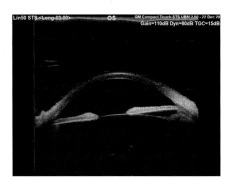

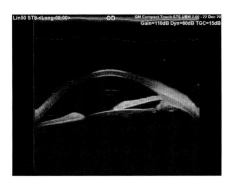

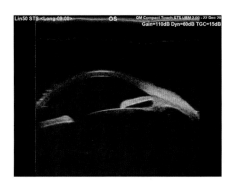

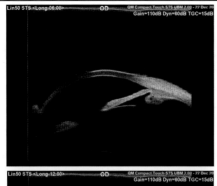
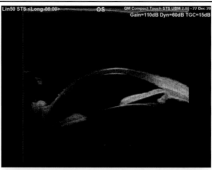
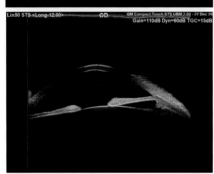
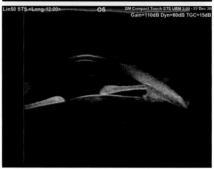

设计思路

OCOS 推荐右眼 13.2，左眼 12.6。

UBM 提示：双眼水平 STSL 正常，MCS 呈宽 1，CP 正常。LT 厚 I 级。

双眼 TICL。订片处方见上方红框。

综合考虑：双眼 12.6，水平位。

晶体屈光度计算器

患者信息

手术医生	患者 ID	患者姓名	出生日期	性别	手术眼别
			1974.06.10	女	**OD**

术前数据

BVD	12		
球镜	-14		
柱镜	-2.5		
轴向	15		
K1	43	@	13
K2	44.5	@	103
前房深度	3.36		
角膜厚度	0.506		
白到白（角膜横径）	11.8		
角膜接触镜球镜	0		
既往的干预措施	没有		

汇总报告

计算选中晶体		预期			
		球镜	柱镜	轴向	SEQ
Toric Myopic 13.2mm -16.00/+2.5/X105		-01.00	+00.20	016	-00.90
订购的晶体		预期			
		球镜	柱镜	轴向	SEQ
Toric Myopic 12.6mm					
序列号					

您已经选择了一个有别于STAAR公司推荐的其他长度的晶体

没有晶体被预留，因此无法计算预期屈光状态

该患者的年龄可能超出了使用适应症范围。请邮件 customerservice.ag@staar.com联系客户支持部，以核实您所在地区的适用年龄范围。

计算完成于版本 5.00

患者信息

手术医生	患者 ID	患者姓名	出生日期	性别	手术眼别
			1974.06.10	女	**OS**

术前数据

BVD	12		
球镜	-14		
柱镜	-1.5		
轴向	175		
K1	42.7	@	178
K2	44	@	88
前房深度	3.27		
角膜厚度	0.512		
白到白（角膜横径）	11.6		
角膜接触镜球镜	0		
既往的干预措施	没有		

汇总报告

计算选中晶体		预期			
		球镜	柱镜	轴向	SEQ
Toric Myopic 12.6mm -16.00/+1.5/X085		-00.12	+00.08	172	-00.08
订购的晶体		预期			
		球镜	柱镜	轴向	SEQ
Toric Myopic 12.6mm					
序列号					

没有晶体被预留，因此无法计算预期屈光状态

该患者的年龄可能超出了使用适应症范围。请邮件 customerservice.ag@staar.com联系客户支持部，以核实您所在地区的适用年龄范围。

计算完成于版本 5.00

（续）

预期屈光度	-0.90	-0.08
AC－IOL 度数	$-16.00/+2.00\times105$	$-16.00/+1.50\times085$
术 后 结 果		
裸眼视力	0.8	1.0
眼压（mmHg）	15.2	16.6
术后拱高（μm）	670	660

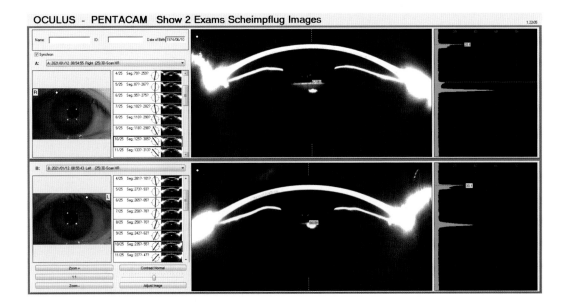

五、水平 STS 与 WTW 相关示教

1. 水平 STS＜WTW 病例

病例 27

姓名	李某某	性别	女
年龄	33	职业	职员
		OD	OS
原镜度数		-9.0	-8.0
电脑验光		$-7.75/-0.50\times42$	$-8.75/-0.50\times127$
主觉验光		$-7.50/-0.50\times40=1.0$	$-8.50/-0.50\times130=1.0-$
扩瞳电脑验光		$-7.25/-0.50\times35$	$-8.25/-0.50\times121$
眼压（mmHg）		13.2	11.8

(续)

		26. 58	27. 23
眼轴(mm)		26. 58	27. 23
暗瞳(mm)		7. 3	7. 5
角膜曲率	K1	43. 7@23	43. 8@153
	K2	44. 4@113	44. 2@63
	Km	44. 1	44. 0
角膜最薄点厚度(μm)		473	474
晶状体厚度(mm)		3. 73	3. 71
ACD(mm)		3. 25	3. 40
HWTW/WTW(mm)		11. 9/12. 3	12. 0/12. 3
UBM	水平 STS(mm)	11. 83	11. 86
	垂直 STS(mm)	12. 15	12. 30
内皮细胞计数[个/(毫米)^2]		2 813	3 092
水平 STSL 高度		I 级	I 级
度数选择与订片处方		− 7. 25 = 1.0	− 8. 25 = 1.0

Pentacam 检查结果

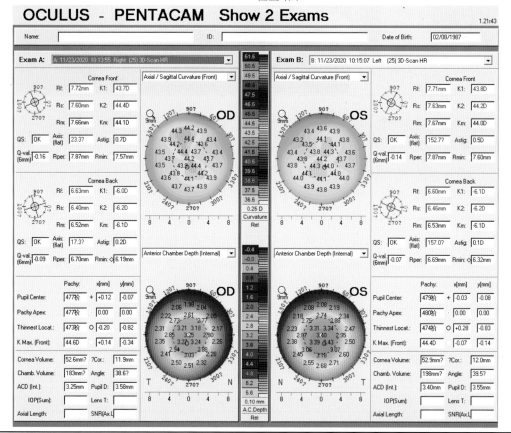

（续）

UBM 影像图

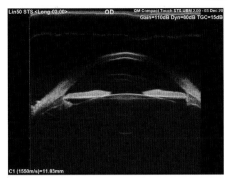
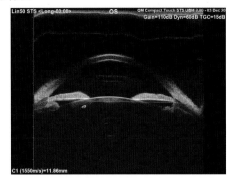

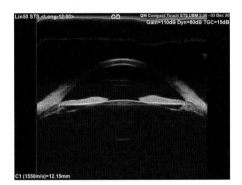
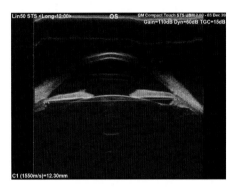

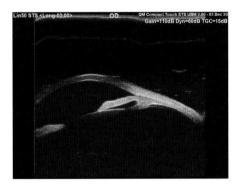
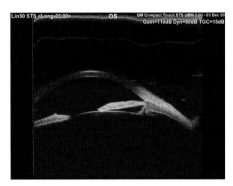

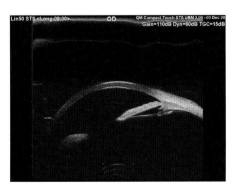
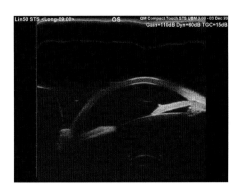

134

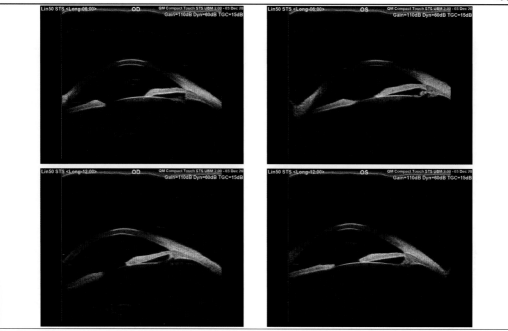

设计思路

OCOS 推荐双眼 13.2。

UBM 提示：双眼水平 STSL 高 Ⅰ 级，右眼时钟 3 点位 MCS 呈宽 1，水平 STS 较 WTW 小 0.4mm。

双眼暗瞳大（右眼 7.3mm，左眼 7.5mm）。13.2 水平位拱高高。

双眼 ICL。订片处方见上方红框。

综合考虑：双眼 12.6，水平位。

晶体屈光度计算器

患者信息

手术医生	患者 ID	患者姓名	出生日期	性别	手术眼别
			1987.02.08	女	**OD**

术前数据

BVD	12
球镜	-7.25
柱镜	0
轴向	0
K1	43.7 @ 23
K2	44.4 @ 113
前房深度	3.25
角膜厚度	0.473
白到白（角膜横径）	11.9
角膜接触镜球镜	0
既往的干预措施	没有

汇总报告

计算选中晶体	预期			
	球镜	柱镜	轴向	SEQ
Myopic 13.2mm -8.50	+00.13	+00.03	113	+00.15

订购的晶体	预期			
	球镜	柱镜	轴向	SEQ
VICMO12.6 -8.50				
序列号				

你已经选择了一个有别于STAAR公司推荐的其他长度的晶体

计算完成于版本 5.00

患者信息

手术医生	患者 ID	患者姓名	出生日期	性别	手术眼别
			1987.02.08	女	**OS**

术前数据

BVD	12
球镜	-8.25
柱镜	0
轴向	0
K1	43.8 @ 153
K2	44.2 @ 63
前房深度	3.4
角膜厚度	0.474
白到白（角膜横径）	12
角膜接触镜球镜	0
既往的干预措施	没有

汇总报告

计算选中晶体	预期			
	球镜	柱镜	轴向	SEQ
Myopic 13.2mm -9.50	+00.05	+00.02	063	+00.06

订购的晶体	预期			
	球镜	柱镜	轴向	SEQ
VICMO12.6 -9.50				
序列号				

你已经选择了一个有别于STAAR公司推荐的其他长度的晶体

计算完成于版本 5.00

(续)

预期屈光度	$+0.15/-0.50\times42$	$+0.06/-0.50\times127$
AC-IOL 度数	-8.50	-9.50
术 后 结 果		
裸眼视力	1.0	1.2
眼压(mmHg)	9.7	12.6
术后拱高(μm)	570	660

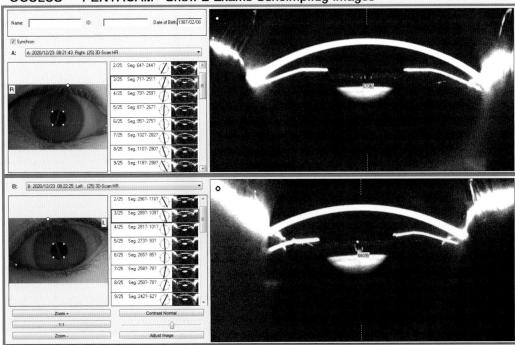

病例 28

姓名	丰某某		性别		男
年龄	24		职业		—
			OD		OS
原镜度数			-8.00		-7.00
电脑验光			$-9.50/-1.75\times9$		$-7.25/-1.75\times170$
主觉验光			$-9.00/-1.50\times10=1.0$		$-6.75/-1.75\times170=1.0^-$
扩瞳电脑验光			$-9.00/-1.75\times12$		$-6.50/-1.75\times169$
眼压(mmHg)			14.2		14.2
眼轴(mm)			28.16		27.04
暗瞳(mm)			6.3		6.0
角膜曲率	K1		41.4@2		41.0@171
	K2		42.9@92		42.9@81
	Km		42.1		42.0

（续）

角膜最薄点厚度(μm)		586	586
晶状体厚度(mm)		3.55	3.56
ACD(mm)		3.24	3.11
HWTW/WTW(mm)		11.6/11.9	11.7/12.0
UBM	水平 STS(mm)	11.48	11.51
	垂直 STS(mm)	12.15/12.53	11.83
内皮细胞计数[个/(毫米)^2]		2 327	2 347
水平 STSL 高度		正常	正常
度数选择与订片处方		$-9.00/-1.50\times10=1.0$	$-6.50/-2.00\times170=1.0$

Pentacam 检查结果

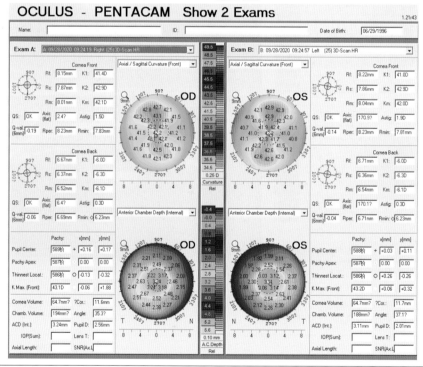

UBM 影像图

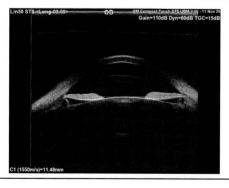
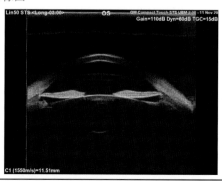

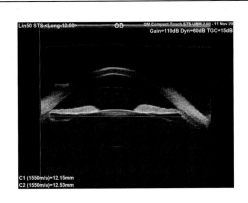
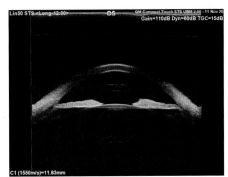

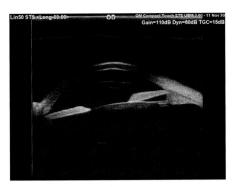
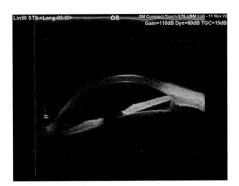

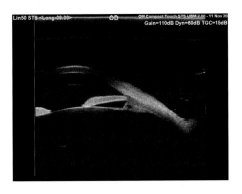
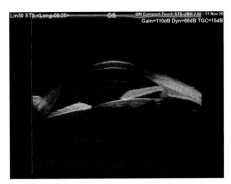

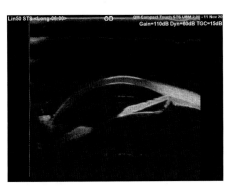
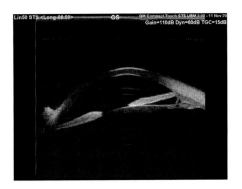

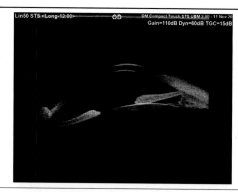
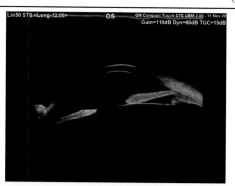

设计思路

OCOS 推荐右眼 12.6，左眼 13.2。

UBM 提示：双眼水平 STSL 正常、水平 MCS 及 CP 正常、水平 STS 较 WTW 小 0.4～0.5 mm，12.6 水平位拱高高。

双眼 TICL。订片处方见上方红框。

综合考虑：双眼 12.1，水平位。

晶体屈光度计算器

患者信息

手术医生	患者 ID	患者姓名	出生日期	性别	手术眼别
			1996.06.25	男	**OD**

术前数据

BVD	12
球镜	-9
柱镜	-1.5
轴向	10
K1	41.4 @ 2
K2	42.9 @ 92
前房深度	3.24
角膜厚度	0.586
白到白（角膜横径）	11.6
角膜接触镜球镜	0
既往的干预措施	没有

汇总报告

计算选中晶体	预期			
	球镜	柱镜	轴向	SEQ
Toric Myopic 12.6mm -11.50/+1.5/X100	-00.03	+00.04	082	-00.01

订购的晶体	预期			
	球镜	柱镜	轴向	SEQ
VTICMO12.1 -11.50/+1.5/X088	-00.03	+00.04	082	-00.01

序列号	
	T662064

你已经选择了一个有别于STAAR公司推荐的其他长度的晶体

患者信息

手术医生	患者 ID	患者姓名	出生日期	性别	手术眼别
			1996.06.25	男	**OS**

术前数据

BVD	12
球镜	-6.5
柱镜	-2
轴向	170
K1	41 @ 171
K2	42.9 @ 81
前房深度	3.11
角膜厚度	0.586
白到白（角膜横径）	11.7
角膜接触镜球镜	0
既往的干预措施	没有

汇总报告

计算选中晶体	预期			
	球镜	柱镜	轴向	SEQ
Toric Myopic 13.2mm -9.50/+2.0/X080	+00.00	+00.10	081	+00.04

订购的晶体	预期			
	球镜	柱镜	轴向	SEQ
VTICMO12.1 -9.50/+2.0/X078	+00.00	+00.10	081	+00.04

序列号	
	T664532

你已经选择了一个有别于STAAR公司推荐的其他长度的晶体

预期屈光度	−0.01	+0.04
AC-IOL 度数	−11.50/+1.50×100	−9.50/+2.00×080
术 后 结 果		
裸眼视力	1.2	1.0
眼压（mmHg）	15.6	15.6
术后拱高（μm）	470	370

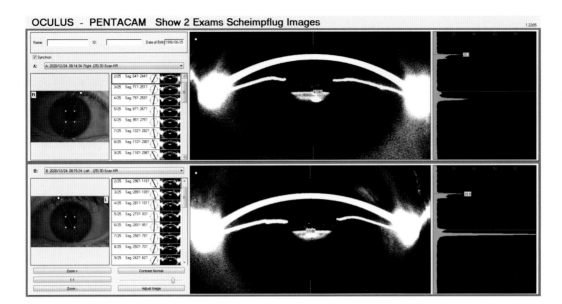

病例 29

姓名	苏某某		性别		女
年龄	26		职业		护士
			OD		OS
原镜度数			− 7.0		− 7.0
电脑验光			$− 7.00/ − 1.25 × 176$		$− 7.00/ − 1.00 × 176$
主觉验光			$− 6.50/1.50 × 180 = 1.0^-$		$− 6.50/ − 1.25 × 180 = 1.0^-$
扩瞳电脑验光			$− 6.75/ − 1.25 × 177$		$− 6.50/ − 1.00 × 177$
眼压(mmHg)			14.3		15.3
眼轴(mm)			25.25		25.21
暗瞳(mm)			6.1		6.1
角膜曲率	K1		44.5@2		44.2@178
	K2		45.9@92		45.8@88
	Km		45.2		45.0
角膜最薄点厚度(μm)			510		514
晶状体厚度(mm)			3.57		3.56
ACD(mm)			3.28		3.26
HWTW/WTW(mm)			11.2/11.6		11.3/11.7
UBM	水平 STS(mm)		11.13		11.16
	垂直 STS(mm)		11.89		11.92

（续）

内皮细胞计数[个/(毫米)²]	2 582	2 455
水平 STSL 高度	正常	正常
度数选择与订片处方	$-6.75/-1.00\times5=1.2$	$-6.50/-1.00\times175=1.0^+$

Pentacam 检查结果

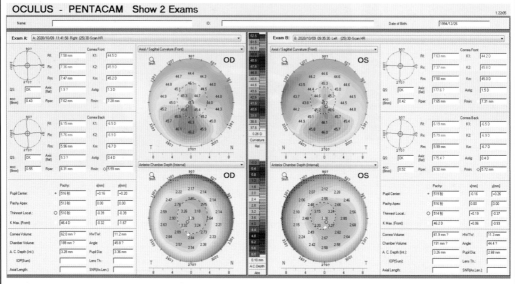

UBM 影像图

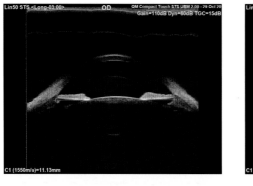

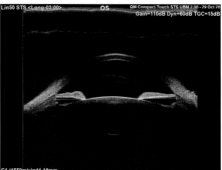

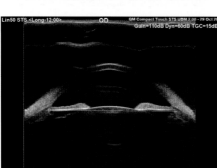

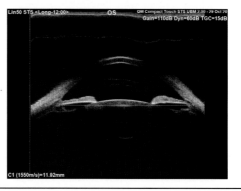

（续）

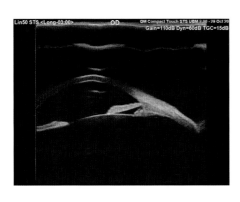
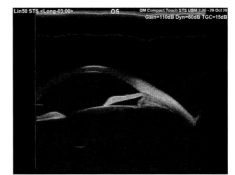
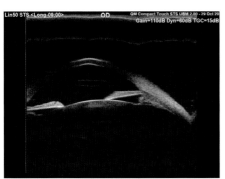
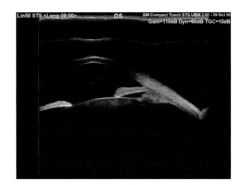
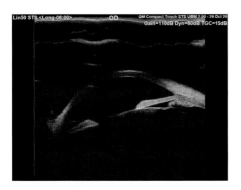
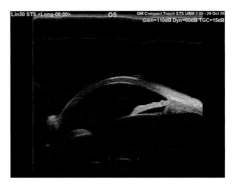
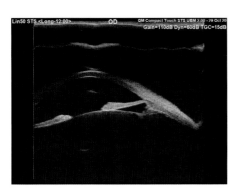
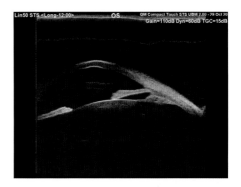

（续）

142

设计思路

OCOS 推荐双眼 12.6。

UBM 提示：双眼水平 STSL 正常，水平 STS 较 WTW 小 0.4～0.5 mm，右眼水平位 MCS 呈宽 1、左眼正常。12.6 水平位拱高高。

双眼 TICL。订片处方见上方红框。

综合考虑：双眼 12.1，水平位。

晶体屈光度计算器

患者信息

手术医生	患者 ID	患者姓名	出生日期	性别	手术眼别
			1994.12.26	女	**OD**

术前数据

BVD	12
球镜	-6.75
柱镜	-1
轴向	5
K1	44.3 @ 5
K2	45.9 @ 95
前房深度	3.24
角膜厚度	0.507
白到白（角膜横径）	11.2
角膜接触镜球镜	0
既往的干预措施	没有

汇总报告

计算选中晶体			预期			
			球镜	柱镜	轴向	SEQ
Toric Myopic 12.6mm -09.00/+1.0/X095			+00.05	+00.09	095	+00.10

订购的晶体			预期			
			球镜	柱镜	轴向	SEQ
Toric Myopic 12.1mm						
序列号						

你已经选择了一个有别于 STAAR 公司推荐的其他长度的晶体
没有晶体被预留，因此无法计算预期屈光状态

患者信息

手术医生	患者 ID	患者姓名	出生日期	性别	手术眼别
			1994.12.26	女	**OS**

术前数据

BVD	12
球镜	-6.5
柱镜	-1
轴向	175
K1	44.2 @ 178
K2	45.8 @ 88
前房深度	3.26
角膜厚度	0.514
白到白（角膜横径）	11.3
角膜接触镜球镜	0
既往的干预措施	没有

汇总报告

计算选中晶体			预期			
			球镜	柱镜	轴向	SEQ
Toric Myopic 12.6mm -08.50/+1.0/X085			-0.15	+00.10	087	-00.10

订购的晶体			预期			
			球镜	柱镜	轴向	SEQ
VTICMO12.1 -8.50/+1.0/X087			-0.15	+00.10	087	-00.10
序列号			**T646590**			

你已经选择了一个有别于 STAAR 公司推荐的其他长度的晶体

预期屈光度	+ 0.10	- 0.10
AC-IOL 度数	- 9.00/ + 1.00×095	- 8.50/ + 1.00×085
术 后 结 果		
裸眼视力	1.2	1.2
眼压(mmHg)	15.0	18.0
术后拱高(μm)	510	450

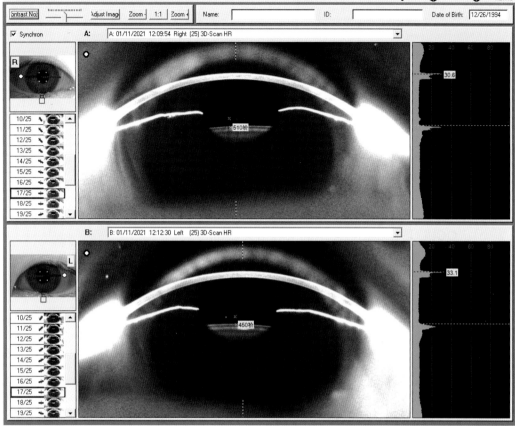

病例 30

姓名	杨某某	性别	女
年龄	23	职业	自由
		OD	OS
原镜度数		—	—
电脑验光		$-10.25/-1.50\times4$	$-10.25/-1.50\times4$
主觉验光		$-9.75/-2.00\times5=1.0$	$-10.00/-1.75\times5=1.0$
扩瞳电脑验光		$-9.50/-2.25\times178$	$-9.75/-1.75\times7$
眼压(mmHg)		14.7	14.6
眼轴(mm)		26.92	26.89
暗瞳(mm)		6.2	5.9
角膜曲率	K1	43.3@1	43.4@10
	K2	45.6@91	45.4@100
	Km	44.4	44.4

（续）

角膜最薄点厚度(μm)		523	514
晶状体厚度(mm)		3.45	3.49
ACD(mm)		3.17	3.10
HWTW/WTW(mm)		11.4/11.8	11.3/11.7
UBM	水平 STS(mm)	11.22	11.28
	垂直 STS(mm)	11.65	11.68
内皮细胞计数[个/(毫米)²]		2518	2547
水平 STSL 高度		正常	正常
度数选择与订片处方		$-9.50/-2.00×175=1.0^-$	$-9.75/-1.50×5=1.0^-$

Pentacam 检查结果

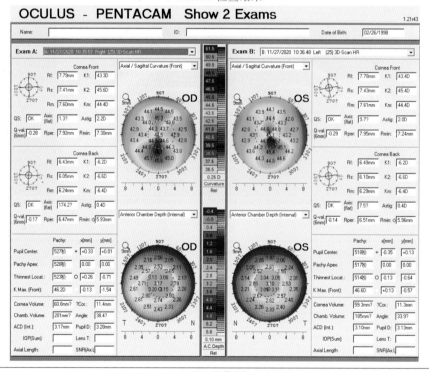

UBM 影像图

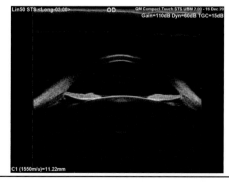
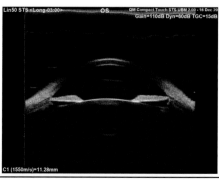

（续）

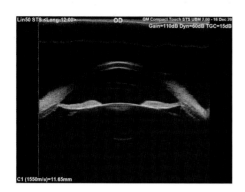
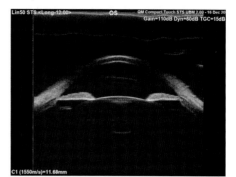
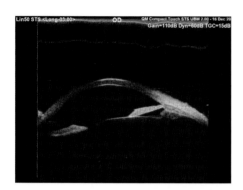
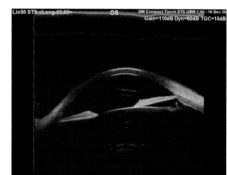
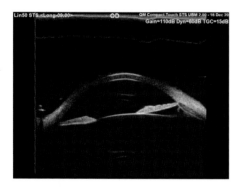
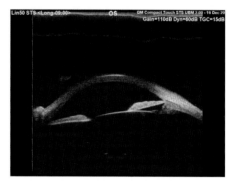
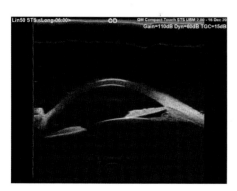
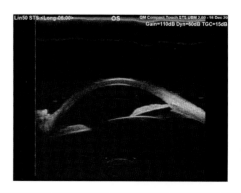

(续)

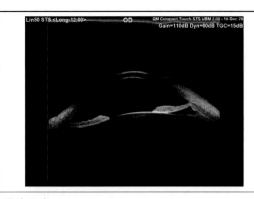
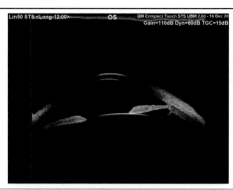

设计思路

OCOS 推荐双眼 12.6。

UBM 提示：双眼水平 STSL 正常，水平 STS 较 WTW 小 0.4～0.5 mm，右眼时钟 3、9 点位，左眼时钟 3 点位 MCS 呈宽 1，12.6 水平位拱高高。

双 TICL。订片处方见上方红框。

综合考虑：双眼 12.1，水平位。

晶体屈光度计算器

患者信息

手术医生	患者 ID	患者姓名	出生日期	性别	手术眼别
			1998.02.26	女	**OD**

术前数据

BVD	12
球镜	-9.5
柱镜	-2
轴向	175
K1	43.3 @ 1
K2	45.6 @ 91
前房深度	3.17
角膜厚度	0.523
白到白（角膜横径）	11.4
角膜接触镜球镜	0
既往的干预措施	没有

汇总报告

计算选中晶体	预期			
	球镜	柱镜	轴向	SEQ
Toric Myopic 12.6mm -12.50/+2.0/X085	-00.05	+00.04	102	-00.03

订购的晶体	预期			
	球镜	柱镜	轴向	SEQ
Toric Myopic 12.1mm				
序列号				

你已经选择了一个有别于STAAR公司推荐的其他长度的晶体

没有晶体被预留，因此无法计算预期屈光状态

计算完成于版本 5.00

患者信息

手术医生	患者 ID	患者姓名	出生日期	性别	手术眼别
			1998.02.26	女	**OS**

术前数据

BVD	12
球镜	-9.75
柱镜	-1.5
轴向	5
K1	43.4 @ 10
K2	45.4 @ 100
前房深度	3.1
角膜厚度	0.514
白到白（角膜横径）	11.3
角膜接触镜球镜	0
既往的干预措施	没有

汇总报告

计算选中晶体	预期			
	球镜	柱镜	轴向	SEQ
Toric Myopic 12.6mm -12.50/+1.5/X095	+00.20	+00.04	108	+00.22

订购的晶体	预期			
	球镜	柱镜	轴向	SEQ
VTICMO12.1 -12.50/+1.5/X092	+00.20	+00.04	108	+00.22
序列号	T591378			

你已经选择了一个有别于STAAR公司推荐的其他长度的晶体

计算完成于版本 5.00

预期屈光度	- 0.03	+ 0.22
AC - IOL 度数	- 12.50/ + 2.00×085	- 12.50/ + 1.50×095
术后结果		
裸眼视力	1.2	1.0
眼压(mmHg)	14.2	12.9
术后拱高(μm)	450	480

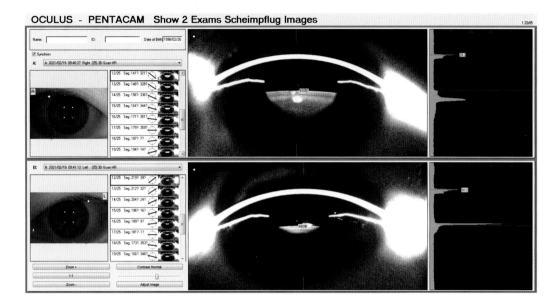

病例 31

姓名	叶某	性别		女
年龄	29	职业		职员
		OD		OS
原镜度数		—		—
电脑验光		$-9.50/-1.25\times176$		$-8.50/-0.75\times171$
主觉验光		$-9.25/-1.25\times180=1.0^{-}$		$-8.00/-0.75\times175=1.0^{-}$
扩瞳电脑验光		$-9.00/-1.25\times5$		$-8.00/-1.00\times2$
眼压(mmHg)		15.6		14.7
眼轴(mm)		27.72		27.25
暗瞳(mm)		7.1		7.4
角膜曲率	K1	43.3@7		43.3@3
	K2	44.9@97		44.8@93
	Km	44.1		44.0
角膜最薄点厚度(μm)		498		501
晶状体厚度(mm)		3.30		3.27

（续）

	ACD(mm)	3.37	3.36
	HWTW/WTW(mm)	11.9/12.2	11.8/12.1
UBM	水平 STS(mm)	11.77	11.68
	垂直 STS(mm)	12.01	11.95
	内皮细胞计数[个/(毫米)²]	2611	2667
	水平 STSL 高度	正常	正常
	度数选择与订片处方	−9.00/−1.50×5＝1.0	−8.00/−1.00×175＝1.0

Pentacam 检查结果

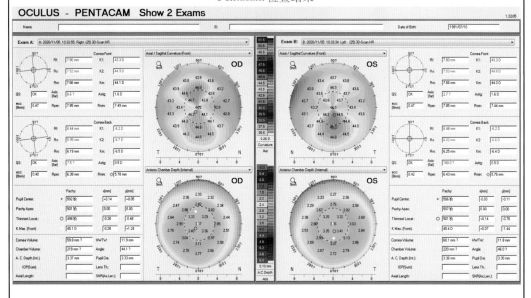

UBM 影像图

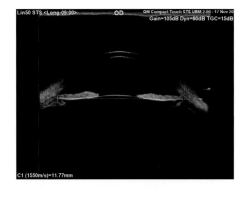

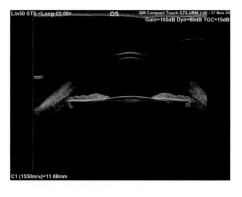

（续）

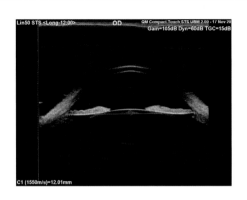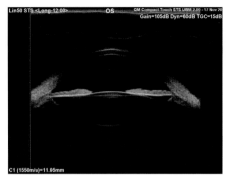

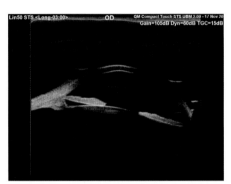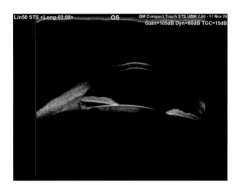

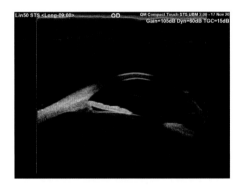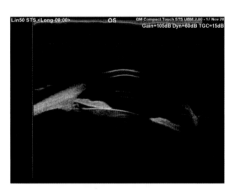

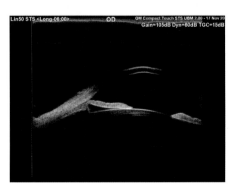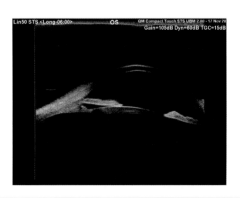

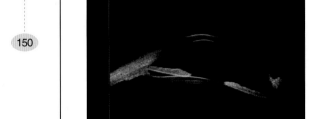

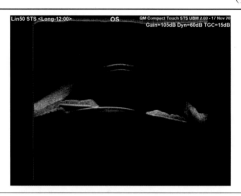

设计思路

OCOS 推荐双眼 13.2。

UBM 提示：双眼水平 STSL 正常，右眼时钟 9 点位 MCS 呈窄 1。双眼水平 STS 较 WTW 小 0.33～0.52 mm，13.2 水平位拱高高。

双眼 TICL。订片处方见上方红框。

综合考虑：双眼 12.6，水平位。

晶体屈光度计算器

患者信息

手术医生	患者 ID	患者姓名	出生日期	性别	手术眼别
			1991.07.10	女	**OD**

术前数据

BVD	12
球镜	-9
柱镜	-1.5
轴向	5
K1	43.3 @ 7
K2	44.9 @ 97
前房深度	3.37
角膜厚度	0.498
白到白（角膜横径）	11.9
角膜接触镜球镜	0
既往的干预措施	没有

汇总报告

计算选中晶体	预期			
	球镜	柱镜	轴向	SEQ
Toric Myopic 13.2mm -11.50/+1.5/X095	-00.16	+00.05	098	-00.13

订购的晶体	预期			
	球镜	柱镜	轴向	SEQ
VTICMO12.6 -11.50/+1.5/X095	-00.16	+00.05	098	-00.13

序列号	T664432

你已经选择了一个有别于 STAAR 公司推荐的其他长度的晶体

患者信息

手术医生	患者 ID	患者姓名	出生日期	性别	手术眼别
			1991.07.10	女	**OS**

术前数据

BVD	12
球镜	-8
柱镜	-1
轴向	175
K1	43.3 @ 3
K2	44.8 @ 93
前房深度	3.36
角膜厚度	0.501
白到白（角膜横径）	11.8
角膜接触镜球镜	0
既往的干预措施	没有

汇总报告

计算选中晶体	预期			
	球镜	柱镜	轴向	SEQ
Toric Myopic 13.2mm -10.00/+1.0/X085	-00.17	+00.07	092	-00.13

订购的晶体	预期			
	球镜	柱镜	轴向	SEQ
VTICMO12.6 -10.00/+1.0X088	-00.17	+00.07	092	-00.13

序列号	T663801

你已经选择了一个有别于 STAAR 公司推荐的其他长度的晶体

预期屈光度	- 0.13	- 0.13
AC - IOL 度数	- 11.50/ + 1.50×095	- 10.00/ + 1.00×085
术 后 结 果		
裸眼视力	1.0	1.2
眼压（mmHg）	17.0	16.2
术后拱高（μm）	720	560

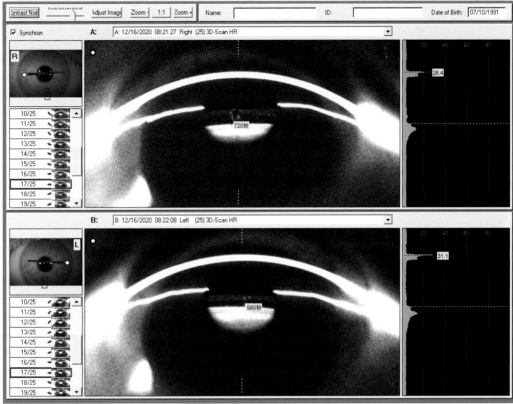

2. 水平 STS＞WTW 病例

病例 32

姓名	郭某某	性别		女
年龄	18	职业		—
		OD		OS
原镜度数		—		—
电脑验光		$-7.75/-0.75\times7$		$-8.00/-1.00\times177$
主觉验光		$-7.50/-0.75\times5=1.0$ $-7.50=1.0^-$		$-7.50/-1.00\times175=1.0$ $-7.75=1.0^-$
扩瞳电脑验光		$-7.50/-0.75\times13$		$-7.50/-1.00\times178$
眼压(mmHg)		12.8		13.6
眼轴(mm)		27.94		27.93
暗瞳(mm)		7.4		7.4
角膜曲率	K1	40.6@173		41.0@3
	K2	41.4@83		41.8@93
	Km	41.0		41.4

(续)

角膜最薄点厚度(μm)		546	543
晶状体厚度(mm)		3.27	3.25
ACD(mm)		3.47	3.49
HWTW/WTW(mm)		11.6/11.9	11.6/11.9
UBM	水平 STS(mm)	12.21	12.21
	垂直 STS(mm)	12.99	13.02
内皮细胞计数[个/(毫米)^2]		3 070	3 156
水平 STSL 高度		正常	正常
度数选择与订片处方		$-7.50=1.0^-$ 预留偏正	$-7.75=1.0^-$ 预留偏正

Pentacam 检查结果

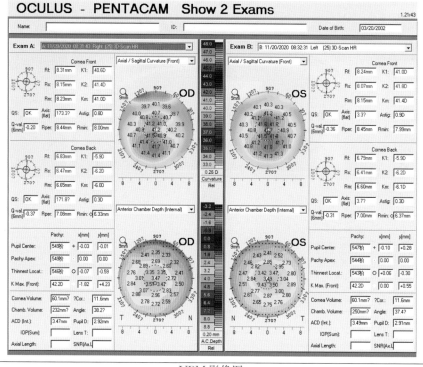

UBM 影像图

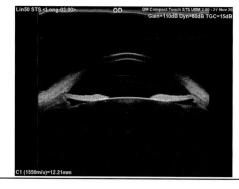
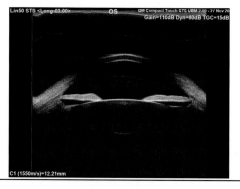

（续）

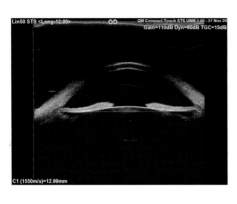
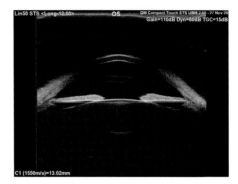
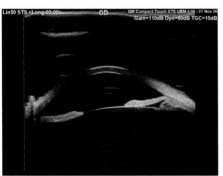
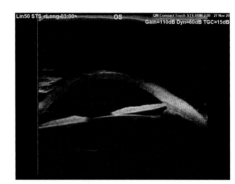
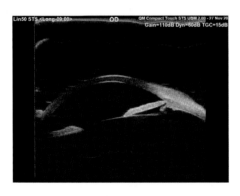
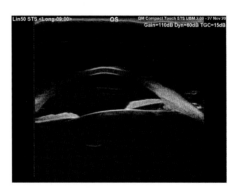
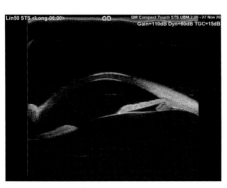
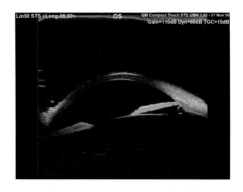

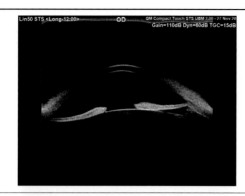
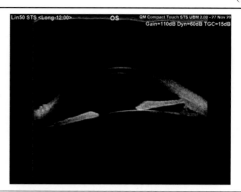

设计思路

OCOS 推荐双眼 12.6。

UBM 提示：双眼水平 STSL 正常，水平 STS 较 WTW 大 0.3 mm、较垂直 STS 小 0.7 mm。左眼水平位 MCS 呈宽 1。

双眼暗瞳大 (7.4 mm)，水平位 12.6 拱高低，13.2 拱高高。

双眼 ICL。订片处方见上方红框。

综合考虑：双眼 13.2，向垂直方向转 15°。

晶体屈光度计算器

患者信息

手术医生	患者 ID	患者姓名	出生日期	性别	手术眼别
			2002.03.20	女	OD

术前数据

BVD	12
球镜	-7.5
柱镜	0
轴向	0
K1	40.6 @ 173
K2	41.4 @ 83
前房深度	3.47
角膜厚度	0.546
白到白（角膜横径）	11.6
角膜接触镜球镜	0
既往的干预措施	没有

汇总报告

计算选中晶体	预期			
	球镜	柱镜	轴向	SEQ
Myopic 12.6mm -9.00	+00.31	+00.03	083	+00.33

订购的晶体	预期			
	球镜	柱镜	轴向	SEQ
VICMO13.2 -9.00				
序列号				

你已经选择了一个有别于STAAR公司推荐的其他长度的晶体

该患者的年龄超出了使用适应症范围。

计算完成于版本 5.00

患者信息

手术医生	患者 ID	患者姓名	出生日期	性别	手术眼别
			2002.03.20	女	OS

术前数据

BVD	12
球镜	-7.75
柱镜	0
轴向	0
K1	41 @ 3
K2	41.8 @ 93
前房深度	3.49
角膜厚度	0.543
白到白（角膜横径）	11.6
角膜接触镜球镜	0
既往的干预措施	没有

汇总报告

计算选中晶体	预期			
	球镜	柱镜	轴向	SEQ
Myopic 12.6mm -9.00	+00.09	+00.04	093	+00.10

订购的晶体	预期			
	球镜	柱镜	轴向	SEQ
VICMO13.2 -9.00				
序列号				

你已经选择了一个有别于STAAR公司推荐的其他长度的晶体

该患者的年龄超出了使用适应症范围。

计算完成于版本 5.00

预期屈光度	$+0.33/-0.75×7$	$+0.10/-1.00×177$
AC-IOL 度数	-9.00	-9.00
术后结果		
裸眼视力	1.0	1.0
眼压(mmHg)	12.4	14.0
术后拱高(μm)	600	700

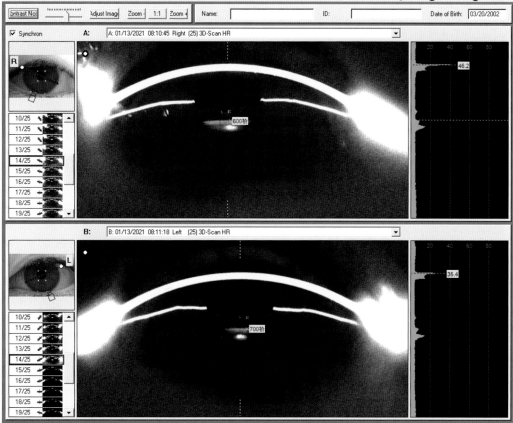

病例33

姓名	范某某		性别	男	
年龄	25		职业	—	
			OD	OS	
原镜度数			-3.50	-5.00	
电脑验光			$-3.75/-1.00\times168$	$-5.00/-1.75\times170$	
主觉验光			$-3.50/-1.00\times165=1.0^{+}$	$-5.00/-1.75\times170=1.2^{-}$	
扩瞳电脑验光			$-3.50/-1.00\times173$	$-4.75/-2.00\times174$	
眼压(mmHg)			13.4	12.8	
眼轴(mm)			25.64	26.42	
暗瞳(mm)			6.9	6.8	
角膜曲率	K1		41.2@1	40.7@171	
	K2		42.5@91	42.8@81	
	Km		41.8	41.7	

（续）

角膜最薄点厚度（μm）		506	509
晶状体厚度（mm）		3.66	3.66
ACD（mm）		2.85	2.86
HWTW/WTW（mm）		11.7/11.9	11.6/11.9
UBM	水平 STS(mm)	12.18	12.15
	垂直 STS(mm)	12.91	12.94
内皮细胞计数［个/（毫米)²］		2744	2664
水平 STSL 高度		Ⅰ级	Ⅰ级
度数选择与订片处方		$-3.50/-1.00×170=1.0^+$	$-4.75/-2.00×170=1.2^-$

Pentacam 检查结果

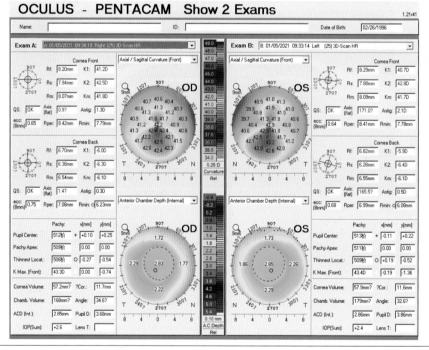

UBM 影像图

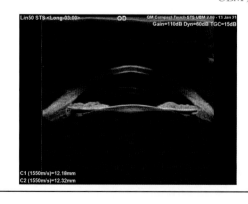 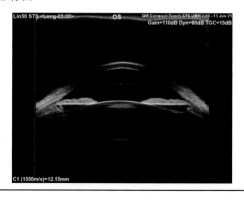

（续）

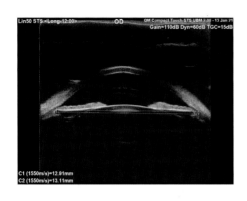
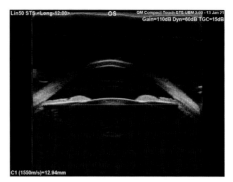
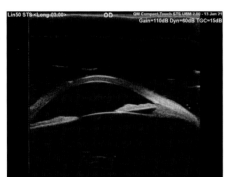
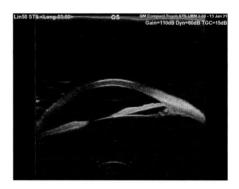
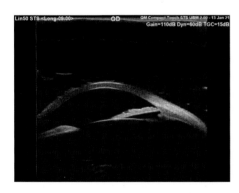
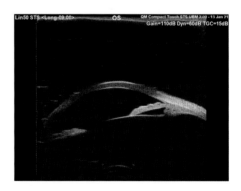
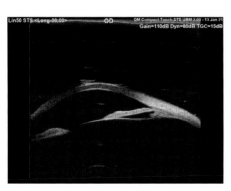
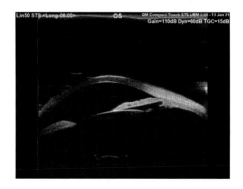

（续）

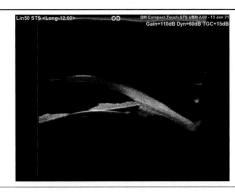

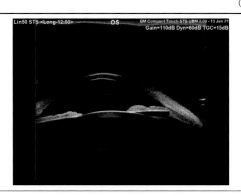

设计思路

OCOS 推荐双眼 12.6。

UBM 提示：双眼水平 STSL 高Ⅰ级，右眼时钟 3 点位、左眼时钟 3、9 点位 MCS 呈宽 1。水平 STS 较 WTW 大 0.2～0.3mm，较垂直 STS 小 0.7mm，水平位 12.6 拱高低，13.2 转 45°拱高最佳。

双眼 TICL。订片处方见上方红框。

综合考虑：双眼 13.2，旋转 20°斜位，预估拱高＞600μm。

晶体屈光度计算器

患者信息

手术医生	患者 ID	患者姓名	出生日期	性别	手术眼别
			1996.02.26	男	**OD**

术前数据

BVD	12
球镜	-3.5
柱镜	-1
轴向	170
K1	41.2 @ 1
K2	42.5 @ 91
前房深度	2.85
角膜厚度	0.506
白到白（角膜横径）	11.7
角膜接触镜球镜	0
既往的干预措施	没有

汇总报告

计算选中晶体	预期			
	球镜	柱镜	轴向	SEQ
Toric Myopic 12.6mm -5.00/+1.0/X080	-00.15	+00.10	083	-00.10

订购的晶体	预期			
	球镜	柱镜	轴向	SEQ
Toric Myopic 13.2mm				
序列号				

你已经选择了一个有别于STAAR公司推荐的其他长度的晶体

没有晶体被被预留，因此无法计算预期屈光状态。

该患者的 ACD 值可能超出了使用适应症范围，请邮件 customerservice.ag@staar.com 联系客户支持部，以核实您所在地区的 ACD 范围。

计算完成于版本 5.00

患者信息

手术医生	患者 ID	患者姓名	出生日期	性别	手术眼别
			1996.02.26	男	**OS**

术前数据

BVD	12
球镜	-4.75
柱镜	-2
轴向	170
K1	40.7 @ 171
K2	42.8 @ 81
前房深度	2.86
角膜厚度	0.509
白到白（角膜横径）	11.6
角膜接触镜球镜	0
既往的干预措施	没有

汇总报告

计算选中晶体	预期			
	球镜	柱镜	轴向	SEQ
Toric Myopic 12.6mm -7.50/+2.0/X080	-00.05	+00.12	080	+00.02

订购的晶体	预期			
	球镜	柱镜	轴向	SEQ
VTICMO13.2 -7.50/+2.0/X076	-00.05	+00.12	080	+00.02
序列号	**T631206**			

你已经选择了一个有别于STAAR公司推荐的其他长度的晶体

该患者的 ACD 值可能超出了使用适应症范围，请邮件 customerservice.ag@staar.com 联系客户支持部，以核实您所在地区的 ACD 范围。

计算完成于版本 5.00

预期屈光度	－ 0.10	＋ 0.02
AC－IOL 度数	－ 5.00/＋1.00×98	－ 7.50/＋1.50×66
术 后 结 果		
裸眼视力	1.2	1.0
眼压（mmHg）	13.6	13.3
术后拱高（μm）	740	670

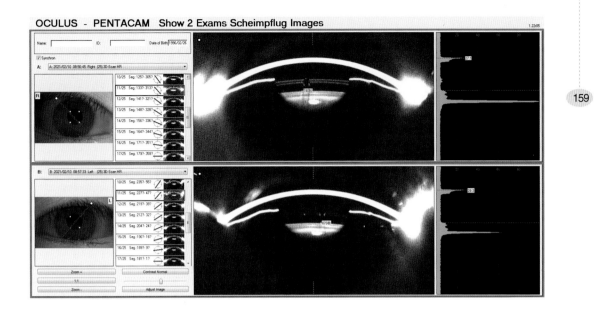

病例 34

姓名	周某		性别	男
年龄	34		职业	自由
			OD	OS
原镜度数			—	—
电脑验光			$-8.50/-0.75\times25$	$-8.75/1.25\times155$
主觉验光			$-7.75/-0.75\times25=1.0$	$-7.75/-1.00\times150=1.0^-$
扩瞳电脑验光			$-8.25/-0.50\times25$	$-7.75/-1.00\times160$
眼压(mmHg)			12.0	11.9
眼轴(mm)			29.29	29.45
暗瞳(mm)			7.0	7.1
角膜曲率	K1		40.5@26	40.2@151
	K2		41.1@116	41.1@71
	Km		40.8	40.7
角膜最薄点厚度(μm)			510	511
晶状体厚度(mm)			4.01	4.00
ACD(mm)			3.58	3.54
HWTW/WTW(mm)			11.8/12.2	12.0/12.3
UBM	水平 STS(mm)		12.50	12.88
	垂直 STS(mm)		13.49	13.61

(续)

内皮细胞计数[个/(毫米)^2]	2 854	2 798
水平 STSL 高度	Ⅰ级	Ⅰ级
度数选择与订片处方	$-8.00 = 1.0^-$	$-8.00 = 1.0$

Pentacam 检查结果

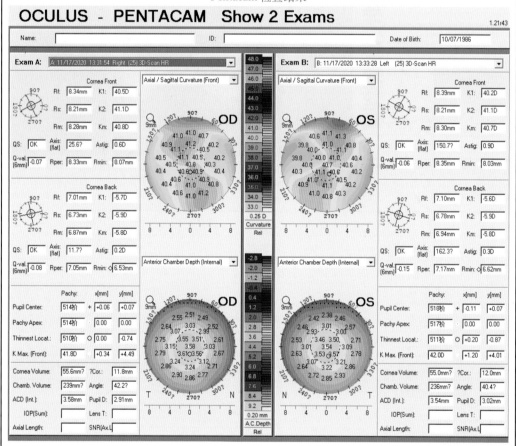

UBM 影像图

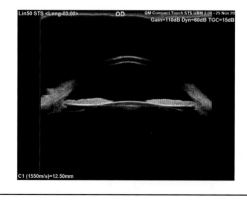

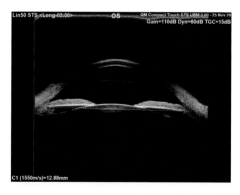

（续）

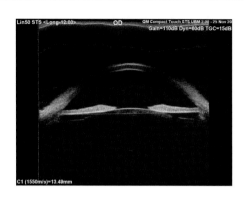
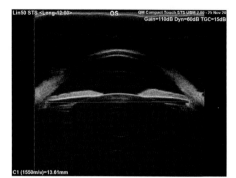

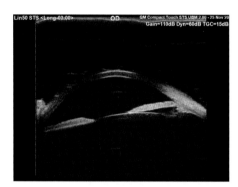
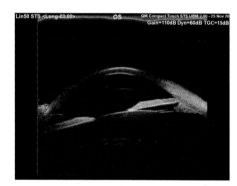

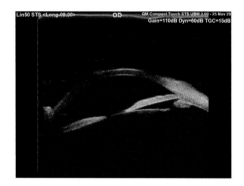
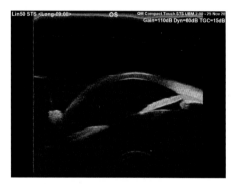

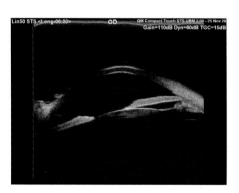
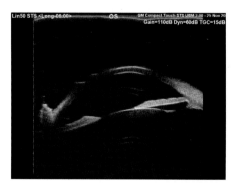

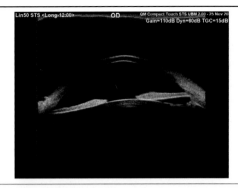

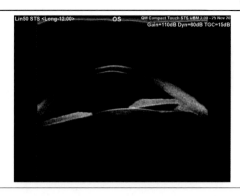

设计思路

OCOS 推荐双眼 13.2。

UBM 提示：双眼水平 STS 较 WTW 大 0.3～0.5 mm，左眼大于右眼。水平与垂直 STS 差 0.7～1 mm。LT 厚 II 级。

双眼 ACD>3.50 mm，13.2 水平位拱高低。

双眼 ICL。订片处方见上方红框。

综合考虑：右眼 13.7，向垂直方向转 30°；左眼 13.7，水平位。

晶体屈光度计算器

患者信息

手术医生	患者 ID	患者姓名	出生日期	性别	手术眼别
			1986.10.07	男	**OD**

术前数据

BVD	12
球镜	-8.00
柱镜	0
轴向	0
K1	40.5 @ 18
K2	41.2 @ 108
前房深度	3.57
角膜厚度	0.512
白到白（角膜横径）	11.8
角膜接触镜球镜	0
既往的干预措施	没有

汇总报告

计算选中晶体	预期			
	球镜	柱镜	轴向	SEQ
Myopic 13.2mm -9.00	-00.11	+00.03	108	-00.09

订购的晶体	预期			
	球镜	柱镜	轴向	SEQ
VICMO13.7 -9.00				
序列号				

你已经选择了一个有别于STAAR公司推荐的其他长度的晶体

计算完成于版本 5.00

患者信息

手术医生	患者 ID	患者姓名	出生日期	性别	手术眼别
			1986.10.07	男	**OS**

术前数据

BVD	12
球镜	-8.00
柱镜	0
轴向	0
K1	40.2 @ 154
K2	41.0 @ 64
前房深度	3.57
角膜厚度	0.509
白到白（角膜横径）	12.0
角膜接触镜球镜	0
既往的干预措施	没有

汇总报告

计算选中晶体	预期			
	球镜	柱镜	轴向	SEQ
Myopic 13.2mm -9.00	-00.10	+00.04	064	-00.08

订购的晶体	预期			
	球镜	柱镜	轴向	SEQ
VICMO13.7 -9.00				
序列号				

你已经选择了一个有别于STAAR公司推荐的其他长度的晶体

计算完成于版本 5.00

预期屈光度	$-0.09/-0.75 \times 25$	$-0.08/-1.25 \times 155$
AC-IOL 度数	-9.00	-9.00
术后结果		
裸眼视力	1.0	1.0
眼压(mmHg)	12.8	11.4
术后拱高(μm)	810	770

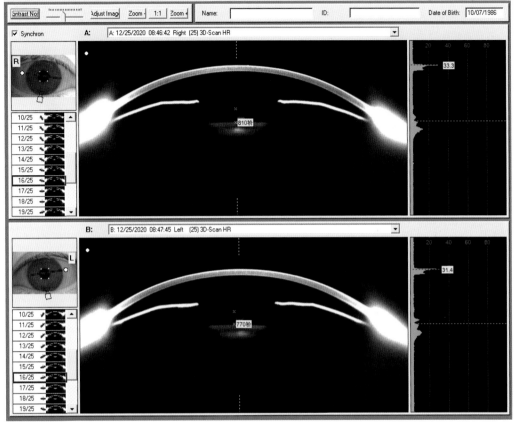

3. 水平 STS＝WTW 病例

病例 35

姓名	沈某某		性别	女
年龄	24		职业	—
			OD	OS
原镜度数			− 6. 25	− 4. 75
电脑验光			− 6. 25/ − 0. 50×139	− 5. 00/ − 0. 75×136
主觉验光			− 5. 75/ − 0. 50×150 = 1. 0	− 4. 50/ − 1. 00×130 = 1. 0
扩瞳电脑验光			− 5. 50/ − 0. 50×139	− 4. 50/ − 1. 00×132
眼压(mmHg)			14. 0	13. 0
眼轴(mm)			25. 13	24. 74
暗瞳(mm)			7. 5	7. 9
角膜曲率	K1		43. 9@175	44. 2@164
	K2		44. 9@85	45. 0@74
	Km		44. 4	44. 6

角膜最薄点厚度(μm)		521	520
晶状体厚度(mm)		3.73	3.73
ACD(mm)		2.91	2.88
HWTW/WTW(mm)		11.2/11.5	11.1/11.4
UBM	水平 STS(mm)	11.63	11.51
	垂直 STS(mm)	12.00	12.01
内皮细胞计数[个/(毫米)^2]		2 591	2 553
水平 STSL 高度		Ⅰ级	Ⅰ级
度数选择与订片处方		$-5.50=1.0^-$	$-4.75=1.0$

Pentacam 检查结果

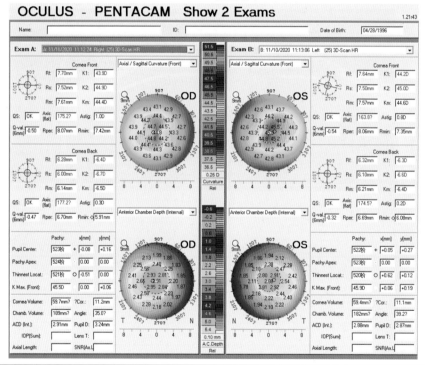

UBM 影像图

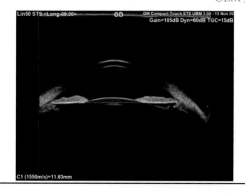
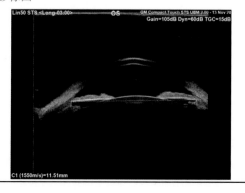

（续）

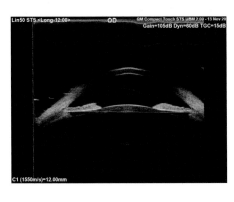
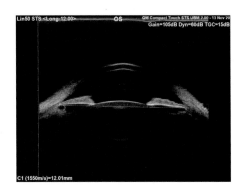

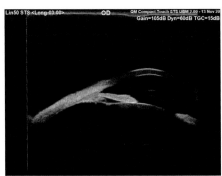
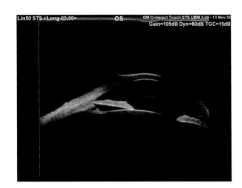

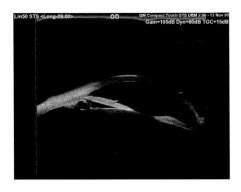
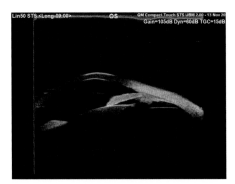

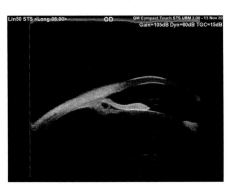
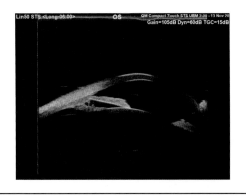

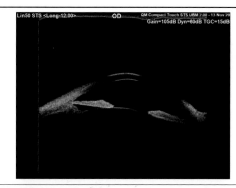
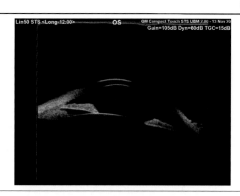

设计思路

OCOS 推荐右眼 12.6，左眼 12.1。

UBM 提示：双眼水平 STSL 高 I 级、水平 STS 与 WTW 一致。

双眼 ACD<3.00 mm，左眼更小，右眼 12.6 水平位拱高高、左眼 12.1 拱高低。

双眼 ICL。订片处方见上方红框。

综合考虑：双眼 12.6，右眼向垂直方向转 30°；左眼向垂直方向转 60°。

晶体屈光度计算器

患者信息

手术医生	患者 ID	患者姓名	出生日期	性别	手术眼别
			1996.04.28	女	**OD**

术前数据

BVD	12
球镜	-5.5
柱镜	0
轴向	0
K1	43.9 @ 175
K2	44.9 @ 85
前房深度	2.91
角膜厚度	0.521
白到白（角膜横径）	11.2
角膜接触镜球镜	0
既往的干预措施	没有

汇总报告

计算选中晶体	预期			
	球镜	柱镜	轴向	SEQ
Myopic 12.6mm -06.50	+00.11	+00.03	085	+00.13
订购的晶体	预期			
	球镜	柱镜	轴向	SEQ
VICMO12.6 -06.50				
序列号				

该患者的 ACD 值可能超出了使用适应范围，请邮件 customerservice.ag@staar.com 联系客户支持部，以核实您所在地区的 ACD 范围。

患者信息

手术医生	患者 ID	患者姓名	出生日期	性别	手术眼别
			1996.04.28	女	**OS**

术前数据

BVD	12
球镜	-4.75
柱镜	0
轴向	0
K1	44.2 @ 164
K2	45 @ 74
前房深度	2.88
角膜厚度	0.520
白到白（角膜横径）	11.1
角膜接触镜球镜	0
既往的干预措施	没有

汇总报告

计算选中晶体	预期			
	球镜	柱镜	轴向	SEQ
Myopic 12.1mm -05.50	-00.03	+00.02	074	-00.02
订购的晶体	预期			
	球镜	柱镜	轴向	SEQ
VICMO12.1 -05.50				

你已经选择了一个有别于STAAR公司推荐的其他长度的晶体

该患者的 ACD 值可能超出了使用适应范围，请邮件 customerservice.ag@staar.com 联系客户支持部，以核实您所在地区的 ACD 范围。

预期屈光度	+ 0.13/ − 0.50×150	− 0.02/ − 0.75×136
AC - IOL 度数	− 6.50	− 5.50

术 后 结 果		
裸眼视力	1.0	1.0
眼压(mmHg)	15.0	19.0
术后拱高(μm)	540	570

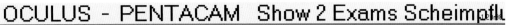

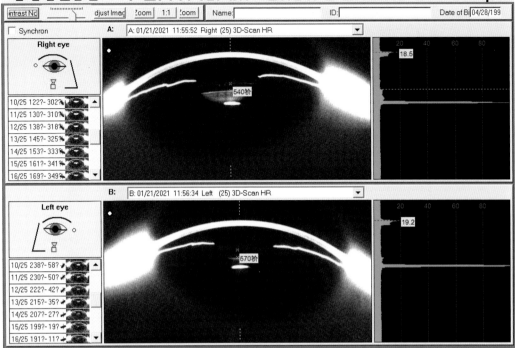

病例 36

姓名	印某		性别		男
年龄	21		职业		—
			OD		OS
原镜度数			—		—
电脑验光			$-9.25/-1.75\times7$		$-10.25/-1.50\times174$
主觉验光			$-9.25/-1.50\times5=1.0^+$		$-10.00/-1.50\times175=1.0^+$
扩瞳电脑验光			$-9.25/-1.75\times8$		$-10.00/-1.50\times175$
眼压(mmHg)			14.0		15.5
眼轴(mm)			29.39		29.66
暗瞳(mm)			8.5		8.5
角膜曲率	K1		40.9@9		40.3@177
	K2		41.9@99		42.2@87
	Km		41.0		41.2
角膜最薄点厚度(μm)			532		534
晶状体厚度(mm)			3.47		3.48
ACD(mm)			3.75		3.85

（续）

HWTW/WTW(mm)		12.6/12.9	12.7/13.0
UBM	水平 STS(mm)	13.17	13.11
	垂直 STS(mm)	13.47	13.37
内皮细胞计数[个/(毫米)^2]		2953	2946
水平 STSL 高度		正常	正常
度数选择与订片处方		$-9.25 = 1.0^-$	$-10.00 = 1.0^-$

Pentacam 检查结果

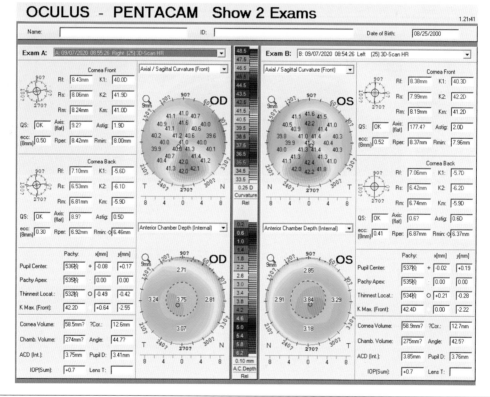

UBM 影像图

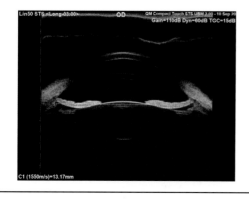
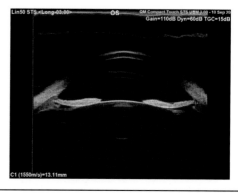

（续）

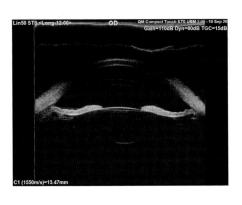

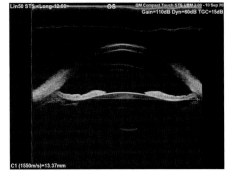

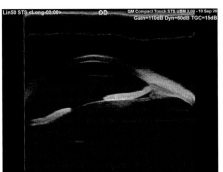

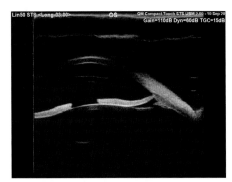

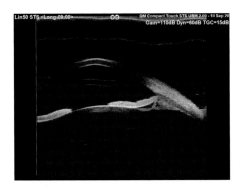

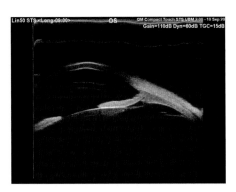

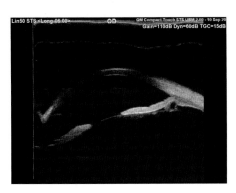

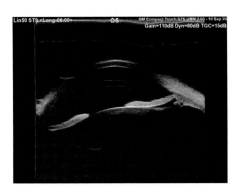

(续)

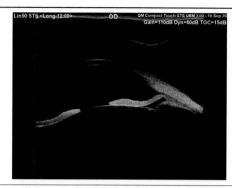

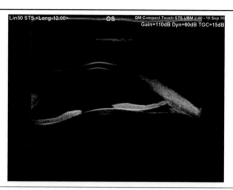

设计思路

OCOS 推荐双眼 13.7。

UBM 提示：双眼水平 STSL 正常、水平 STS>13 mm，与 WTW 一致。双眼虹膜后凹。

双眼 ACD>3.50 mm。TICL 可能旋转，首选 ICL。

双眼 ICL。订片处方见上方红框。

综合考虑：双眼 13.7，水平位。

晶体屈光度计算器

患者信息

手术医生	患者 ID	患者姓名	出生日期	性别	手术眼别
			2000.01.01	男	**OD**

术前数据

BVD	12
球镜	-9.25
柱镜	0
轴向	0
K1	40 @ 9
K2	41.9 @ 99
前房深度	3.75
角膜厚度	0.532
白到白（角膜横径）	12.6
角膜接触镜球镜	0
既往的干预措施	没有

汇总报告

计算选中晶体	预期			
	球镜	柱镜	轴向	SEQ
Myopic 13.7mm -10.50	-00.05	+00.10	099	+00.00
订购的晶体	预期			
	球镜	柱镜	轴向	SEQ
Myopic 13.7mm -10.50				
序列号				

该患者的年龄超出了使用适应症范围。

患者信息

手术医生	患者 ID	患者姓名	出生日期	性别	手术眼别
			2000.01.01	男	**OS**

术前数据

BVD	12
球镜	-10
柱镜	0
轴向	0
K1	40.3 @ 177
K2	42.2 @ 87
前房深度	3.85
角膜厚度	0.534
白到白（角膜横径）	12.7
角膜接触镜球镜	0
既往的干预措施	没有

汇总报告

计算选中晶体	预期			
	球镜	柱镜	轴向	SEQ
Myopic 13.7mm -11.50	+00.07	+00.11	087	+00.13
订购的晶体	预期			
	球镜	柱镜	轴向	SEQ
Myopic 13.7mm -11.50				
序列号				

该患者的年龄超出了使用适应症范围。

预期屈光度	+ 0.00	+ 0.13
AC - IOL 度数	- 10.50	- 11.50
术 后 结 果		
裸眼视力	1.2	1.2
眼压(mmHg)	16.5	18.0
术后拱高(μm)	440	640

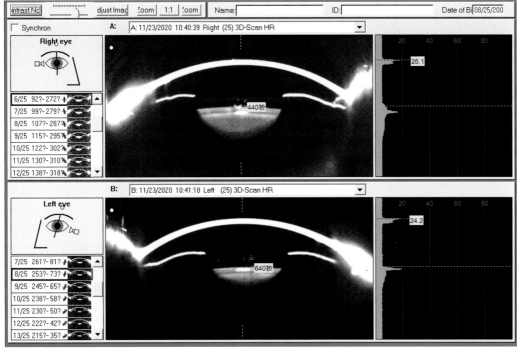

解析：临床上较多见 STS 与 WTW 不一致的病例，此类病例的尺寸选择通常以 STS 为优先考虑，同时结合 STSL、MCS、ACD、LT 等综合评估。当 STS 与 WTW 一致时，尺寸通常也一致，但也要结合 ACD、STSL 等调整植入位置来获得理想的拱高。

临床观察也验证 UBM 检查对 ICL 尺寸选择的重要性。

注意：首先要确保 STS 测量准确才有参考意义（具体测量方法详见第一章第二节）。

六. STS 相关示教

1. 水平垂直 STS 差异小病例

病例 37

姓名	马某某	性别		男
年龄	24	职业		—
		OD		OS
原镜度数		—		—
电脑验光		$-5.50/-2.75\times171$		$-5.75/-2.75\times4$
主觉验光		$-5.50/-2.50\times175=1.0^-$		$-5.50/-2.75\times5=1.0^-$
扩瞳电脑验光		$-5.50/-2.50\times175$		$-5.50/-2.75\times8$
眼压（mmHg）		12.7		11.2
眼轴（mm）		25.87		25.72
暗瞳（mm）		6.0		6.1

（续）

角膜曲率	K1	43.7@176	44.0@4
	K2	46.1@86	46.8@94
	Km	44.9	45.3
角膜最薄点厚度（μm）		518	508
晶状体厚度（mm）		3.77	3.78
ACD(mm)		3.39	3.36
HWTW/WTW(mm)		12.1/12.4	12.1/12.4
UBM	水平 STS(mm)	11.66	11.68
	垂直 STS(mm)	11.71	11.68
内皮细胞计数[个/(毫米)^2]		3 013	2 969
水平 STSL 高度		Ⅰ级	Ⅰ级
度数选择与订片处方		$-5.50/-2.50\times175=1.0^-$	$-5.50/-2.50\times5=1.0^-$

Pentacam 检查结果

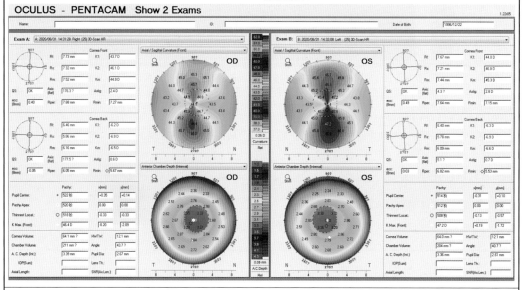

UBM 影像图

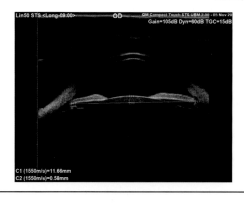
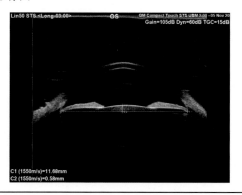

（续）

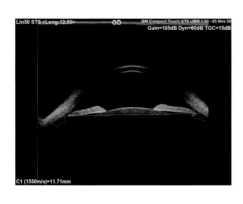 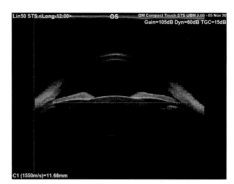

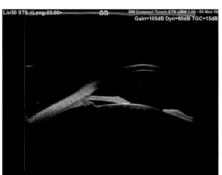 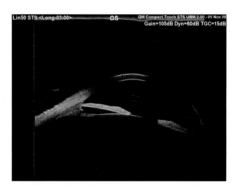

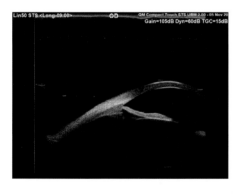 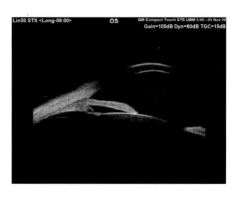

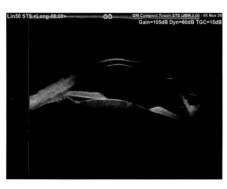 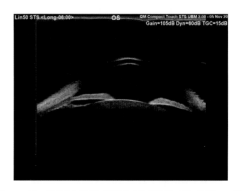

(续)

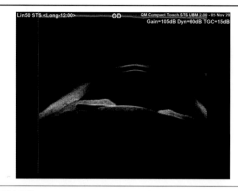 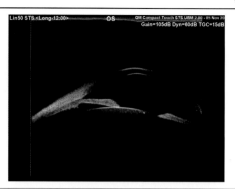

设计思路

OCOS 推荐双眼 13.2。

UBM 提示：双眼水平 STSL 高 I 级、水平 STS 较 WTW 小 0.7 mm，与垂直 STS 一致。

双眼 TICL。订片处方见上方红框。

综合考虑：双眼 12.6，水平位。

晶体屈光度计算器

患者信息

手术医生	患者 ID		患者姓名	出生日期	性别	手术眼别
				1996.12.22	男	**OD**

术前数据

BVD	12
球镜	-5.50
柱镜	-2.5
轴向	175
K1	43.7 @ 176
K2	46.1 @ 86
前房深度	3.39
角膜厚度	0.518
白到白（角膜横径）	12.1
角膜接触镜球镜	0
医往的干预措施	没有

汇总报告

计算选中晶体	预期			
	球镜	柱镜	轴向	SEQ
Toric Myopic 13.2mm -9.00/+2.5/X085	-00.24	+00.22	085	-00.13

订购的晶体	预期			
	球镜	柱镜	轴向	SEQ
VTICMO12.6 -9.00/+2.5/X084	-00.24	+00.22	085	-00.13

序列号	T624984

你已经选择了一个有别于STAAR公司推荐的其他长度的晶体

患者信息

手术医生	患者 ID		患者姓名	出生日期	性别	手术眼别
				1996.12.22	男	**OS**

术前数据

BVD	12
球镜	-5.5
柱镜	-2.5
轴向	5
K1	44 @ 4
K2	46.8 @ 94
前房深度	3.36
角膜厚度	0.508
白到白（角膜横径）	12.1
角膜接触镜球镜	0
医往的干预措施	没有

汇总报告

计算选中晶体	预期			
	球镜	柱镜	轴向	SEQ
Toric Myopic 13.2mm -09.00/+2.5/X095	-00.25	+00.23	095	-00.13

订购的晶体	预期			
	球镜	柱镜	轴向	SEQ
Toric Myopic 12.6mm				

序列号	

你已经选择了一个有别于STAAR公司推荐的其他长度的晶体
没有晶体被预留，因此无法计算预期屈光状态

预期屈光度	- 0.13	- 0.13
AC - IOL 度数	- 9.00/ + 2.50×085	- 9.00/ + 2.50×095
术 后 结 果		
裸眼视力	1.2	1.0
眼压（mmHg）	11.7	10.8
术后拱高（μm）	600	510

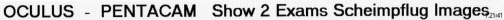

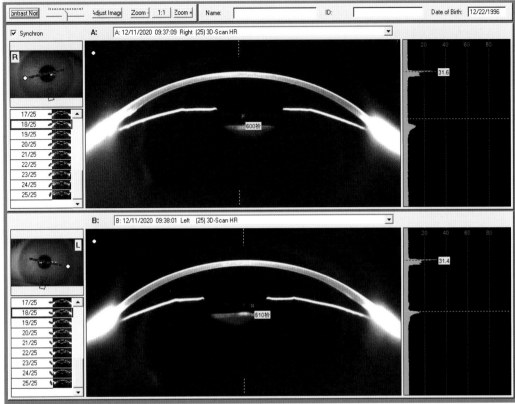

病例 38

姓名	常某某		性别		女
年龄	38		职业		职员
			OD		OS
原镜度数			—		—
电脑验光			$-7.75/-1.50×180$		$-8.00/-1.00×180$
主觉验光			$-7.25/-1.50×180=1.2^-$		$-7.00/-1.00×180=1.0^{+2}$
扩瞳电脑验光			$-6.75/-1.75×178$		$-7.00/-1.00×2$
眼压(mmHg)			16.6		18.5
眼轴(mm)			25.95		25.85
暗瞳(mm)			6.9		6.3
角膜曲率	K1		43.4@6		43.9@178
	K2		45.0@96		44.9@88
	Km		44.2		44.4
角膜最薄点厚度(μm)			547		547
晶状体厚度(mm)			4.24		4.29

（续）

ACD(mm)		2.79	2.75
HWTW/WTW(mm)		11.4/11.7	11.3/11.6
UBM	水平 STS(mm)	12.32	12.24
	垂直 STS(mm)	12.32	12.41
内皮细胞计数[个/(毫米)^2]		2 346	2 315
水平 STSL 高度		Ⅱ级	Ⅱ级
度数选择与订片处方		$-6.50/-1.50×180=1.0$ 右主视眼 ADD0	$-7.25=1.0^{-2}$

Pentacam 检查结果

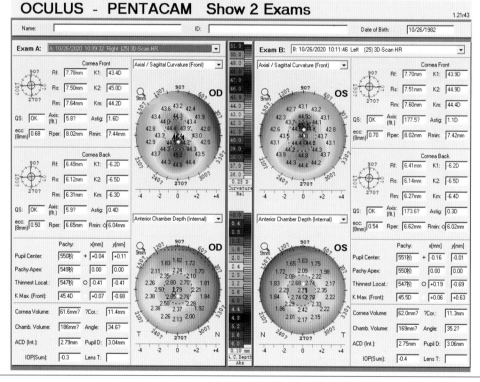

UBM 影像图

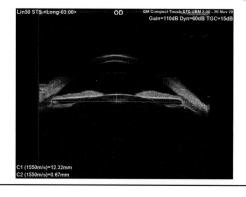
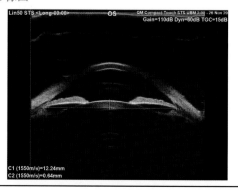

（续）

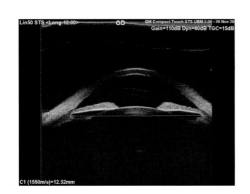
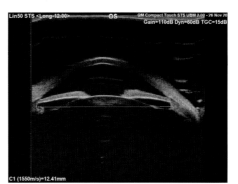
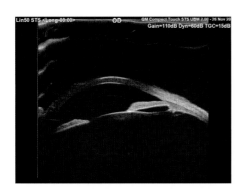
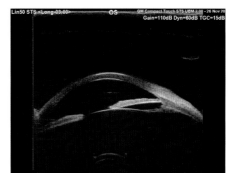
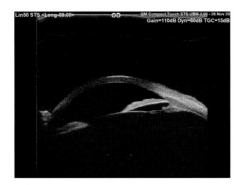
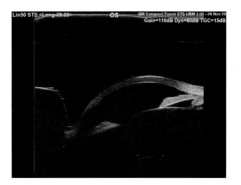
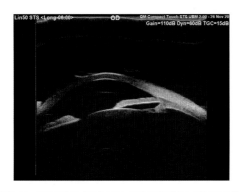
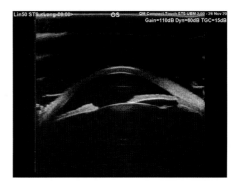

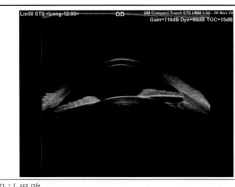
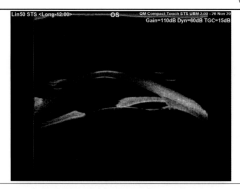

设计思路

OCOS 推荐双眼 12.6。

UBM 提示：双眼水平 STSL 高Ⅱ级，MCS 呈宽 1，水平 STS 较 WTW 大 0.6 mm，与垂直 STS 一致。双眼 LT 厚Ⅱ级，虹膜膨隆。

双眼 12.6 水平位拱高低。

右眼 TICL；左眼 ICL。订片处方见上方红框。

综合考虑：双眼 13.2，水平位。

晶体屈光度计算器

患者信息

手术医生	患者 ID	患者姓名	出生日期	性别	手术眼别
			1982.10.26	男	**OD**

术前数据

BVD	12
球镜	-6.5
柱镜	-1.5
轴向	180
K1	43.4 @ 3
K2	45 @ 93
前房深度	2.8
角膜厚度	0.547
白到白（角膜横径）	11.4
角膜接触镜球镜	
既往的干预措施	没有

汇总报告

计算选中晶体	预期			
	球镜	柱镜	轴向	SEQ
Toric Myopic 12.6mm -9.00/+1.5/X090	+00.08	+00.07	092	+00.12

订购的晶体	预期			
	球镜	柱镜	轴向	SEQ
Toric Myopic 13.2mm				
序列号				

你已经选择了一个有别于STAAR公司推荐的其他长度的晶体

没有晶体被预留，因此无法计算预期屈光状态

该患者的 ACD 值可能超出了使用适应症范围，请邮件 customerservice.ag@staar.com 联系客户支持部，以核实您所在地区的 ACD 范围

计算完成于版本 5.00

患者信息

手术医生	患者 ID	患者姓名	出生日期	性别	手术眼别
			1982.10.26	男	**OS**

术前数据

BVD	12
球镜	-7.25
柱镜	0
轴向	0
K1	43.9 @ 178
K2	44.9 @ 88
前房深度	2.8
角膜厚度	0.547
白到白（角膜横径）	11.3
角膜接触镜球镜	0
既往的干预措施	没有

汇总报告

计算选中晶体	预期			
	球镜	柱镜	轴向	SEQ
Myopic 12.6mm -8.00	-00.11	+00.03	088	-00.10

订购的晶体	预期			
	球镜	柱镜	轴向	SEQ
Myopic 13.2mm -8.00				
序列号				

你已经选择了一个有别于STAAR公司推荐的其他长度的晶体

该患者的 ACD 值可能超出了使用适应症范围，请邮件 customerservice.ag@staar.com 联系客户支持部，以核实您所在地区的 ACD 范围

计算完成于版本 5.00

预期屈光度	+ 0.12	− 0.10/ − 1.00×180
AC‐IOL 度数	− 9.00/ + 1.50×090	− 8.00
术 后 结 果		
裸眼视力	1.0	1.0
眼压（mmHg）	14.2	17.5
术后拱高（μm）	630	430

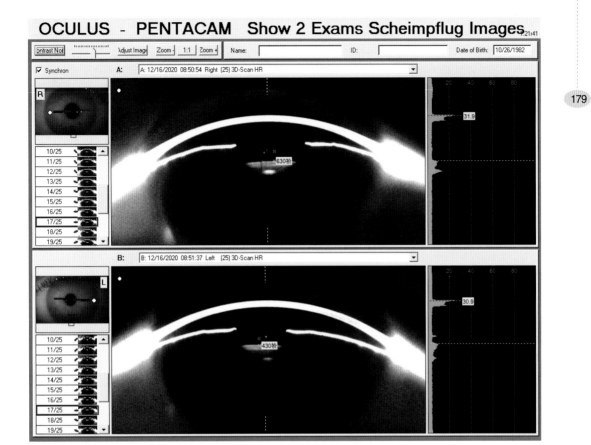

病例 39

姓名	储某某		性别		女
年龄	28		职业		自由职业
			OD		OS
原镜度数			—		—
电脑验光			$-6.75/-3.00\times180$		$-4.25/-3.75\times163$
主觉验光			$-6.50/-2.75\times180=1.0^-$		$-3.75/-3.50\times165=1.0$
扩瞳电脑验光			$-6.25/-2.75\times180$		$-3.75/-3.50\times164$
眼压(mmHg)			13.5		15.0
眼轴(mm)			27.32		26.54
暗瞳(mm)			7.7		7.7
角膜曲率	K1		42.0@1		41.1@164
	K2		44.5@91		44.3@74
	Km		43.2		42.7

（续）

角膜最薄点厚度(μm)		489	492
晶状体厚度(mm)		3.45	3.48
ACD(mm)		3.70	3.64
HWTW/WTW(mm)		12.2/12.5	12.2/12.6
UBM	水平 STS(mm)	12.70	12.79
	垂直 STS(mm)	12.88	12.73
内皮细胞计数[个/(毫米)²]		2921	2922
水平 STSL 高度		正常	正常
度数选择与订片处方		$-6.25/-2.50 \times 180 = 1.0$	$-3.75/-3.50 \times 165 = 1.0$ 左眼 150°植入。按 $-3.75/-3.00 \times 15$ 订片

Pentacam 检查结果

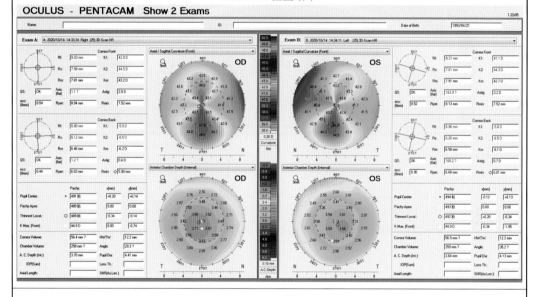

UBM 影像图

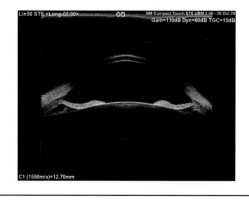
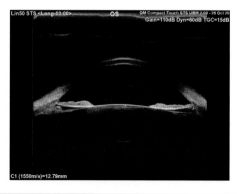

（续）

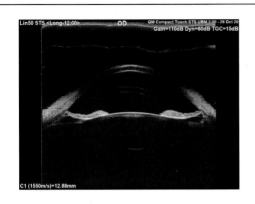
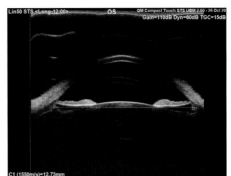

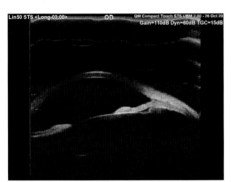
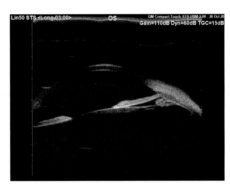

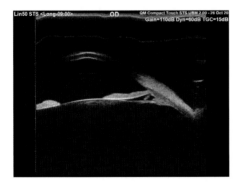
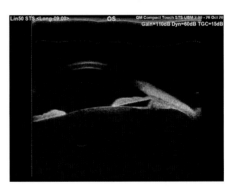

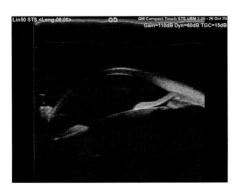
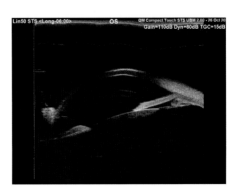

（续）

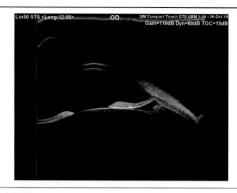

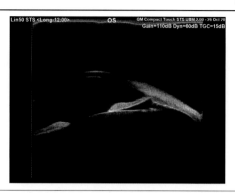

设计思路

OCOS 推荐双眼 13.2。

UBM 提示：双眼水平 STSL 正常、水平 STS 与垂直 STS 及 WTW 一致，双眼虹膜后凹。

双眼 ACD＞3.50 mm，13.2 水平位拱高低。

双眼 TICL。订片处方见上方红框。

综合考虑：双眼 13.7。右眼水平位；左眼按－3.75/－3.00×15 订片，150°植入。

晶体屈光度计算器

患者信息

手术医生	患者 ID	患者姓名	出生日期	性别	手术眼别
			1993.04.21	女	**OD**

术前数据

BVD	12
球镜	-6.25
柱镜	-2.5
轴向	180
K1	42.1 @ 7
K2	44.6 @ 97
前房深度	3.7
角膜厚度	0.499
白到白（角膜横径）	12.1
角膜接触镜球镜	0
既往的干预措施	没有

汇总报告

计算选中晶体

	预期			
	球镜	柱镜	轴向	SEQ
Toric Myopic 13.2mm -10.00/+2.5/X090	-00.14	+00.21	094	-00.04

订购的晶体

	预期			
	球镜	柱镜	轴向	SEQ
Toric Myopic 13.7mm				

序列号

你已经选择了一个有别于STAAR公司推荐的其他长度的晶体

没有晶体被预留，因此无法计算预期屈光状态

计算完成于版本 5.00

患者信息

手术医生	患者 ID	患者姓名	出生日期	性别	手术眼别
			1993.04.21	女	**OS**

术前数据

BVD	12
球镜	-3.75
柱镜	-3
轴向	15
K1	41 @ 168
K2	44.1 @ 78
前房深度	3.61
角膜厚度	0.503
白到白（角膜横径）	12.2
角膜接触镜球镜	0
既往的干预措施	没有

汇总报告

计算选中晶体

	预期			
	球镜	柱镜	轴向	SEQ
Toric Myopic 13.2mm -8.00/+3.0/X105	+00.02	+00.32	098	+00.18

订购的晶体

	预期			
	球镜	柱镜	轴向	SEQ
Toric Myopic 13.7mm				

序列号

你已经选择了一个有别于STAAR公司推荐的其他长度的晶体

没有晶体被预留，因此无法计算预期屈光状态

计算完成于版本 5.00

预期屈光度	－ 0.04	＋ 0.17
AC－IOL 度数	－ 10.00/＋2.50×090	－ 8.00/＋3.00×105
术 后 结 果		
裸眼视力	1.0	1.0
眼压（mmHg）	14.7	13.2
术后拱高（μm）	800	860

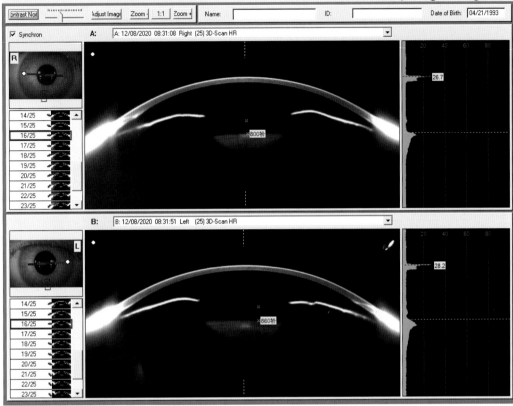

病例 40

姓名	杜某某		性别		女
年龄	24		职业		职员
			OD		OS
原镜度数			$-7.25/-1.00\times159$		$-7.00/-1.00\times170$
电脑验光			$-8.75/-0.75\times180$		$-8.50/-1.00\times3$
主觉验光			$-8.25/-0.75\times180=1.0$		$-8.00/-1.00\times5=1.0$
扩瞳电脑验光			$-8.25/-1.00\times1$		$-8.00/-1.00\times180$
度数选择与订片处方			$-8.50=1.0$		$-8.25=1.0$
眼压(mmHg)			11.0		11.0
眼轴(mm)			24.90		24.84
暗瞳(mm)			6.0		6.0
角膜曲率	K1		46.1@171		46.0@10
	K2		47.1@81		47.3@100
	Km		46.6		46.7
角膜最薄点厚度(μm)			505		511

(续)

晶状体厚度（mm）		3.72	3.76
ACD(mm)		3.25	3.24
HWTW/WTW(mm)		11.3/11.7	11.3/11.8
UBM	水平-STS(mm)	11.16	11.19
	垂直-STS(mm)	11.48	11.36
内皮细胞计数[个/(毫米)^2]		2 622	2 815
水平-STSL 高度		正常	正常
度数选择与订片处方		−8.50 = 1.0	−8.25 = 1.0

Pentacam 检查结果

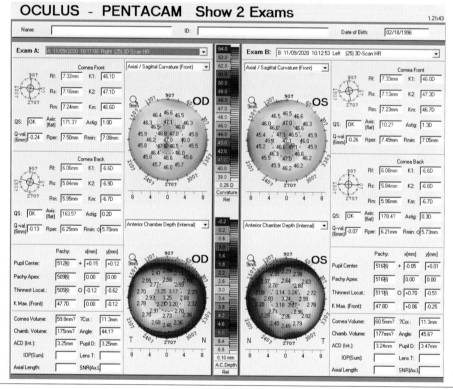

UBM 影像图

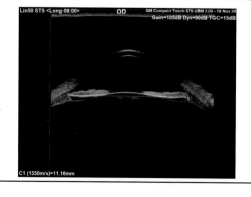

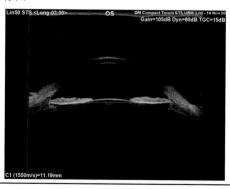

（续）

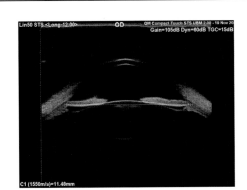
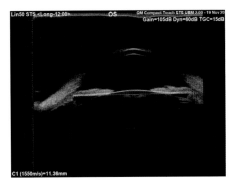
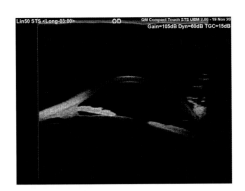
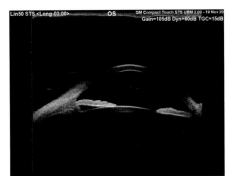
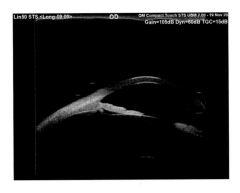
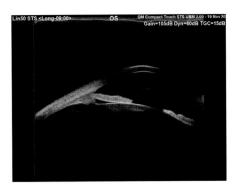
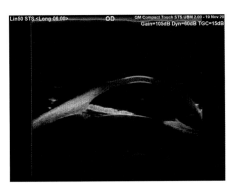
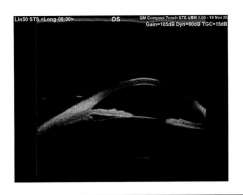

186

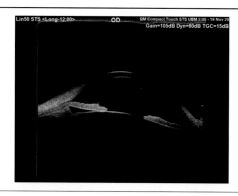

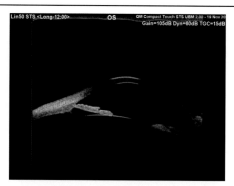

设计思路

OCOS 推荐双眼 12.6。

UBM 提示：双眼水平 STSL 正常、水平 STS 较 WTW 小 0.5～0.6 mm、与垂直 STS 差异小。

双眼 ICL。订片处见上方红框。

综合考虑：双眼 12.1，水平位。

晶体屈光度计算器

患者信息

手术医生	患者 ID	患者姓名	出生日期	性别	手术眼别
			1996.02.18	女	**OD**

术前数据		汇总报告				
BVD	12	计算选中晶体		预期		
球镜	-8.5		球镜	柱镜	轴向	SEQ
柱镜	0	Myopic 12.6mm -9.50	-00.21	+00.04	081	-00.19
轴向	0	订购的晶体		预期		
K1	46.1 @ 171		球镜	柱镜	轴向	SEQ
K2	47.1 @ 81	Myopic 12.1mm -9.50				
前房深度	3.25	序列号				
角膜厚度	0.505	你已经选择了一个有别于STAAR公司推荐的其他长度的晶体				
白到白（角膜横径）	11.3	计算完成于版本 5.00				
角膜接触镜球镜	0					
既往的干预措施	没有					

患者信息

手术医生	患者 ID	患者姓名	出生日期	性别	手术眼别
			1996.02.18	女	**OS**

术前数据		汇总报告				
BVD	12	计算选中晶体		预期		
球镜	-8.25		球镜	柱镜	轴向	SEQ
柱镜	0	Myopic 12.6mm -9.50	-00.02	+00.06	100	+00.01
轴向	0	订购的晶体		预期		
K1	46 @ 10		球镜	柱镜	轴向	SEQ
K2	47.3 @ 100	Myopic 12.1mm -9.50				
前房深度	3.24	序列号				
角膜厚度	0.511	你已经选择了一个有别于STAAR公司推荐的其他长度的晶体				
白到白（角膜横径）	11.3	计算完成于版本 5.00				
角膜接触镜球镜	0					
既往的干预措施	没有					

预期屈光度	$-0.19/-0.75\times177$	$+0.01/-1.00\times3$
AC-IOL 度数	-9.5	-9.5
术后结果		
裸眼视力	1.0	1.0
眼压（mmHg）	13.0	13.0
术后拱高（μm）	360	390

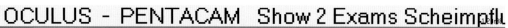

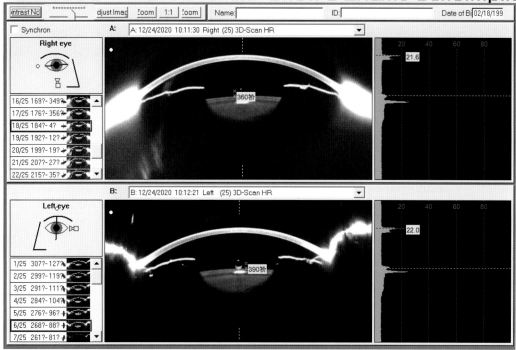

病例 41

姓名	钱某某	性别		女	
年龄	22	职业		教师	
		OD		OS	
原镜度数		—		—	
电脑验光		$-8.50/-1.25\times25$		$-8.50/-3.00\times168$	
主觉验光		$-8.25/-1.25\times20=1.0^+$		$-8.00/-2.75\times165=1.0^+$	
扩瞳电脑验光		$-8.00/-1.50\times12$		$-8.25/-3.00\times170$	
眼压(mmHg)		13.0		14.0	
眼轴(mm)		25.88		26.15	
暗瞳(mm)		5.8		6.1	
角膜曲率	K1	42.6@6		42.2@165	
	K2	44.2@96		45.0@75	
	Km	43.4		43.6	
角膜最薄点厚度(μm)		482		490	
晶状体厚度(mm)		3.56		3.54	
ACD(mm)		2.79		2.80	

（续）

HWTW/WTW(mm)		11.4/11.7	11.4/11.6
UBM	水平-STS(mm)	11.31	11.36
	垂直-STS(mm)	11.66	11.45
内皮细胞计数[个/(毫米)^2]		2617	2602
水平-STSL 高度		Ⅰ级	Ⅰ级
度数选择与订片处方		$-8.00/-1.50\times15=1.0$	$-8.25/-3.00\times165=1.0$

Pentacam 检查结果

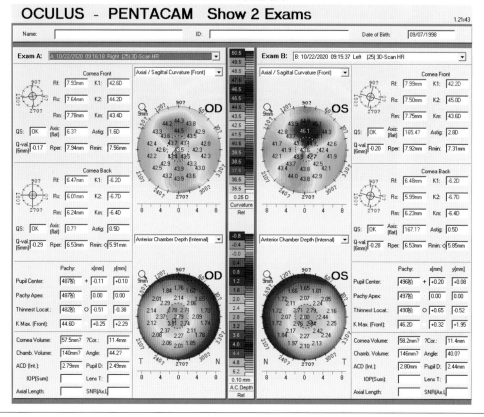

UBM 影像图

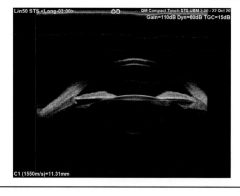
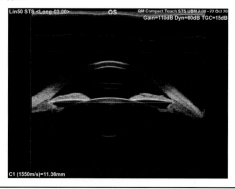

（续）

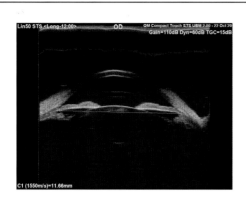

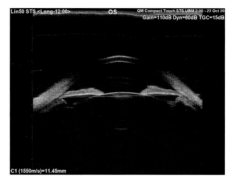

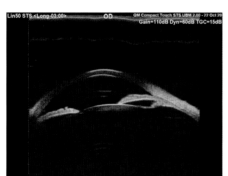

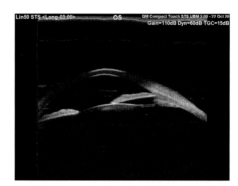

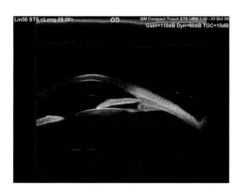

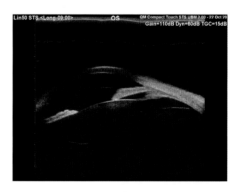

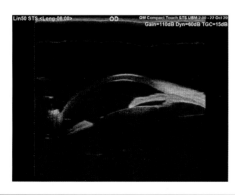

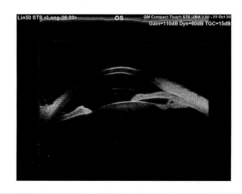

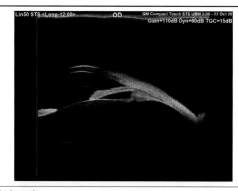

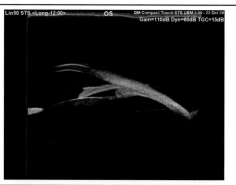

设计思路

OCOS 推荐双眼 12.6。

UBM 提示：双眼水平 STSL 高 I 级、水平 STS 较 WTW 小 0.2～0.3 mm，与垂直 STS 差异小。

双眼 ACD≤2.80 mm、ACV 小（右眼 140 mm³，左眼 146 mm³）。

双眼 TICL。订片处方见上方红框。

综合考虑：双眼 12.1，水平位。

晶体屈光度计算器

患者信息

手术医生	患者 ID	患者姓名	出生日期	性别	手术眼别
			1998.09.07	女	**OD**

术前数据

BVD	12
球镜	-8
柱镜	-1.5
轴向	15
K1	42.6 @ 6
K2	44.2 @ 96
前房深度	2.8
角膜厚度	0.482
白到白（角膜横径）	11.4
角膜接触镜球镜	0
医生的干预措施	没有

汇总报告

计算选中晶体	预期			
	球镜	柱镜	轴向	SEQ
Toric Myopic 12.6mm -10.50/+1.5/X105	+00.18	+00.03	081	+00.19

订购的晶体	预期			
	球镜	柱镜	轴向	SEQ
VTICM012.1 -10.50/+1.5/X096	+00.18	+00.03	081	+00.19

序列号	**T659413**

你已经选择了一个有别于STAAR公司推荐的其他长度的晶体

该患者的 ACD 值可能超出了使用适应症范围，请邮件 customerservice.ag@staar.com 联系客户支持部，以核实您所在地区的 ACD 范围。

患者信息

手术医生	患者 ID	患者姓名	出生日期	性别	手术眼别
			1998.09.07	女	**OS**

术前数据

BVD	12
球镜	-8.25
柱镜	-3
轴向	165
K1	42.2 @ 165
K2	45 @ 75
前房深度	2.8
角膜厚度	0.490
白到白（角膜横径）	11.4
角膜接触镜球镜	0
医生的干预措施	没有

汇总报告

计算选中晶体	预期			
	球镜	柱镜	轴向	SEQ
Toric Myopic 12.6mm -12.00/+3.0/X075	+00.01	+00.02	165	+00.02

订购的晶体	预期			
	球镜	柱镜	轴向	SEQ
Toric Myopic 12.1mm				

序列号	

你已经选择了一个有别于STAAR公司推荐的其他长度的晶体

没有晶体被预购，因此无法计算预期屈光状态。

该患者的 ACD 值可能超出了使用适应症范围，请邮件 customerservice.ag@staar.com 联系客户支持部，以核实您所在地区的 ACD 范围。

预期屈光度	+ 0.19	+ 0.02
AC-IOL 度数	− 10.50/+1.50×105	− 12.00/+3.00×075
术后结果		
裸眼视力	1.5	1.2
眼压（mmHg）	15.0	14.5
术后拱高（μm）	380	400

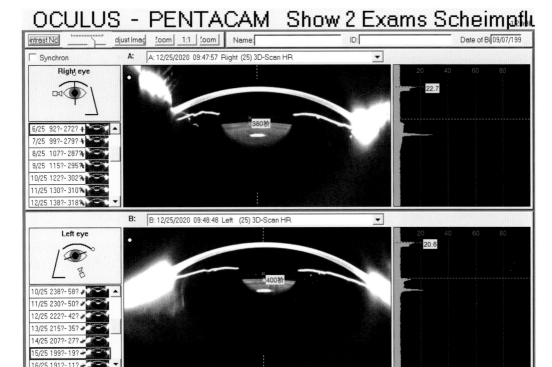

病例 42

姓名	王某某	性别		男
年龄	43	职业		职员
		OD		OS
原镜度数		—		—
电脑验光		$-13.50/-1.00\times3$		$-10.75/-3.00\times166$
主觉验光		$-13.00/-1.00\times5=1.0-$ $-13.00=0.8$ ADD$+0.25$		$-10.00/-3.00\times165=0.9-$ 左主视眼
扩瞳电脑验光		$-13.00/-0.75\times175$		$-9.75/-3.00\times163$
眼压(mmHg)		13.9		13.6
眼轴(mm)		29.84		28.63
暗瞳(mm)		5.7		6.1
角膜曲率	K1	42.6@1		42.3@166
	K2	43.5@91		44.6@76
	Km	43.0		43.5
角膜最薄点厚度(μm)		544		530

（续）

晶状体厚度（mm）		3.88	3.87
ACD（mm）		3.36	3.42
HWTW/WTW（mm）		11.8/12.2	11.9/12.3
UBM	水平 STS（mm）	11.86	11.90
	垂直 STS（mm）	12.24	12.01
内皮细胞计数［个/（毫米）²］		2761	2837
水平 STSL 高度		正常	正常
度数选择与订片处方		$-13.00/-1.00\times15=1.0$ 右预留 -0.25	$-9.75/-3.00\times165=0.9^+$

Pentacam 检查结果

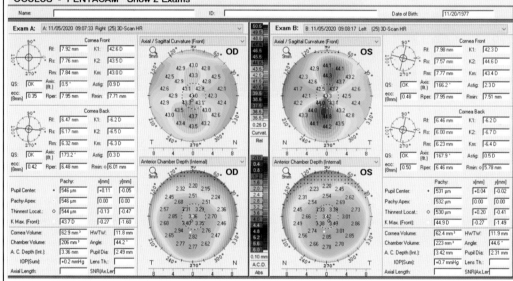

UBM 影像图

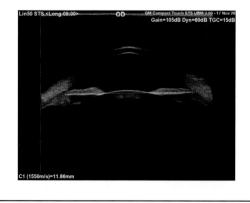

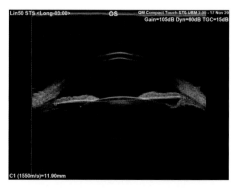

（续）

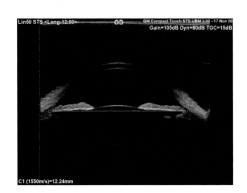 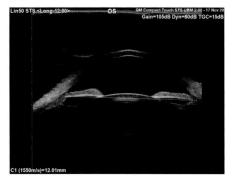

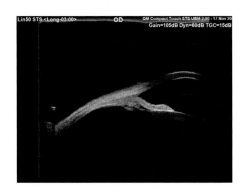 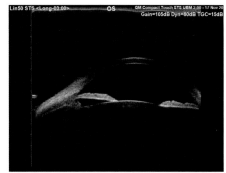

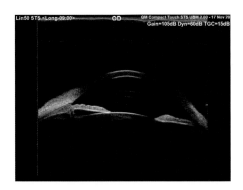 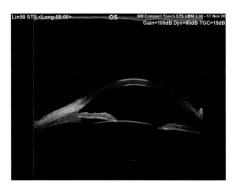

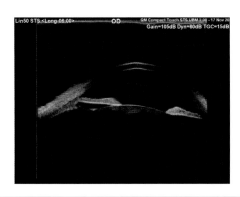 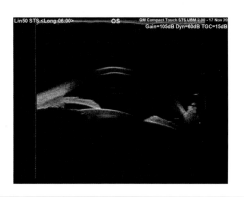

（续）

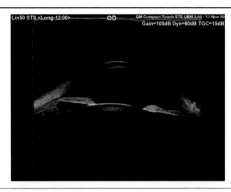 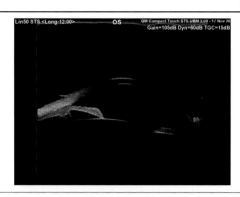

设计思路

OCOS 推荐双眼 13.2。

UBM 提示：双眼水平 STSL 正常、水平 MCS 呈窄 1、水平 STS 较 WTW 小 0.3～0.4 mm。

双眼 TICL。订片处方见上方红框。

综合考虑：双眼 12.6，水平位。

晶体屈光度计算器

患者信息

手术医生	患者 ID	患者姓名	出生日期	性别	手术眼别
			1977.11.20	男	**OD**

术前数据

BVD	12
球镜	-13
柱镜	-1
轴向	15
K1	42.6 @ 1
K2	43.5 @ 91
前房深度	3.36
角膜厚度	0.544
白到白（角膜横径）	11.8
角膜接触镜球镜	0
既往的干预措施	没有

汇总报告

计算选中晶体	预期			
	球镜	柱镜	轴向	SEQ
Toric Myopic 13.2mm -14.50/+1.0/X105	-00.30	+00.05	033	-00.28

订购的晶体	预期			
	球镜	柱镜	轴向	SEQ
VTICMO12.6 -14.50/+1.0X102	-00.30	+00.05	033	-00.28

序列号 T663733

你已经选择了一个有别于STAAR公司推荐的其他长度的晶体

患者信息

手术医生	患者 ID	患者姓名	出生日期	性别	手术眼别
			1977.11.20	男	**OS**

术前数据

BVD	12
球镜	-9.75
柱镜	-3
轴向	165
K1	42.3 @ 166
K2	44.6 @ 76
前房深度	3.42
角膜厚度	0.530
白到白（角膜横径）	11.9
角膜接触镜球镜	0
既往的干预措施	没有

汇总报告

计算选中晶体	预期			
	球镜	柱镜	轴向	SEQ
Toric Myopic 13.2mm -14.00/+3.0/X075	+00.11	+00.00	129	+00.11

订购的晶体	预期			
	球镜	柱镜	轴向	SEQ
VTICMO12.6 -14.00/+3.0X082	+00.11	+00.00	129	+00.11

序列号 T633705

你已经选择了一个有别于STAAR公司推荐的其他长度的晶体

预期屈光度	- 0.28	+ 0.11
AC - IOL 度数	- 14.50/ + 1.00×105	- 14.0/ + 3.00×075
术 后 结 果		
裸眼视力	1.0	1.2
眼压（mmHg）	17.0	17.6
术后拱高（μm）	620	650

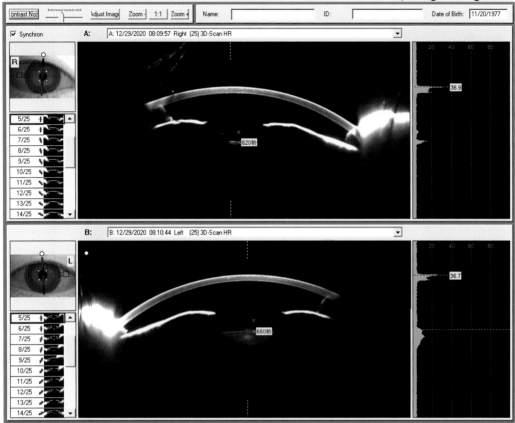

病例 43

姓名	王某某	性别		女
年龄	24	职业		职员
		OD		OS
原镜度数		—		—
电脑验光		$-7.50/-2.75\times177$		$-8.25/-1.50\times11$
主觉验光		$-6.75/-2.75\times175=1.0$		$-7.75/-1.50\times10=1.0^{+}$
扩瞳电脑验光		$-6.25/-2.75\times176$		$-7.50/-1.50\times9$
眼压(mmHg)		16.2		12.9
眼轴(mm)		25.80		26.00
暗瞳(mm)		6.7		6.5
角膜曲率	K1	44.3@178		44.7@7
	K2	47.0@88		46.5@97
	Km	45.6		45.6

（续）

角膜最薄点厚度（μm）		498	505
晶状体厚度（mm）		3.71	3.71
ACD（mm）		2.97	3.01
HWTW/WTW（mm）		11.5/11.9	11.4/11.7
UBM	水平 STS（mm）	11.25	11.22
	垂直 STS（mm）	11.57	11.74
内皮细胞计数［个/（毫米）²］		2 984	2 805
水平 STSL 高度		Ⅰ级	Ⅰ级
度数选择与订片处方		$-6.25/-2.50×175=1.0-$	$-7.50/-1.50×5=1.0$

Pentacam 检查结果

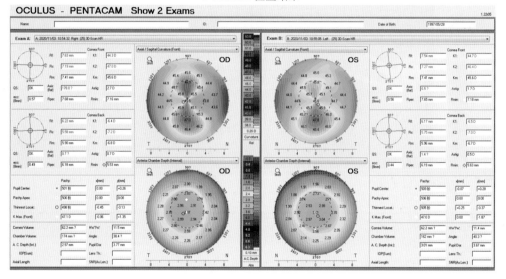

UBM 影像图

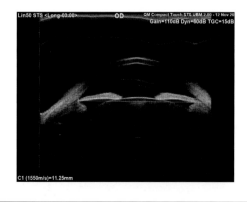
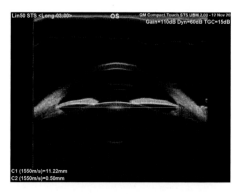

（续）

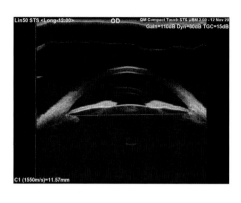

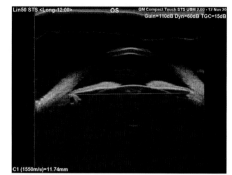

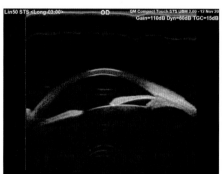

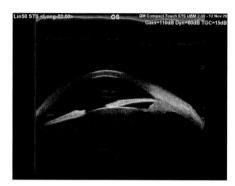

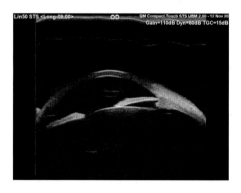

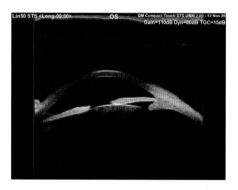

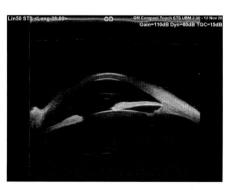

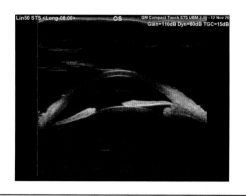

（续）

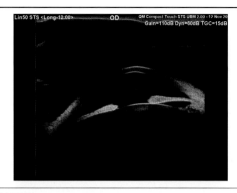

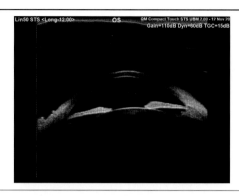

设计思路

OCOS 推荐双眼 12.6。

UBM 提示：双眼水平 STSL 高 I 级、MCS 正常、水平 STS 较 WTW 小 0.5～0.6 mm。

双眼 ACD3.0 mm 左右。12.6 水平位拱高高。

双眼 TICL。订片处方见上方红框。

综合考虑：双眼 12.1，水平位。

晶体屈光度计算器

患者信息

手术医生	患者 ID	患者姓名	出生日期	性别	手术眼别
			1997.05.28	女	**OD**

术前数据

BVD	12
球镜	-6.25
柱镜	-2.5
轴向	175
K1	44.3 @ 178
K2	47 @ 88
前房深度	2.97
角膜厚度	0.498
白到白（角膜横径）	11.5
角膜接触镜球镜	0
既往的干预措施	没有

汇总报告

计算选中晶体	预期			
	球镜	柱镜	轴向	SEQ
Toric Myopic 12.6mm -10.00/+2.5/X085	+00.14	+00.14	087	+00.21

订购的晶体	预期			
	球镜	柱镜	轴向	SEQ
Toric Myopic 12.1mm				

序列号

你已经选择了一个有别于STAAR公司推荐的其他长度的晶体
没有此晶体预留，因此无法计算预期屈光状态

该患者的 ACD 值可能超出了使用适应症范围。请邮件 customerservice.ag@staar.com联系客户支持部，以核实您所在地区的 ACD 范围。

患者信息

手术医生	患者 ID	患者姓名	出生日期	性别	手术眼别
			1997.05.28	女	**OS**

术前数据

BVD	12
球镜	-7.5
柱镜	-1.5
轴向	5
K1	44.7 @ 7
K2	46.4 @ 97
前房深度	3.01
角膜厚度	0.505
白到白（角膜横径）	11.4
角膜接触镜球镜	0
既往的干预措施	没有

汇总报告

计算选中晶体	预期			
	球镜	柱镜	轴向	SEQ
Toric Myopic 12.6mm -10.00/+1.5/X095	-00.05	+00.07	097	-00.02

订购的晶体	预期			
	球镜	柱镜	轴向	SEQ
VTICMD12.1 -10.00/+1.5/X095	-00.05	+00.07	097	-00.02

序列号	**T659748**

你已经选择了一个有别于STAAR公司推荐的其他长度的晶体

预期屈光度	+ 0.21	− 0.02
AC - IOL 度数	− 10.0/ + 2.5×085	− 10.0/ + 1.5×095
术 后 结 果		
裸眼视力	1.0	1.0
眼压（mmHg）	15.4	15.5
术后拱高（μm）	530	370

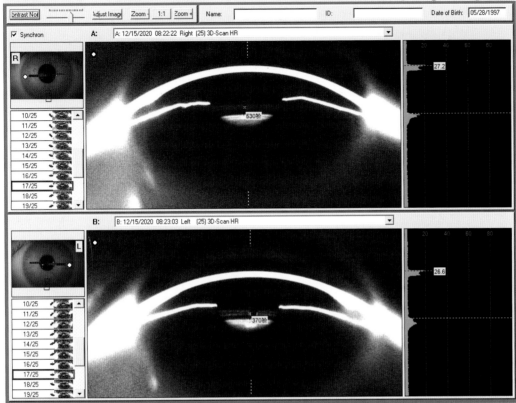

病例 44

姓名	张某某		性别		女
年龄	22		职业		自由职业
			OD		OS
原镜度数			—		—
电脑验光			$-10.25/-2.00\times11$		$-11.25/-1.50\times174$
主觉验光			$-9.50/-2.00\times5=1.0$		$-9.75/-1.75\times180=1.0$
扩瞳电脑验光			$-9.25/-2.00\times10$		$-9.25/-2.00\times180$
眼压(mmHg)			13.3		12.3
眼轴(mm)			25.32		25.38
暗瞳(mm)			5.0		5.3
角膜曲率	K1		46.3@6		46.3@175
	K2		48.1@96		48.1@85
	Km		47.2		47.2

（续）

角膜最薄点厚度(μm)	534	534
晶状体厚度(mm)	3.81	3.80
ACD(mm)	3.06	3.01
HWTW/WTW(mm)	10.9/11.1	10.9/11.2
UBM 水平 STS(mm)	10.81	10.72
UBM 垂直 STS(mm)	11.04	11.04
内皮细胞计数[个/(毫米)^2]	2 636	2 627
水平 STSL 高度	正常	正常
屈光度处方	$-9.25/-2.00\times5=1.0$ 右垂直位，按$-9.25/-2.00\times95$订片	$-9.25/-1.50\times175=1.0$ 左垂直位，按$-9.25/-1.50\times85$订片

Pentacam 检查结果

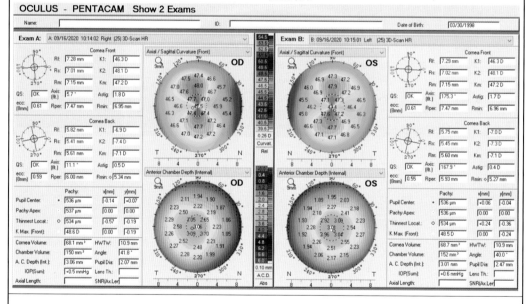

UBM 影像图

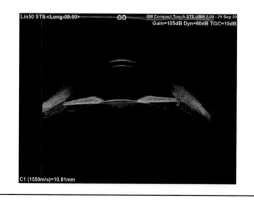
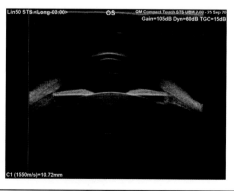

（续）

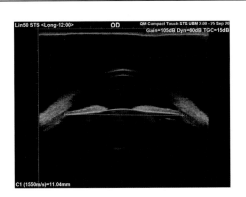
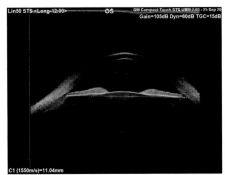

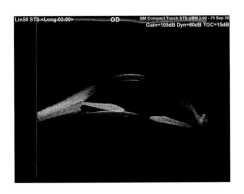
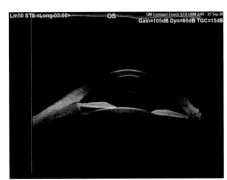

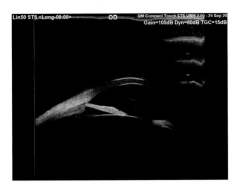
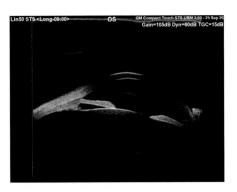

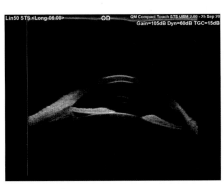
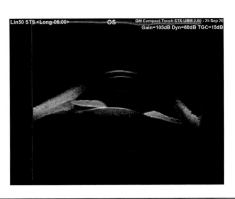

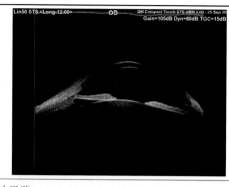 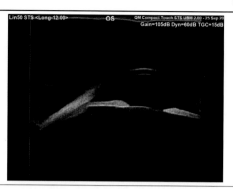

设计思路

OCOS 推荐双眼 12.1。

UBM 提示：双眼水平 STS 较 WTW 小 0.3～0.4mm，与垂直 STS 差异小。垂直位 MCS 呈宽 1、STSL 高度I级。

双眼 ACD>3.0mm，ACV 小（右眼 150 mm³，左眼 152 mm³），12.1 水平位拱高高。

双眼 TICL。订片处方见上方红框。

综合考虑：双眼 12.1，分别按右 −9.25/−2.00×95、左 −9.25/−1.50×85 订片。

垂直位。

晶体屈光度计算器

患者信息

手术医生	患者 ID	患者姓名	出生日期	性别	手术眼别
			1998.03.30	女	**OD**

术前数据

BVD	12
球镜	−9.25
柱镜	−2
轴向	95
K1	46.3 @ 6
K2	48.1 @ 96
前房深度	3.06
角膜厚度	0.534
白到白（角膜横径）	10.9
角膜接触镜球镜	0
既往的干预措施	没有

汇总报告

计算选中晶体	预期			
	球镜	柱镜	轴向	SEQ
Toric Myopic 12.1mm -12.50/+2.0/X005	+00.02	+00.14	096	+00.09

订购的晶体	预期			
	球镜	柱镜	轴向	SEQ
Toric Myopic 12.1mm				
序列号				

没有晶体被预留，因此无法计算预期屈光状态

计算完成于版本 5.00

患者信息

手术医生	患者 ID	患者姓名	出生日期	性别	手术眼别
			1998.03.30	女	**OS**

术前数据

BVD	12
球镜	−9.25
柱镜	−1.5
轴向	85
K1	46.3 @ 175
K2	48.1 @ 85
前房深度	3.01
角膜厚度	0.534
白到白（角膜横径）	10.9
角膜接触镜球镜	0
既往的干预措施	没有

汇总报告

计算选中晶体	预期			
	球镜	柱镜	轴向	SEQ
Toric Myopic 12.1mm -12.00/+1.5/X175	+00.05	+00.12	085	+00.11

订购的晶体	预期			
	球镜	柱镜	轴向	SEQ
Toric Myopic 12.1mm				
序列号				

没有晶体被预留，因此无法计算预期屈光状态

计算完成于版本 5.00

预期屈光度	+ 0.09	+ 0.11
AC‐IOL 度数	− 12.50/ + 2.00×005	− 12.00/ + 1.50×175
术 后 结 果		
裸眼视力	1.0	1.0
眼压（mmHg）	14.2	17.5
术后拱高（μm）	460	370

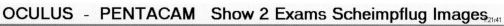

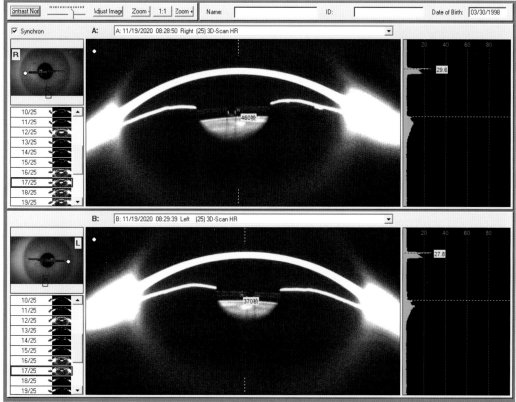

病例 45

姓名	郑某某		性别		女
年龄	25		职业		文员
			OD		OS
原镜度数			$-5.75/-0.75\times152$		$-6.0/-0.5\times136$
电脑验光			$-6.5/-1.25\times176$		$-6.5/-0.75\times177$
主觉验光			$-6.25/-1.25\times175=1.0$ $-6.50=0.8$		$-6.25/-0.75\times180=1.0$ $-6.25=0.8+$
扩瞳电脑验光			$-6.0/-1.25\times175$		$-6.00/-1.0\times180$
眼压(mmHg)			14.0		14.9
眼轴(mm)			25.30		25.48
暗瞳(mm)			7.2		7.2
角膜曲率	K1		43.9@171		43.8@1
	K2		45.6@81		45.1@91
	Km		44.8		44.4

（续）

角膜最薄点厚度(μm)		515	515
晶状体厚度(mm)		3.72	3.76
ACD(mm)		3.24	3.27
HWTW/WTW(mm)		11.8/12.1	11.9/12.2
UBM	水平 STS(mm)	11.37	11.51
	垂直 STS(mm)	11.54	11.60
内皮细胞计数[个/(毫米)²]		2664	2699
水平 STSL 高度		正常	正常
度数选择与订片处方		$-6.00/-1.50 \times 170 = 1.0$	$-6.00/-1.00 \times 175 = 1.0$

Pentacam 检查结果

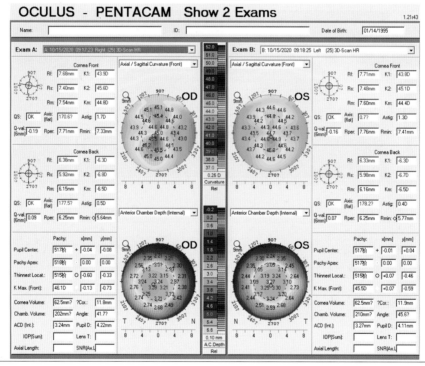

UBM 影像图

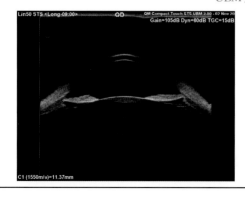 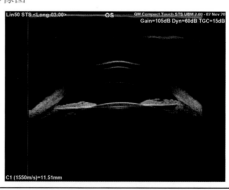

（续）

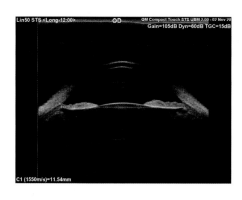 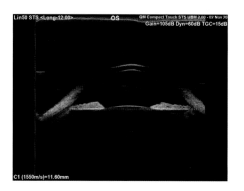

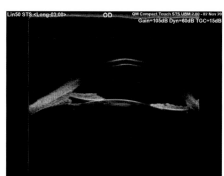 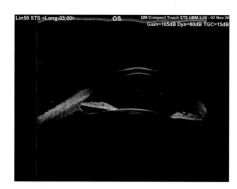

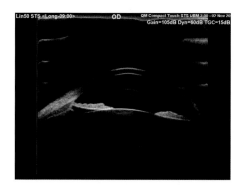 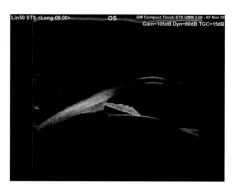

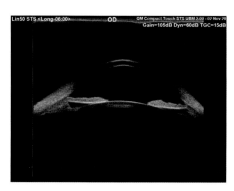 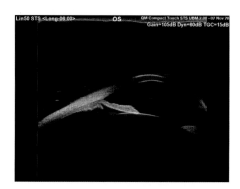

（续）

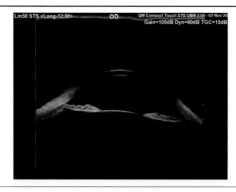
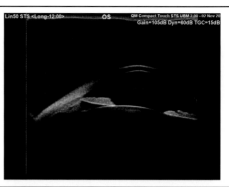

设计思路

OCOS 推荐双眼 13.2。

UBM 提示：双眼水平 STSL 正常，MCS 呈宽 1，水平 STS 较 WTW 小 0.6～0.7 mm，与垂直 STS 差异小。

双眼 TICL。订片处见上方红框。

综合考虑：双眼 12.6，水平位。

晶体屈光度计算器

患者信息

手术医生	患者 ID	患者姓名	出生日期	性别	手术眼别
			1995.01.14	女	**OD**

术前数据

BVD	12
球镜	-6
柱镜	-1.5
轴向	170
K1	43.8 @ 168
K2	45.6 @ 78
前房深度	3.21
角膜厚度	0.524
白到白（角膜横径）	11.8
角膜接触镜球镜	0
既往的干预措施	没有

汇总报告

计算选中晶体	预期			
	球镜	柱镜	轴向	SEQ
Toric Myopic 13.2mm -08.50/+1.5/X080	-00.12	+00.13	079	-00.06

订购的晶体	预期			
	球镜	柱镜	轴向	SEQ
VTICMO12.6 -8.50/+1.5/X086	-00.12	+00.13	079	-00.06

序列号	T665408

你已经选择了一个有别于STAAR公司推荐的其他长度的晶体

患者信息

手术医生	患者 ID	患者姓名	出生日期	性别	手术眼别
			1995.01.14	女	**OS**

术前数据

BVD	12
球镜	-6
柱镜	-1
轴向	175
K1	43.7 @ 177
K2	45 @ 87
前房深度	3.25
角膜厚度	0.521
白到白（角膜横径）	11.9
角膜接触镜球镜	0
既往的干预措施	没有

汇总报告

计算选中晶体	预期			
	球镜	柱镜	轴向	SEQ
Toric Myopic 13.2mm -8.00/+0.5/X085	-00.10	+00.48	085	+00.14

订购的晶体	预期			
	球镜	柱镜	轴向	SEQ
Toric Myopic 12.6mm				

序列号	

你已经选择了一个有别于STAAR公司推荐的其他长度的晶体

没有晶体被预留，因此无法计算预期屈光状态

计算完成于版本 5.00

预期屈光度	-0.06	+0.14
AC-IOL 度数	-8.5/+1.5×080	-8.0/+0.5×085
术后结果		
裸眼视力	1.0	1.0
眼压（mmHg）	15.8	15.9
术后拱高（μm）	690	770

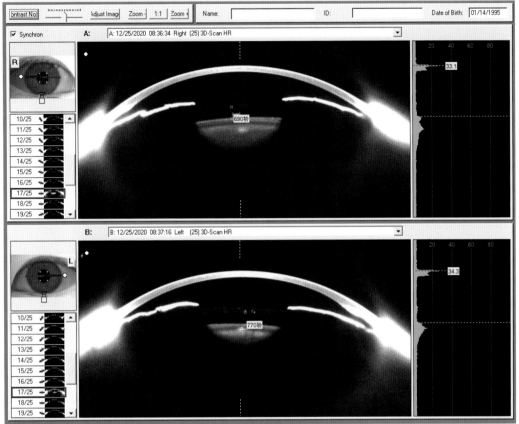

解析：对于水平、垂直 STS 差异小的病例，通过选择植入位置来调整拱高的意义不大，除非 STSL、MCS 水平与垂直的差别较大才有临床意义。

2. MCS 宽伴 CP 小病例

病例 46

姓名	欧某	性别	女
年龄	25	职业	—
		OD	OS
原镜度数		− 6.50	− 6.50
电脑验光		− 7.25/ − 0.25×86	− 7.50/ − 0.25×98
主觉验光		− 7.00/ − 0.25×85 = 1.0	− 7.00/ − 0.25×95 = 1.0
扩瞳电脑验光		− 7.00/ − 0.25×92	− 7.00/ − 0.50×90
眼压（mmHg）		16.3	15.4
眼轴（mm）		25.79	25.79
暗瞳（mm）		7.2	7.2

(续)

角膜曲率	K1	44.6@168	44.6@4
	K2	45.3@78	45.3@94
	Km	45.0	44.9
角膜最薄点厚度(μm)		533	525
晶状体厚度(mm)		3.43	3.44
ACD(mm)		3.14	3.19
HWTW/WTW(mm)		10.9/11.2	11.0/11.3
UBM	水平 STS(mm)	11.45	11.57
	垂直 STS(mm)	12.24	12.21
内皮细胞计数[个/(毫米)^2]		2 475	2 489
水平 STSL 高度		I 级	I 级
度数选择与订片处方		−7.00 = 1.0	−7.00 = 1.0

Pentacam 检查结果

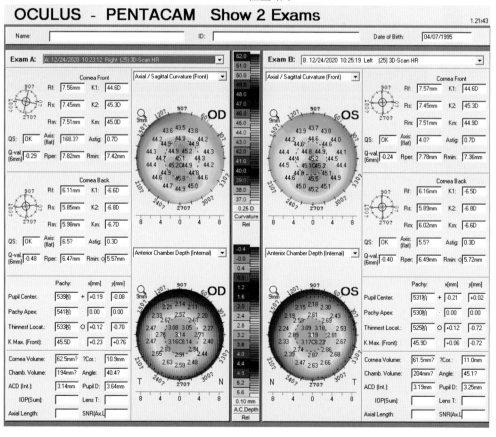

（续）

UBM 影像图

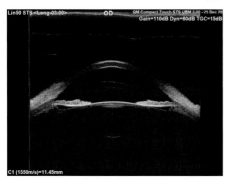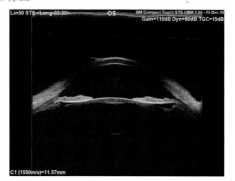

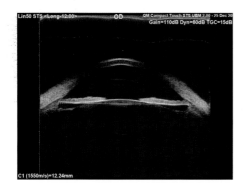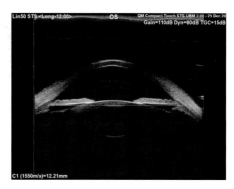

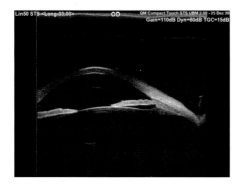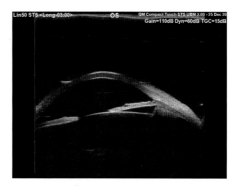

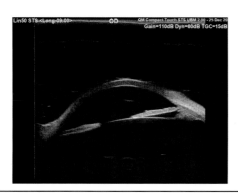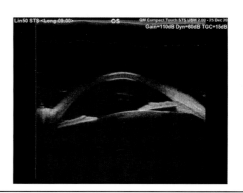

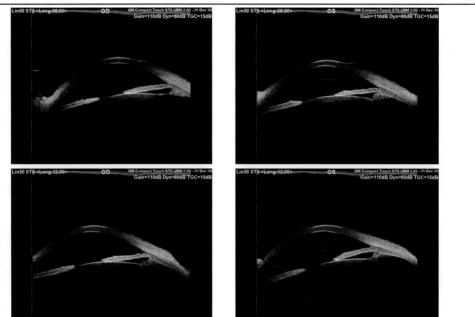

设计思路

OCOS 推荐双眼 12.1。

UBM 提示：双眼水平 STSL 高Ⅰ级，右眼 MCS 呈宽 1；左眼时钟 9 点位 MCS 呈宽 1 伴 CP 小，左眼 STS 大于右眼。

左眼 WTW、ACD 大于右眼。

双眼 ICL。订片处方见上方红框。

综合考虑：右眼 12.1，水平位；左眼 12.6，转 45°。

晶体屈光度计算器

患者信息

手术医生	患者 ID	患者姓名	出生日期	性别	手术眼别
			1995.04.07	女	**OD**

术前数据

BVD	12
球镜	-7
柱镜	0
轴向	0
K1	44.6 @ 168
K2	45.3 @ 78
前房深度	3.14
角膜厚度	0.533
白到白（角膜横径）	10.9
角膜接触镜球镜	0
既往的干预措施	没有

汇总报告

计算选中晶体	预期			
	球镜	柱镜	轴向	SEQ
Myopic 12.1mm -8.00	-00.06	+00.02	078	-00.05

订购的晶体	预期			
	球镜	柱镜	轴向	SEQ
VICMO12.1 -8.00				
序列号				

计算完成于版本 5.00

患者信息

手术医生	患者 ID	患者姓名	出生日期	性别	手术眼别
			1995.04.07	女	**OS**

术前数据

BVD	12
球镜	-7
柱镜	0
轴向	0
K1	44.6 @ 4
K2	45.3 @ 94
前房深度	3.19
角膜厚度	0.525
白到白（角膜横径）	11
角膜接触镜球镜	0
既往的干预措施	没有

汇总报告

计算选中晶体	预期			
	球镜	柱镜	轴向	SEQ
Myopic 12.1mm -8.00	-00.08	+00.03	094	-00.07

订购的晶体	预期			
	球镜	柱镜	轴向	SEQ
VICMO12.6 -8.00				
序列号				

您已经选择了一个有别于STAAR公司推荐的其他长度的晶体

计算完成于版本 5.00

（续）

预期屈光度	$-0.05/-0.25\times86$	$-0.07/-0.25\times98$
AC-IOL度数	-8.0	-8.0
术 后 结 果		
裸眼视力	1.0	1.2
眼压(mmHg)	15.6	17.2
术后拱高(μm)	390	620

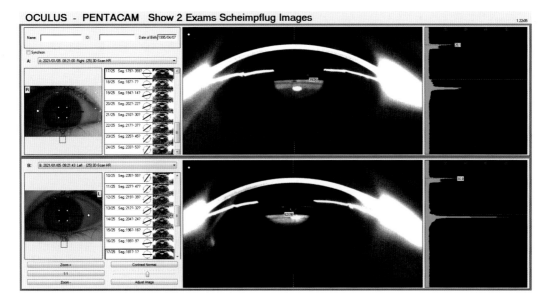

病例47

姓名	辜某某	性别	女
年龄	21	职业	—
		OD	OS
原镜度数		—	—
电脑验光		$-8.25/-1.25\times175$	$-7.50/-2.25\times180$
主觉验光		$-8.00/-1.25\times180=1.0$	$-7.25/-2.50\times180=1.0$
扩瞳电脑验光		$-7.75/-1.25\times177$	$-7.00/-2.50\times177$
眼压(mmHg)		15.5	16.9
眼轴(mm)		26.65	26.41
暗瞳(mm)		6.4	6.3

(续)

角膜曲率	K1	43.5@1	43.1@0
	K2	45.1@91	45.7@90
	Km	44.3	44.4
角膜最薄点厚度(μm)		492	494
晶状体厚度(mm)		3.31	3.32
ACD(mm)		3.26	3.25
HWTW/WTW(mm)		11.1/11.4	11.1/11.5
UBM	水平 STS(mm)	11.57	11.42
	垂直 STS(mm)	11.80	11.95
内皮细胞计数[个/(毫米)^2]		2 380	2 279
水平 STSL 高度		I 级	I 级
度数选择与订片处方		$-7.75/-1.50 \times 180 = 1.0$	$-7.00/-2.50 \times 180 = 1.0$

Pentacam 检查结果

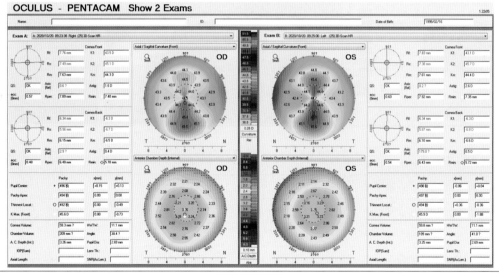

UBM 影像图

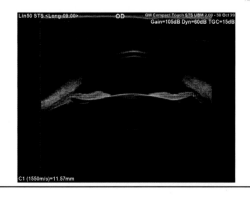

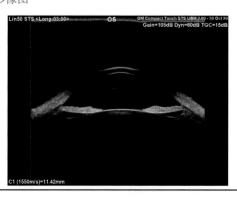

（续）

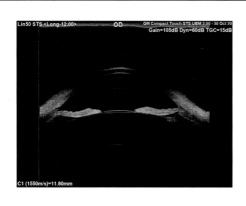
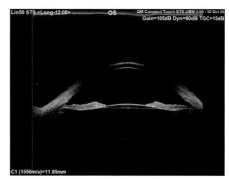
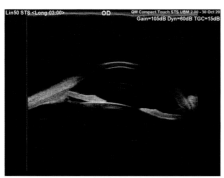
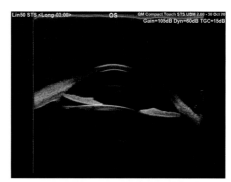
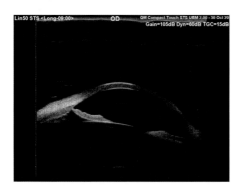
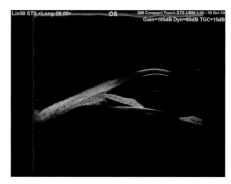
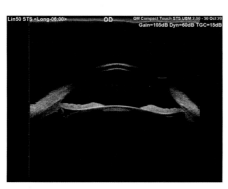
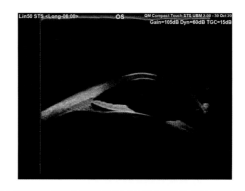

（续）

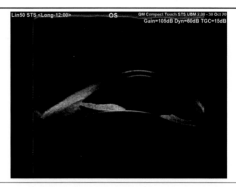

设计思路

OCOS 推荐双眼 12.1。

UBM 提示：双眼水平 STSL 高 I 级，右眼时钟 9 点位、左眼时钟 3 点位 MCS 呈宽 2 伴 CP 小，双眼虹膜后凹。

双眼 ACD>3.0 mm，暗瞳小（右眼 6.4 mm，左眼 6.3 mm），12.1 水平位拱高低。

双眼 TICL。订片处方见上方红框。

综合考虑：双眼 12.6，水平位。

晶体屈光度计算器

患者信息

手术医生	患者 ID	患者姓名	出生日期	性别	手术眼别
			1999.02.15	女	**OD**

术前数据

BVD	12
球镜	-7.75
柱镜	-1.5
轴向	180
K1	43.4 @ 1
K2	45.1 @ 91
前房深度	3.29
角膜厚度	0.496
白到白（角膜横径）	11.1
角膜接触镜球镜	0
既往的干预措施	没有

汇总报告

计算选中品体		预期			
		球镜	柱镜	轴向	SEQ
Toric Myopic 12.1mm -10.50/+1.5/X090		+00.05	+00.08	091	+00.09

订购的品体		预期			
		球镜	柱镜	轴向	SEQ
VTICMO12.6 -10.50/+1.5/X089		+00.05	+00.08	091	+00.09

序列号	**T663024**

你已经选择了一个有别于STAAR公司推荐的其他长度的品体

患者信息

手术医生	患者 ID	患者姓名	出生日期	性别	手术眼别
			1999.02.15	女	**OS**

术前数据

BVD	12
球镜	-7
柱镜	-2.5
轴向	180
K1	43 @ 1
K2	45.7 @ 91
前房深度	3.24
角膜厚度	0.494
白到白（角膜横径）	11.1
角膜接触镜球镜	0
既往的干预措施	没有

汇总报告

计算选中品体		预期			
		球镜	柱镜	轴向	SEQ
Toric Myopic 12.1mm -10.50/+2.5/X090		-00.14	+00.13	091	-00.07

订购的品体		预期			
		球镜	柱镜	轴向	SEQ
Toric Myopic 12.6mm					

序列号	

你已经选择了一个有别于STAAR公司推荐的其他长度的品体
没有品体被预留，因此无法计算预期屈光状态

预期屈光度	+0.09/-1.25×175	-0.07/-2.25×180
AC-IOL 度数	-10.50/+1.5/090	-10.50/+2.5/090

术 后 结 果		
裸眼视力	1.0	1.0
眼压（mmHg）	16.0	17.0
术后拱高（μm）	400	390

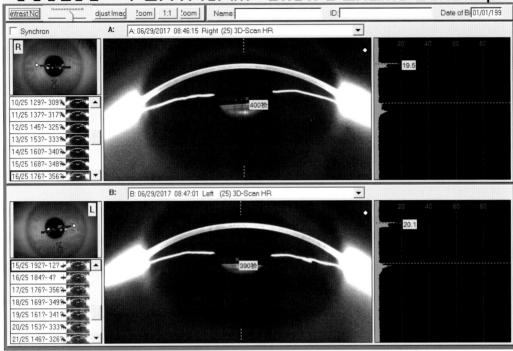

病例 48

姓名	苏某某		性别		女	
年龄	34		职业		工程师	
			OD		OS	
原镜度数			$-6.25D$		$-5.50D$	
电脑验光			$-6.25/-0.75\times73$		$-6.00/-0.25\times148$	
主觉验光			$-5.75/-0.75\times75=1.0$		$-5.25/-0.25\times155=1.0+$	
扩瞳电脑验光			$-6.00/-0.75\times68$		$-5.50/-0.50\times156$	
眼压(mmHg)			19.0		19.6	
眼轴(mm)			26.30		25.65	
暗瞳(mm)			6.4		6.5	
角膜曲率	K1		42.3@5		42.8@174	
	K2		42.5@95		43.6@84	
	Km		42.4		43.2	
角膜最薄点厚度(μm)			572		579	
晶状体厚度(mm)			4.00		3.99	

（续）

ACD(mm)		2.93	2.81
HWTW/WTW(mm)		11.0/11.3	10.9/11.2
UBM	水平 STS(mm)	11.48	11.39
	垂直 STS(mm)	12.09	12.03
内皮细胞计数[个/(毫米)²]		3 091	3 145
水平-STSL 高度		Ⅱ级	Ⅱ级
度数选择与订片处方		－6.00＝1.0－	－5.25＝1.0

Pentacam 检查结果

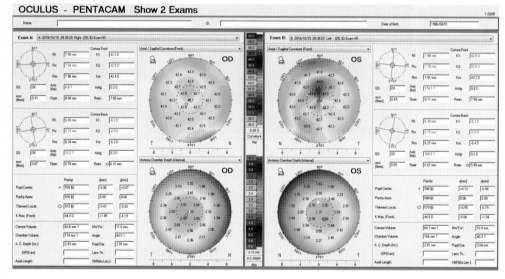

UBM 影像图

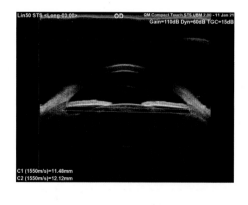
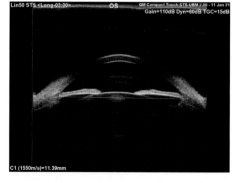

（续）

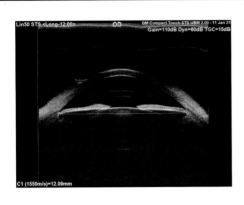

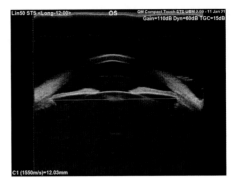

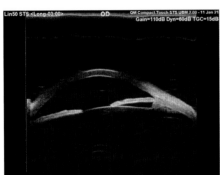

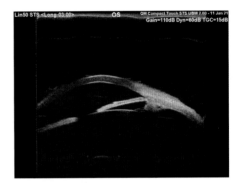

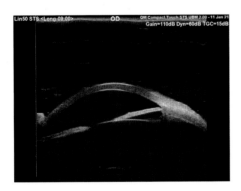

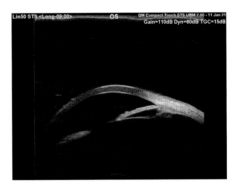

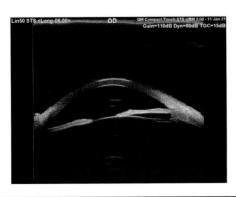

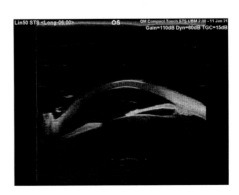

218

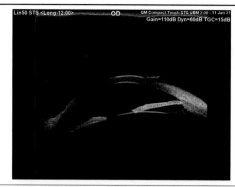

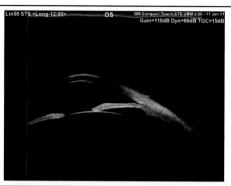

设计思路

OCOS 推荐双眼 12.1。

UBM 提示：双眼水平、垂直 STSL 高Ⅱ级，右眼时钟 9 点位 MCS 呈宽 3 伴 CP 小、垂直位 MCS 呈宽 2 伴 CP 小；左眼时钟 3、6、9 点位 MCS 呈宽 1，时钟 12 点位呈宽 2 伴 CP 小。LT 厚Ⅱ级。12.1 水平位拱高低。

双眼 ICL。订片处方见上方红框。

综合考虑：双眼 13.2，垂直位。

晶体屈光度计算器

患者信息

手术医生	患者 ID	患者姓名	出生日期	性别	手术眼别
			1986.08.01	女	**OD**

术前数据

BVD	12
球镜	-6
柱镜	0
轴向	0
K1	42.5 @ 51
K2	42.6 @ 141
前房深度	2.91
角膜厚度	0.580
白到白（角膜横径）	11
角膜接触镜球镜	0
既往的干预措施	没有

汇总报告

计算选中晶体	预期			
	球镜	柱镜	轴向	SEQ
Myopic 12.1mm -7.00	+00.13	+00.00	141	+00.14

订购的晶体	预期			
	球镜	柱镜	轴向	SEQ
Myopic 13.2mm -7.00				
序列号				

你已经选择了一个有别于STAAR公司推荐的其他长度的晶体

该患者的 ACD 值可能超出了使用适应症范围，请邮件 customerservice.ag@staar.com 联系客户支持部，以核实您所在地区的 ACD 范围。

计算完成于版本 5.00

患者信息

手术医生	患者 ID	患者姓名	出生日期	性别	手术眼别
			1986.08.01	女	**OS**

术前数据

BVD	12
球镜	-5.25
柱镜	0
轴向	0
K1	42.6 @ 169
K2	43.2 @ 79
前房深度	2.8
角膜厚度	0.580
白到白（角膜横径）	10.9
角膜接触镜球镜	0
既往的干预措施	没有

汇总报告

计算选中晶体	预期			
	球镜	柱镜	轴向	SEQ
Myopic 12.1mm -6.00	-00.01	+00.01	079	+00.00

订购的晶体	预期			
	球镜	柱镜	轴向	SEQ
VICMO13.2 -6.00				
序列号				

你已经选择了一个有别于STAAR公司推荐的其他长度的晶体

该患者的 ACD 值可能超出了使用适应症范围，请邮件 customerservice.ag@staar.com 联系客户支持部，以核实您所在地区的 ACD 范围。

计算完成于版本 5.00

预期屈光度	+0.14	+0.00
AC-IOL 度数	-7.0	-6.0
术后结果		
裸眼视力	1.0	1.0
眼压（mmHg）	17.5	18.5
术后拱高（μm）	540	540

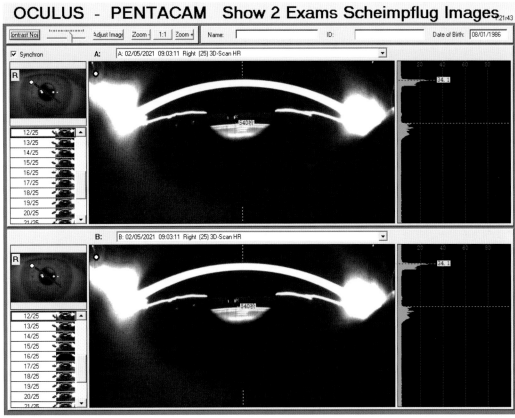

3. CP 肥厚病例

病例 49

姓名	常某某		性别		女
年龄	25		职业		护士
			OD		OS
自戴眼镜度数			-6.0		-6.0
电脑验光			$-8.75/-3.25\times12$		$-8.25/-3.25\times169$
主觉验光			$-8.50/-3.50\times10=1.0$		$-8.25/-3.50\times170=1.0$
扩瞳电脑验光			$-8.50/-3.25\times12$		$-8.00/-3.25\times170$
眼压(mmHg)			13.1		12.8
眼轴(mm)			26.66		26.56
暗瞳(mm)			6.2		6.0
角膜曲率	K1		42.3@8		42.2@173
	K2		44.8@98		44.6@83
	Km		43.5		43.4

（续）

		510	508
角膜最薄点厚度（μm）		510	508
晶状体厚度（mm）		3.75	3.75
ACD（mm）		2.97	2.93
HWTW/WTW（mm）		11.4/11.9	11.5/11.7
UBM	水平 STS（mm）	11.48	11.42
	垂直 STS（mm）	11.86	11.80
内皮细胞计数[个/（毫米）^{2}]		2941	2848
水平 STSL 高度		Ⅰ级	Ⅰ级
度数选择与订片处方		$-8.50/-3.00×15=1.0$	$-8.00/-3.00×165=1.0-$

Pentacam 检查结果

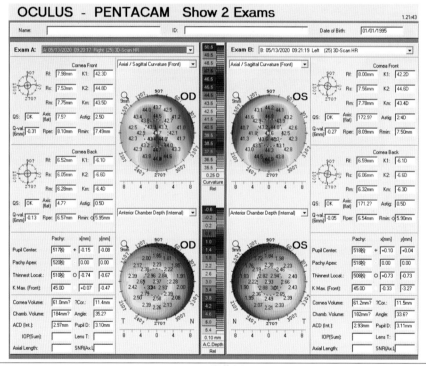

UBM 影像图

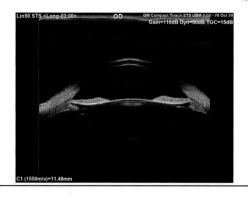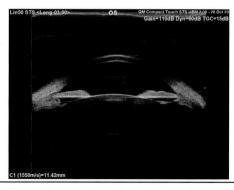

（续）

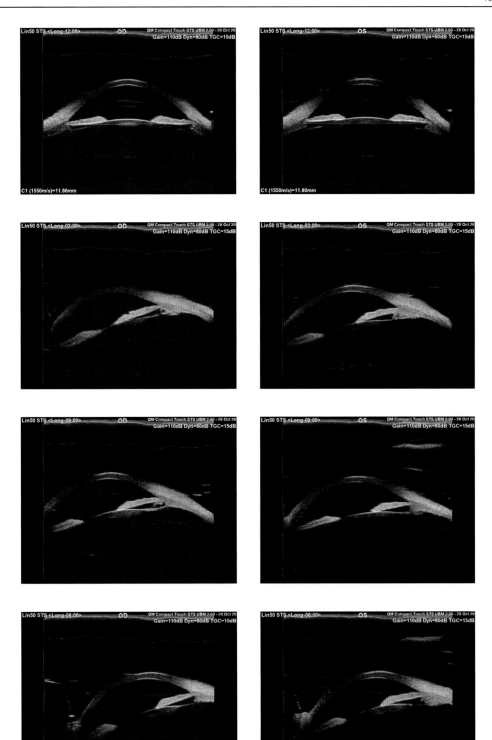

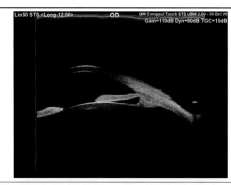 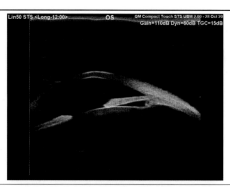

设计思路

OCOS 推荐双眼 12.6。

UBM 提示：双眼水平 STSL 高Ⅰ级，左眼时钟 3 点位 CP 肥厚伴 MCS 呈窄 1，双眼水平 STS 较 WTW 小 0.3～0.4 mm。

双眼 ACD＜3.0 mm。

双眼 TICL。订片处方见上方红框。

综合考虑：双眼 12.1，水平位。

晶体屈光度计算器

患者信息

手术医生	患者 ID	患者姓名	出生日期	性别	手术眼别
			1995.08.25	女	OD

术前数据

BVD	12
球镜	-8.5
柱镜	-3
轴向	15
K1	42.4 @ 8
K2	45 @ 98
前房深度	3.03
角膜厚度	0.509
白到白（角膜横径）	11.5
角膜接触镜球镜	0
既往的干预措施	没有

汇总报告

计算选中晶体	预期			
	球镜	柱镜	轴向	SEQ
Toric Myopic 12.6mm -12.50/+3.0/X105	+00.08	+00.03	061	+00.09
订购的晶体	预期			
	球镜	柱镜	轴向	SEQ
Toric Myopic 12.1mm				
序列号				

你已经选择了一个有别于STAAR公司推荐的其他长度的晶体

没有晶体被预留，因此无法计算预期屈光状态

计算完成于版本 4.08

患者信息

手术医生	患者 ID	患者姓名	出生日期	性别	手术眼别
			1995.08.25	女	OS

术前数据

BVD	12
球镜	-8
柱镜	-3
轴向	165
K1	42.3 @ 172
K2	44.6 @ 82
前房深度	2.98
角膜厚度	0.502
白到白（角膜横径）	11.5
角膜接触镜球镜	0
既往的干预措施	没有

汇总报告

计算选中晶体	预期			
	球镜	柱镜	轴向	SEQ
Toric Myopic 12.6mm -12.00/+3.0/X075	+00.11	+00.02	121	+00.12
订购的晶体	预期			
	球镜	柱镜	轴向	SEQ
Toric Myopic 12.1mm				
序列号				

你已经选择了一个有别于STAAR公司推荐的其他长度的晶体

没有晶体被预留，因此无法计算预期屈光状态

该患者的 ACD 值可能超出了使用适应证范围，请邮件 customerservice.ag@staar.com联系客户支持部，以核实您所在地区的 ACD 范围。

预期屈光度	+ 0.09	+ 0.12
AC - IOL 度数	− 12.50/ + 3.0×105	− 12.0/ + 3.0×075
术 后 结 果		
裸眼视力	1.0	1.0
眼压（mmHg）	16.2	15.5
术后拱高（μm）	510	420

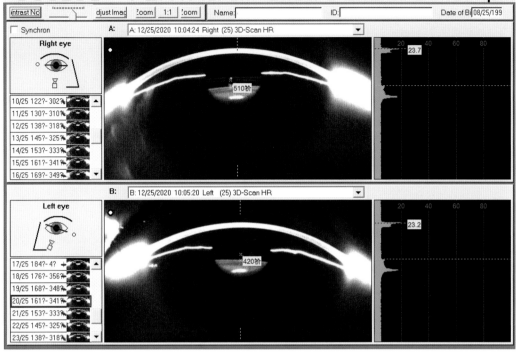

己. 其他特殊病例示教

1. 虹膜睫状体上皮囊肿病例

病例 50

姓名	盛某某	性别		女
年龄	26	职业		/
		OD		OS
原镜度数		—		—
电脑验光		$-9.25/-2.75\times8$		$-9.25/-2.00\times176$
主觉验光		$-9.00/-2.75\times180=1.0$		$-8.75/-2.00\times180=1.2$
扩瞳电脑验光		$-8.50/-2.25\times5$		$-8.25/-2.25\times174$
眼压(mmHg)		14.1		15.1
眼轴(mm)		27.39		27.07
暗瞳(mm)		6.5		6.2
角膜曲率	K1	42.4@6		42.8@171
	K2	45.2@96		45.3@81
	Km	43.7		44.0

（续）

角膜最薄点厚度(μm)	503	502
晶状体厚度(mm)	3.63	3.65
ACD(mm)	3.19	3.18
HWTW/WTW(mm)	11.8/12.0	11.7/12.0
UBM 水平 STS(mm)	11.92	11.83
垂直 STS(mm)	12.77	12.68
内皮细胞计数[个/(毫米)²]	3 039	3 157
水平 STSL 高度	I 级	正常
度数选择与订片处方	−8.50/−2.50×5=1.0−	−8.25/−2.00×175=1.0

Pentacam 检查结果

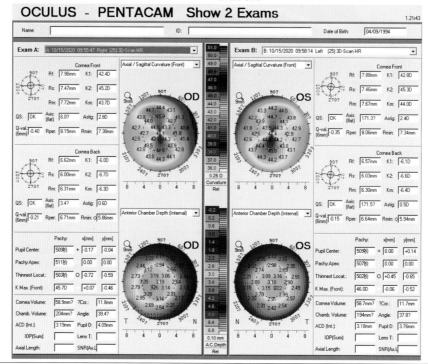

UBM 影像图

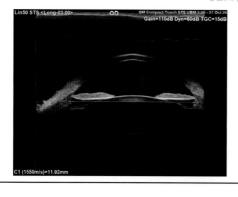 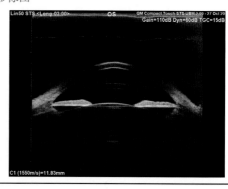

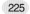

（续）

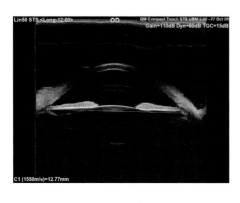
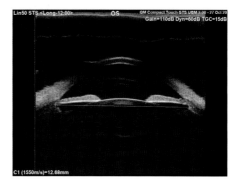
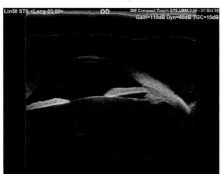
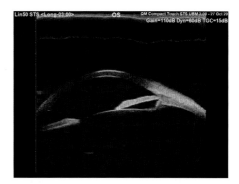
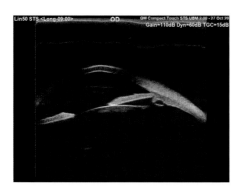
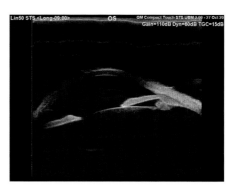
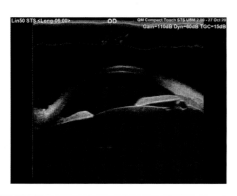
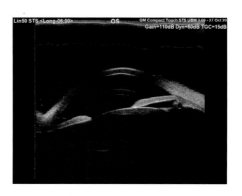

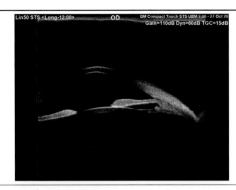

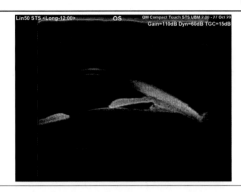

设计思路

OCOS 推荐双眼 13.2。

UBM 提示：右眼水平 STSL 高 I 级，双眼水平 MCS 正常，水平 STS＜WTW。右眼时钟 4、6、9 点位，左眼时钟 6 点位可见虹膜睫状体小囊肿。

双眼 TICL。订片处方见上方红框。

综合考虑：双眼 12.6，水平位。

晶体屈光度计算器

患者信息

手术医生	患者 ID	患者姓名	出生日期	性别	手术眼别
			1994.04.09	女	**OD**

术前数据

BVD	12
球镜	-8.5
柱镜	-2.5
轴向	5
K1	42.4 @ 6
K2	45.2 @ 96
前房深度	3.19
角膜厚度	0.503
白到白（角膜横径）	11.8
角膜接触镜球镜	0
既往的干预措施	没有

汇总报告

计算选中晶体	预期			
	球镜	柱镜	轴向	SEQ
Toric Myopic 13.2mm -12.00/+2.5/X095	-00.05	+00.07	097	-00.01

订购的晶体	预期			
	球镜	柱镜	轴向	SEQ
VTICM012.6 -12.00+2.50X093	-00.05	+00.07	097	-00.01

序列号	**T644431**

你已经选择了一个有别于STAAR公司推荐的其他长度的晶体

患者信息

手术医生	患者 ID	患者姓名	出生日期	性别	手术眼别
			1994.04.09	女	**OS**

术前数据

BVD	12
球镜	-8.25
柱镜	-2
轴向	175
K1	42.8 @ 171
K2	45.3 @ 81
前房深度	3.18
角膜厚度	0.502
白到白（角膜横径）	11.7
角膜接触镜球镜	0
既往的干预措施	没有

汇总报告

计算选中晶体	预期			
	球镜	柱镜	轴向	SEQ
Toric Myopic 13.2mm -11.50/+2.0/X085	+00.12	+00.08	079	+00.16

订购的晶体	预期			
	球镜	柱镜	轴向	SEQ
VTICM012.6 -11.50+2.00X079	+00.12	+00.08	079	+00.16

序列号	**T637326**

你已经选择了一个有别于STAAR公司推荐的其他长度的晶体

预期屈光度	− 0.01	+ 0.16
AC - IOL 度数	− 12.0/ + 2.5×095	− 11.50/ + 2.0×085
术 后 结 果		
裸眼视力	1.0	1.0
眼压（mmHg）	14.0	15.3
术后拱高（μm）	420	340

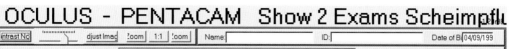

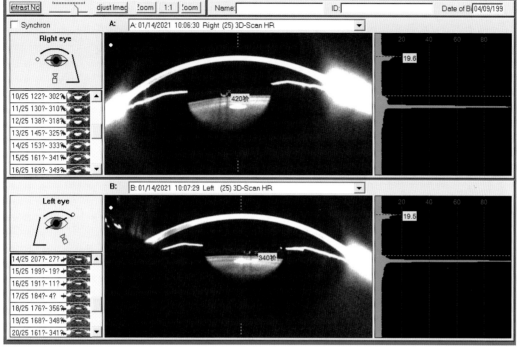

病例 51

姓名	李某某	性别		女
年龄	24	职业		待业
		OD		OS *
原镜度数		− 5. 50		− 7. 5
电脑验光		− 6. 25/ − 2. 50×111		− 7. 25/ − 2. 00×64
主觉验光		− 6. 00/ − 2. 50×115 = 1. 0		− 7. 25/ − 1. 50×65 = 1. 0 −
扩瞳电脑验光		− 6. 00/ − 2. 25×112		− 7. 00/ − 2. 00×63
眼压(mmHg)		16. 4		14. 9
眼轴(mm)		24. 58		24. 72
暗瞳(mm)		6. 7		6. 5
角膜曲率	K1	45@140		44. 5@35
	K2	46. 6@50		46. 4@125
	Km	45. 8		45. 4
角膜最薄点厚度(μm)		511		505
晶状体厚度(mm)		3. 79		3. 82
ACD(mm)		2. 68		2. 84

（续）

HWTW/WTW(mm)		11.3/11.5	11.3/11.5
UBM	水平 STS(mm)	10.66	10.99
	垂直 STS(mm)	11.22	11.22
内皮细胞计数［个/(毫米)²］		2536	2663
水平 STSL 高度		正常	Ⅰ级
度数选择与订片处方		−6.00 = 0.7	−7.00 = 0.7

Pentacam 检查结果

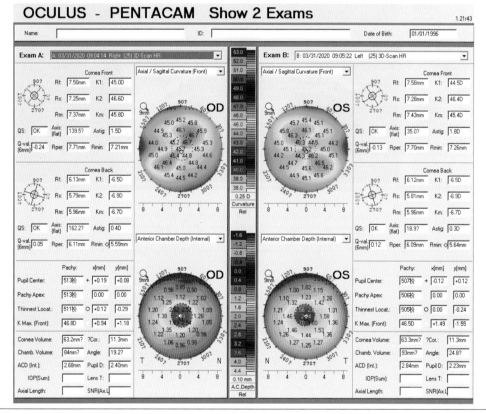

UBM 影像图

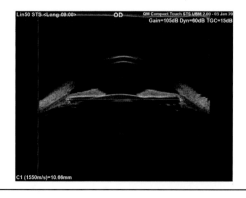
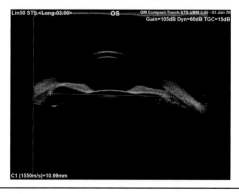

（续）

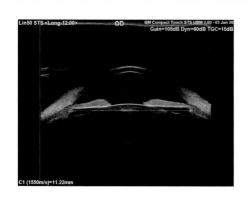
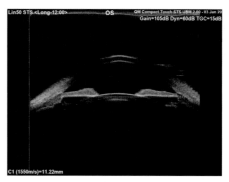
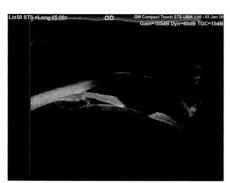
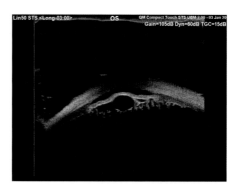
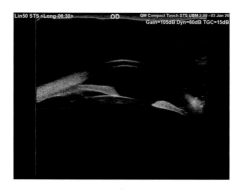
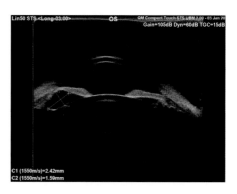
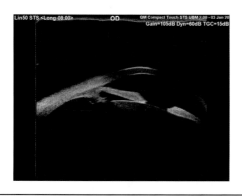
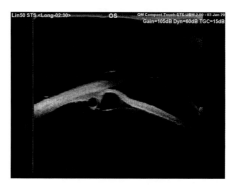

（续）

设计思路

OCOS 推荐双眼 12.6。

UBM 发现：双眼虹膜睫状上皮大囊肿，右眼下方，颞侧多发 3～4 枚，左眼颞上至颞侧较大一枚（见 UBM），水平 STS 较 WTW 小 0.5～0.6 mm。

双眼 ACD＜2.8 mm。

双眼 ICL。订片处方见上方红框。

综合考虑：双眼 12.1，水平位。

晶体屈光度计算器

患者信息

手术医生	患者 ID	患者姓名	出生日期	性别	手术眼别
			1996.01.01	女	**OD**

术前数据

BVD	12
球镜	-6
柱镜	0
轴向	0
K1	45 @ 140
K2	46.6 @ 50
前房深度	2.8
角膜厚度	0.511
白到白（角膜横径）	11.3
角膜接触镜球镜	0
既往的干预措施	没有

汇总报告

计算选中晶体	预期			
	球镜	柱镜	轴向	SEQ
Myopic 12.6mm -7.00	+00.09	+00.04	050	+00.11

订购的晶体	预期			
	球镜	柱镜	轴向	SEQ
VICMO12.1 -7.00				
序列号				

你已经选择了一个有削于STAAR公司推荐的其他长度的晶体

该患者的 ACD 值可能超出了使用适应症范围。请邮件 customerservice.ag@staar.com 联系客户支持部，以植实您所在地区的 ACD 范围。

计算完成于版本 5.00

患者信息

手术医生	患者 ID	患者姓名	出生日期	性别	手术眼别
			1996.01.01	女	**OS**

术前数据

BVD	12
球镜	-7
柱镜	0
轴向	0
K1	44.5 @ 35
K2	46.4 @ 125
前房深度	2.8
角膜厚度	0.505
白到白（角膜横径）	11.3
角膜接触镜球镜	0
既往的干预措施	没有

汇总报告

计算选中晶体	预期			
	球镜	柱镜	轴向	SEQ
Myopic 12.6mm -8.00	+00.06	+00.06	125	+00.09

订购的晶体	预期			
	球镜	柱镜	轴向	SEQ
VICMO12.1 -8.00				
序列号				

你已经选择了一个有削于STAAR公司推荐的其他长度的晶体

该患者的 ACD 值可能超出了使用适应症范围。请邮件 customerservice.ag@staar.co 联系客户支持部，以植实您所在地区的 ACD 范围。

计算完成于版本 5.00

预期屈光度	+ 0.07	+ 0.03
AC - IOL 度数	- 7.00	- 8.00
术 后 结 果		
裸眼视力	0.8	0.8
眼压（mmHg）	17.0	17.0
术后拱高（μm）	430	360

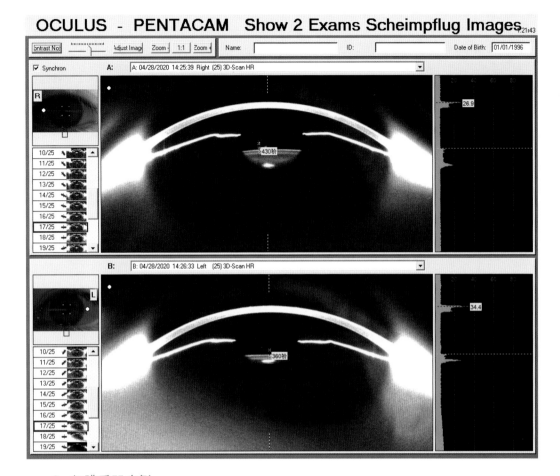

2. 虹膜后凹病例

病例 52

姓名	林某某	性别		男
年龄	27	职业		不详
		OD		OS
原镜度数		-6.50		-6.50
电脑验光		$-7.00/-0.50\times44$		$-7.00/-0.75\times115$
主觉验光		$-6.25/-0.50\times45=1.0+$		$-6.50/-0.75\times115=1.0$ $-6.75=0.8$
扩瞳电脑验光		$-6.25/-0.50\times56$		$-6.50/-1.00\times120$
眼压(mmHg)		13.1		14.7
眼轴(mm)		28.39		28.38
暗瞳(mm)		7.6		7.9

（续）

角膜曲率	K1	40.6@70	40.1@119
	K2	40.9@160	40.8@29
	Km	40.7	40.5
角膜最薄点厚度(μm)		539	539
晶状体厚度(mm)		3.76	3.78
ACD(mm)		3.64	3.61
HWTW/WTW(mm)		12.2/12.8	12.3/12.8
UBM	水平 STS(mm)	12.56	12.41
	垂直 STS(mm)	12.91	12.94
内皮细胞计数[个/(毫米)^2]		2 902	2 873
水平位 STSL 高度		正常	正常
度数选择与订片处方		$-6.25=1.0$	$-6.50/-1.00\times120=1.0$

Pentacam 检查结果

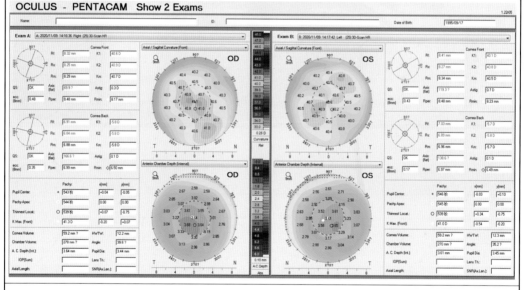

UBM 影像图

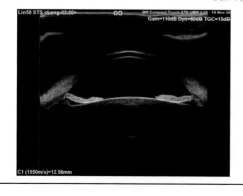
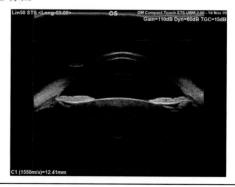

（续）

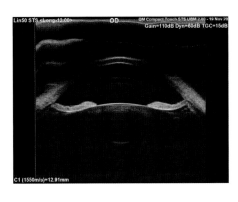

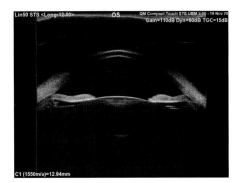

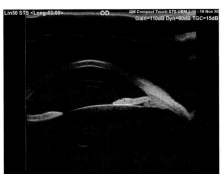

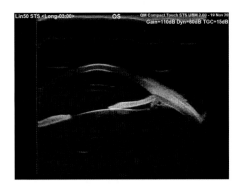

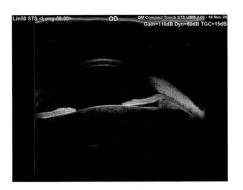

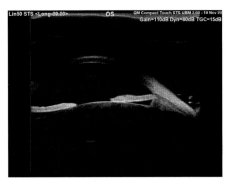

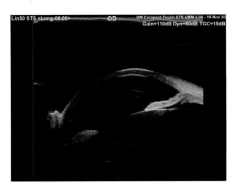

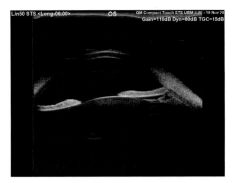

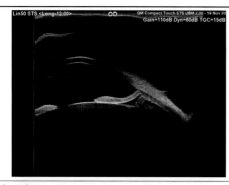 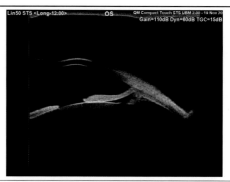

设计思路

OCOS 推荐右眼 13.2，左眼 13.7。

UBM 提示：双眼虹膜后凹，水平 STSL 正常。右眼时钟 3 点位 MCS 呈窄 2、9 点位呈窄 1；左眼时钟 3、9 点位均呈窄 1。

双眼 ACD＞3.50 mm，右眼＞左眼（右眼 3.64 mm，左眼 3.61 mm）。ACV 右眼＞左眼（右眼 278 mm³，左眼 270 mm³），暗瞳右＜左（右 7.6 mm，左 7.9 mm）。

右眼 ICL；左眼 TICL。订片处方见上方红框。

综合考虑：右眼 13.7，转 45°；左眼 13.2，水平位。

晶体屈光度计算器

患者信息

手术医生	患者 ID	患者姓名	出生日期	性别	手术眼别
			1995.09.17	男	**OD**

术前数据

BVD	12
球镜	-6.25
柱镜	0
轴向	0
K1	40.6 @ 70
K2	40.9 @ 160
前房深度	3.64
角膜厚度	0.539
白到白（角膜横径）	12.2
角膜接触镜球镜	0
既往的干预措施	没有

汇总报告

计算选中晶体	预期			
	球镜	柱镜	轴向	SEQ
Myopic 13.2mm -7.50	+00.12	+00.01	160	+00.13
订购的晶体	球镜	柱镜	轴向	SEQ
VICMO13.7 -7.50				
序列号				

你已经选择了一个有别于STAAR公司推荐的其他长度的晶体

计算完成于版本 5.00

患者信息

手术医生	患者 ID	患者姓名	出生日期	性别	手术眼别
			1995.09.17	男	**OS**

术前数据

BVD	12
球镜	-6.5
柱镜	-1
轴向	120
K1	40.1 @ 119
K2	40.8 @ 29
前房深度	3.61
角膜厚度	0.539
白到白（角膜横径）	12.3
角膜接触镜球镜	0
既往的干预措施	没有

汇总报告

计算选中晶体	预期			
	球镜	柱镜	轴向	SEQ
Toric Myopic 13.7mm -8.50/+1.0/X030	-00.11	+00.06	030	-00.08
订购的晶体	球镜	柱镜	轴向	SEQ
Toric Myopic 13.2mm				
序列号				

你已经选择了一个有别于STAAR公司推荐的其他长度的晶体

没有晶体被预留，因此无法计算预期屈光状态

计算完成于版本 5.00

预期屈光度	＋0.13/－0.50×63	－0.08
AC‑IOL 度数	－7.50	－8.50/＋1.0×030
术 后 结 果		
裸眼视力	1.2	1.2
眼压（mmHg）	13.1	17.7
术后拱高（μm）	600	620

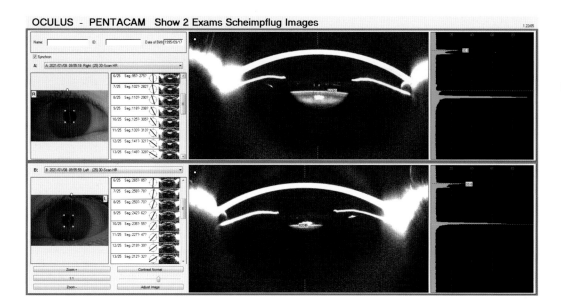

病例 53

姓名	张某	性别		男	
年龄	25	职业		软件开发	
		OD		OS	
原镜度数		不详		不详	
电脑验光		$-9.00/-1.00\times6$		$-7.50/-1.00\times178$	
主觉验光		$-9.00/-1.00\times5=1.0$		$-7.25/-1.00\times175=1.0$	
扩瞳电脑验光		$-8.75/-1.25\times2$		$-7.00/-1.25\times180$	
眼压(mmHg)		16.7		19.5	
眼轴(mm)		26.99		26.39	
暗瞳(mm)		7.2		6.5	
角膜曲率	K1	42.3@19		42.4@161	
	K2	43.3@109		43@71	
	Km	42.8		42.7	
角膜最薄点厚度(μm)		488		495	
晶状体厚度(mm)		3.82		3.79	
ACD(mm)		3.14		3.08	

(续)

HWTW/WTW(mm)		11.1/11.5	11.0/11.5
UBM	水平 STS(mm)	12.30	12.09
	垂直 STS(mm)	12.53	12.70
内皮细胞计数[个/(毫米)²]		2 423	2 514
水平 STSL 高度		Ⅱ级	Ⅱ级
度数选择与订片处方		-8.75/-1.00×180	-7.00/-1.00×180

Pentacam 检查结果

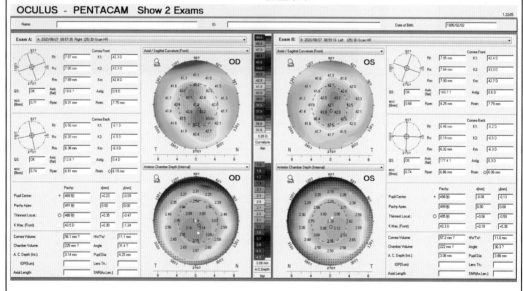

UBM 影像图

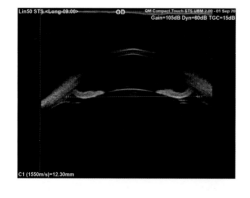

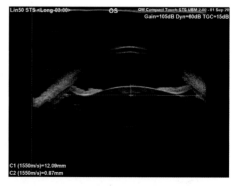

（续）

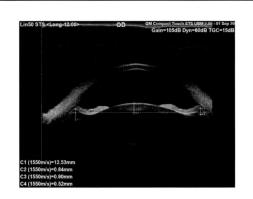

C1 (1550m/s)=12.53mm
C2 (1550m/s)=0.84mm
C3 (1550m/s)=0.90mm
C4 (1550m/s)=0.52mm

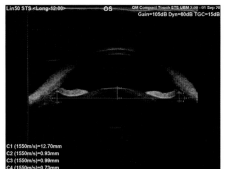

C1 (1550m/s)=12.70mm
C2 (1550m/s)=0.93mm
C3 (1550m/s)=0.99mm
C4 (1550m/s)=0.73mm

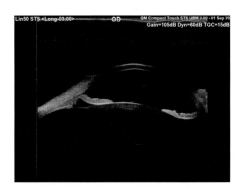

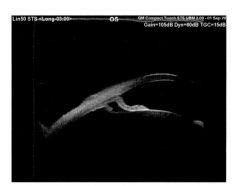

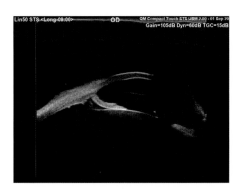

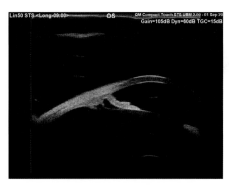

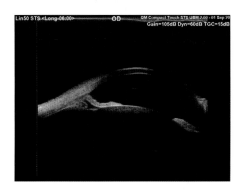

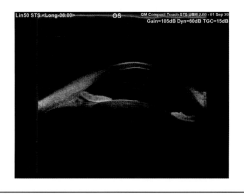

(续)

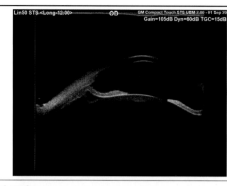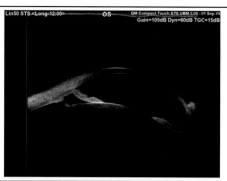

设计思路

OCOS 推荐双眼 12.1。

UBM 提示:双眼虹膜后凹、水平 STSL 高Ⅱ级、水平 MCS 呈宽 1～宽 2、LD - ITC 宽、水平 STS 较 WTW 大 0.5～0.8 mm。

双眼 TICL。订片处方见上方红框。

综合考虑:双眼 13.2,水平位。

晶体屈光度计算器

患者信息

手术医生	患者 ID	患者姓名	出生日期	性别	手术眼别
			1995.01.01	男	OD

术前数据

BVD	12
球镜	-8.75
柱镜	-1
轴向	180
K1	42.3 @ 19
K2	43.3 @ 109
前房深度	3.14
角膜厚度	0.488
白到白（角膜横径）	11.1
角膜接触镜球镜	0
既往的干预措施	没有

汇总报告

计算选中晶体	预期			
	球镜	柱镜	轴向	SEQ
Toric Myopic 12.1mm -10.50/+1.0/X090	-00.17	+00.03	125	-00.15

订购的晶体	预期			
	球镜	柱镜	轴向	SEQ
VTICMO13.2 -10.50/+1.0/X096	-00.17	+00.03	125	-00.15
序列号	**T619204**			

你已经选择了一个有别于STAAR公司推荐的其他长度的晶体

患者信息

手术医生	患者 ID	患者姓名	出生日期	性别	手术眼别
			1995.02.02	男	OS

术前数据

BVD	12
球镜	-7
柱镜	-1
轴向	180
K1	42.4 @ 161
K2	43 @ 71
前房深度	3.08
角膜厚度	0.495
白到白（角膜横径）	11
角膜接触镜球镜	0
医生的干预措施	没有

汇总报告

计算选中晶体	预期			
	球镜	柱镜	轴向	SEQ
Toric Myopic 12.1mm -09.00/+1.0/X090	+00.05	+00.03	076	+00.06

订购的晶体	预期			
	球镜	柱镜	轴向	SEQ
VTICMO 13.2mm -09.00/+1.5/X088	-00.33	+00.38	001	-00.14
序列号	T558012			

你已经选择了一个有别于STAAR公司推荐的其他长度的晶体

预期屈光度	- 0.15	- 0.14
AC - IOL 度数	- 10.50/ + 1.00×090	- 9.00/ + 1.50×90
术 后 结 果		
裸眼视力	1.0	1.2
眼压(mmHg)	19.0	16.1
术后拱高(μm)	320	430

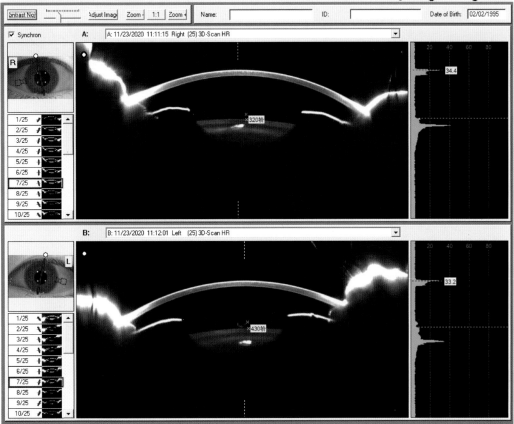

病例 54

姓名	仲某		性别		女
年龄	27		职业		职员
			OD		OS
原镜度数			− 8.75D		− 8.25D
电脑验光			− 8.75/ − 0.25×7		− 7.50/ − 1.25×2
主觉验光			− 8.25/ − 0.25×5 = 1.0		− 7.00/ − 1.25×180 = 1.0
扩瞳电脑验光			− 8.50/ − 0.75×6		− 7.50/ − 1.00×4
眼压(mmHg)			17.0		18.5
眼轴(mm)			27.69		27.49
暗瞳(mm)			7.2		7.3
角膜曲率	K1		43.0@178		42.5@10
	K2		43.5@88		43.6@100
	Km		43.3		43.0
角膜最薄点厚度(μm)			560		564
晶状体厚度(mm)			3.66		3.64
ACD(mm)			3.56		3.46

(续)

HWTW/WTW(mm)		11.1/11.4	11.2/11.5
UBM	水平 STS(mm)	11.57	11.54
	垂直 STS(mm)	11.86	11.83
内皮细胞计数[个/(毫米)²]		2 300	2 356
水平 STSL 高度		正常	正常
度数选择与订片处方		−8.25 = 1.0 −	−7.50 = 1.0 −

Pentacam 检查结果

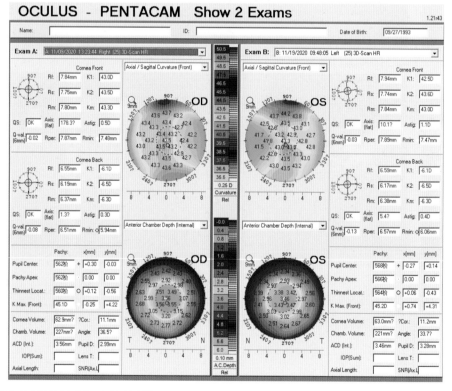

UBM 影像图

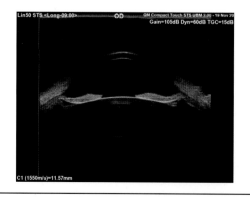
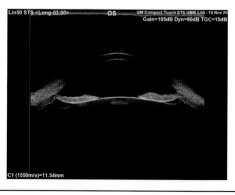

（续）

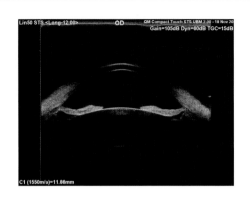
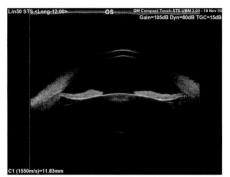

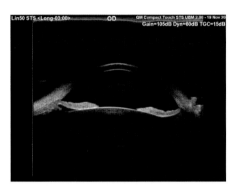
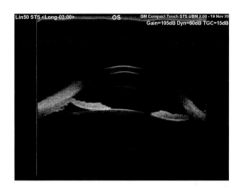

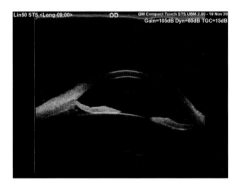
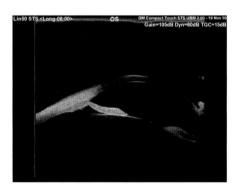

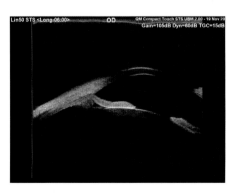
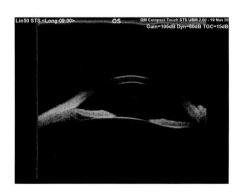

242

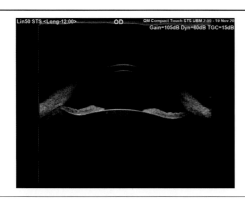
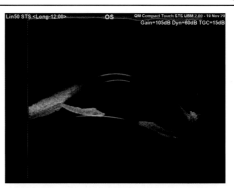

设计思路

OCOS 推荐右眼 12.1，左眼 12.6。

UBM 提示：双眼虹膜后凹、水平 STS 与 WTW 一致。

双眼 ACD3.50 mm 左右，水平位 12.1 拱高低、12.6 拱高高。

双眼 ICL。订片处方见上方红框。

综合考虑：双眼 12.6，向垂直方向转 30°。

晶体屈光度计算器

患者信息

手术医生	患者 ID	患者姓名	出生日期	性别	手术眼别
			1993.09.27	女	**OD**

术前数据

BVD	12
球镜	-8.25
柱镜	0
轴向	0
K1	42.9 @ 175
K2	43.4 @ 85
前房深度	3.53
角膜厚度	0.562
白到白（角膜横径）	11.1
角膜接触镜球镜	0
既往的干预措施	没有

汇总报告

计算选中晶体	预期			
	球镜	柱镜	轴向	SEQ
Myopic 12.1mm -9.50	-00.02	+00.02	085	-00.01
订购的晶体	预期			
	球镜	柱镜	轴向	SEQ
VICMO12.6 -9.50				
序列号				

你已经选择了一个有别于STAAR公司推荐厚度的其他厚度的晶体

计算完成于版本 5.00

患者信息

手术医生	患者 ID	患者姓名	出生日期	性别	手术眼别
			1993.09.27	女	**OS**

术前数据

BVD	12
球镜	-7.5
柱镜	0
轴向	0
K1	42.5 @ 10
K2	43.6 @ 100
前房深度	3.46
角膜厚度	0.564
白到白（角膜横径）	11.2
角膜接触镜球镜	0
既往的干预措施	没有

汇总报告

计算选中晶体	预期			
	球镜	柱镜	轴向	SEQ
Myopic 12.6mm -8.50	-00.17	+00.05	100	-00.15
订购的晶体	预期			
	球镜	柱镜	轴向	SEQ
VICMO12.6 -8.50				
序列号				

计算完成于版本 5.00

预期屈光度	$-0.01/-0.75×6$	$-0.15/-1.00×4$
AC-IOL 度数	-9.50	-8.50
术后结果		
裸眼视力	1.0	1.0
眼压（mmHg）	14.4	15.6
术后拱高（μm）	430	330

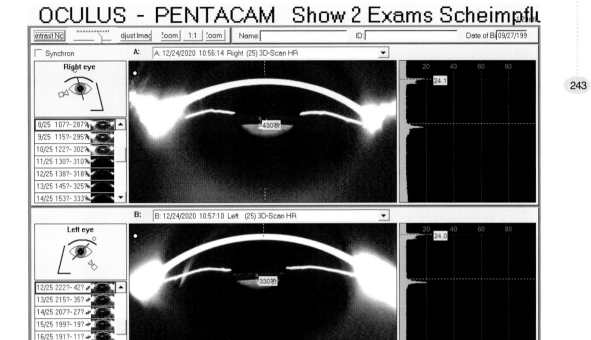

3. 斜位/N 位 ICL 设计

病例 55

姓名	程某	性别		女
年龄	25	职业		职员
		OD		OS
原镜度数		—		—
电脑验光		$-5.75/-0.75\times30$		$-3.50/-0.75\times172$
主觉验光		$-4.50/-1.00\times20=1.0$		$-3.00/-1.00\times175=1.0$
扩瞳电脑验光		$-4.25/-0.75\times16$		$-2.75/-1.00\times173$
眼压(mmHg)		16.0		17.5
眼轴(mm)		25.28		24.68
暗瞳(mm)		6.5		6.9
角膜曲率	K1	42.0@6		41.8@0
	K2	43.5@96		43.6@90
	Km	42.8		42.7
角膜最薄点厚度(μm)		544		541
晶状体厚度(mm)		3.6		3.6

（续）

ACD(mm)		2.66	2.61
HWTW/WTW(mm)		11.3/11.7	11.3/11.7
UBM	水平 STS(mm)	11.63/11.89	11.63
	垂直 STS(mm)	11.92	11.92
内皮细胞计数[个/(毫米)²]		2 562	2 492
水平 STSL 高度		Ⅱ级	Ⅰ级
度数选择与订片处方		−4.50 = 1.0	−3.00 = 1.0

Pentacam 检查结果

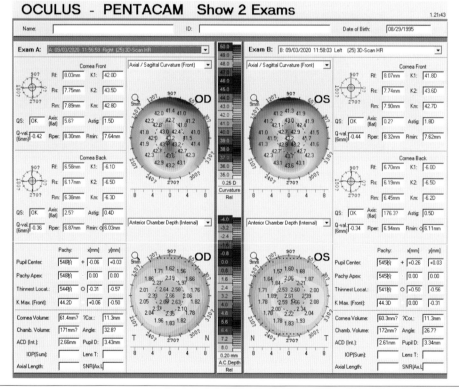

UBM 影像图

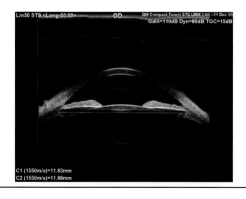
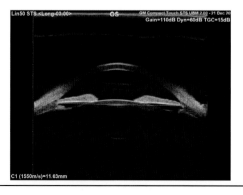

（续）

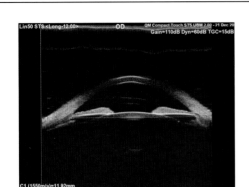 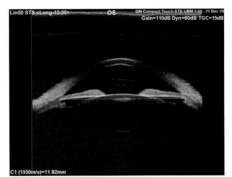

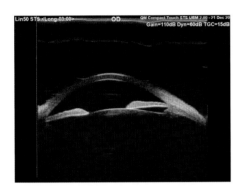 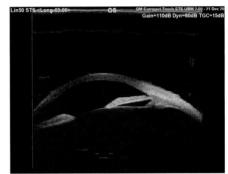

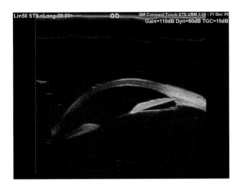 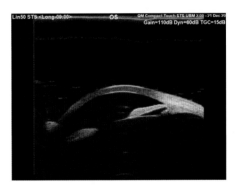

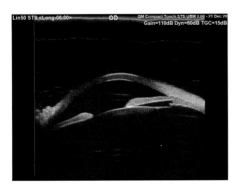 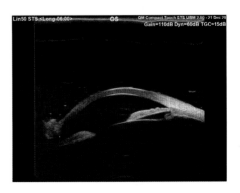

（续）

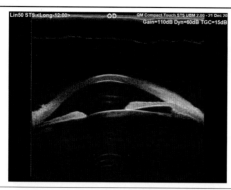 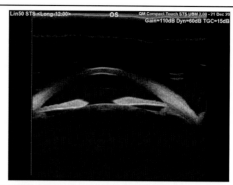

设计思路

OCOS 推荐双眼 12.6。

UBM 提示：右眼水平 STSL 高度 II 级、左眼 I 级。右眼时钟 9、12 点位 MCS 呈宽 1 伴 CP 小，水平沟宽处 STS 11.89 mm。

双眼 ACD＜2.70 mm。首选 ICL。水平位 12.6 拱高高。

双眼 ICL。订片处方见上方红框。

综合考虑：右眼 12.6，往垂直方向转 15°；左眼 12.6，转 45°。

晶体屈光度计算器

患者信息

手术医生	患者 ID	患者姓名	出生日期	性别	手术眼别
			1995.08.29	女	**OD**

术前数据

BVD	12
球镜	-4.5
柱镜	0
轴向	0
K1	41.7 @ 8
K2	43.2 @ 98
前房深度	2.8
角膜厚度	0.540
白到白（角膜横径）	11.4
角膜接触镜球镜	0
既往的干预措施	没有

汇总报告

计算选中晶体	预期			
	球镜	柱镜	轴向	SEQ
Myopic 12.6mm -5.00	-00.16	+00.03	098	-00.14

订购的晶体	预期			
	球镜	柱镜	轴向	SEQ
VICMO12.6 -5.00				
序列号				

该患者的 ACD 值可能超出了使用适应症范围，请邮件 customerservice.ag@staar.com 联系客户支持部，以核实您所在地区的 ACD 范围。

计算完成于版本 5.00

患者信息

手术医生	患者 ID	患者姓名	出生日期	性别	手术眼别
			1995.08.29	女	**OS**

术前数据

BVD	12
球镜	-3
柱镜	0
轴向	0
K1	41.6 @ 179
K2	43.4 @ 89
前房深度	2.8
角膜厚度	0.542
白到白（角膜横径）	11.3
角膜接触镜球镜	0
既往的干预措施	没有

汇总报告

计算选中晶体	预期			
	球镜	柱镜	轴向	SEQ
Myopic 12.6mm -4.00	+00.37	+00.03	089	+00.39

订购的晶体	预期			
	球镜	柱镜	轴向	SEQ
VICMO12.6 -4.00				
序列号				

该患者的 ACD 值可能超出了使用适应症范围，请邮件 customerservice.ag@staar.com 联系客户支持部，以核实您所在地区的 ACD 范围。

计算完成于版本 5.00

预期屈光度	$-0.14/-0.75\times17$	$+0.39/-1.00\times174$
AC-IOL 度数	-5.00	-4.00
术 后 结 果		
裸眼视力	1.0	1.0
眼压（mmHg）	17.8	16.8
术后拱高（μm）	440	560

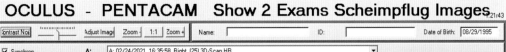

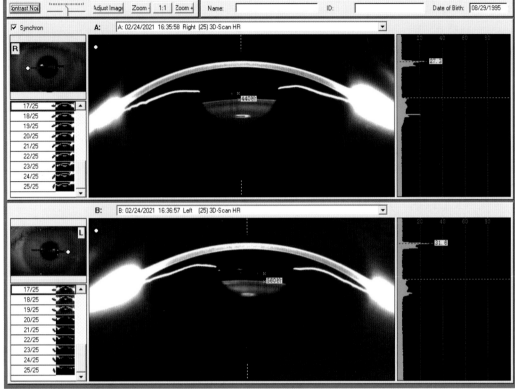

病例 56

姓名	李某某	性别		女
年龄	29	职业		公司职员
		OD		OS
原镜度数		− 10. 0D		− 10. 0D
电脑验光		− 10. 75/ − 0. 25×14		− 10. 50/ − 1. 00×161
主觉验光		− 10. 25/ − 0. 25×20 = 1. 0		− 10. 0/ − 1. 0×160 = 1. 0
扩瞳电脑验光		− 10. 25/ − 0. 50×27		− 10. 0/ − 1. 00×165
眼压(mmHg)		17. 2		19. 4
眼轴(mm)		26. 63		26. 54
暗瞳(mm)		7. 3		7. 3
角膜曲率	K1	43. 9@171		44. 1@168
	K2	44. 8@81		45. 1@78
	Km	44. 3		44. 6
角膜最薄点厚度(μm)		561		574

（续）

晶状体厚度（mm）		3.70	3.69
ACD（mm）		3.30	3.29
HWTW/WTW（mm）		11.7/12.0	11.7/12.0
UBM	水平 STS（mm）	12.07	11.98
	垂直 STS（mm）	12.67	12.48
内皮细胞计数［个/（毫米）²］		2 587	2 452
水平 STSL 高度		Ⅰ级	Ⅰ级
度数选择与订片处方		− 10.25 = 1.0	− 10.00 = 1.0 −

Pentacam 检查结果

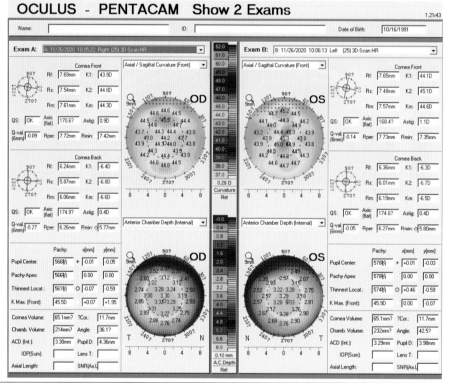

UBM 影像图

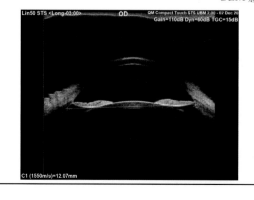
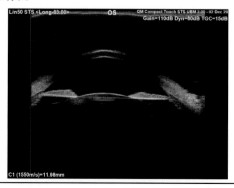

（续）

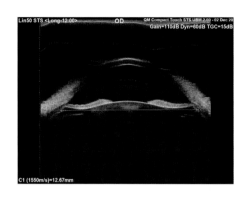
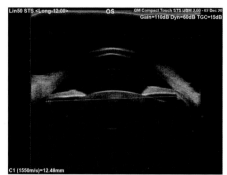

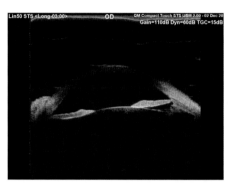
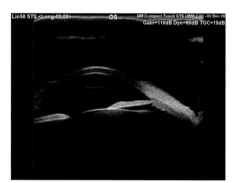

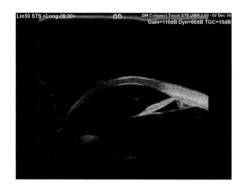
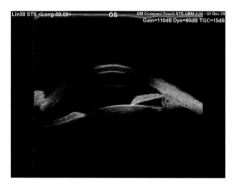

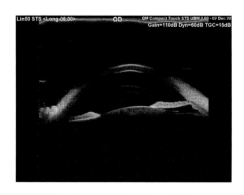
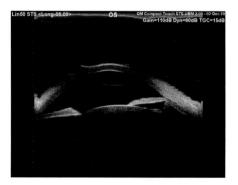

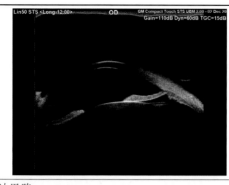
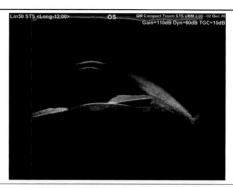

设计思路

OCOS 推荐双眼 13.2。

UBM 提示：双眼水平 STSL 高Ⅰ级，右眼时钟 6、9、12 点位 MCS 呈宽 2 伴 CP 小，双眼水平和垂直 STS 的差别分别为 0.6mm 和 0.5mm。

左眼角膜散光与全眼散光轴向一致。

双眼 ICL。订片处方见上方红框。

综合考虑：双眼 13.2，右眼向垂直方向转 15°；左眼向水平方向转 60°（SIA）。

晶体屈光度计算器

患者信息

手术医生	患者 ID	患者姓名	出生日期	性别	手术眼别
			1991.10.16	女	**OD**

术前数据

BVD	12
球镜	-10.25
柱镜	0
轴向	0
K1	43.9 @ 171
K2	44.8 @ 81
前房深度	3.30
角膜厚度	0.561
白到白（角膜横径）	11.7
角膜接触镜球镜	0
既往的干预措施	没有

汇总报告

计算选中晶体	预期			
	球镜	柱镜	轴向	SEQ
Myopic 13.2mm -11.50	+00.04	+00.05	081	+00.06

订购的晶体	预期			
	球镜	柱镜	轴向	SEQ
VICMO13.2 -11.50				
序列号				

计算完成于版本 5.00

患者信息

手术医生	患者 ID	患者姓名	出生日期	性别	手术眼别
			1991.10.16	女	**OS**

术前数据

BVD	12
球镜	-10
柱镜	0
轴向	0
K1	44.1 @ 168
K2	45.1 @ 78
前房深度	3.29
角膜厚度	0.574
白到白（角膜横径）	11.7
角膜接触镜球镜	0
既往的干预措施	没有

汇总报告

计算选中晶体	预期			
	球镜	柱镜	轴向	SEQ
Myopic 13.2mm -11.50	+00.21	+00.05	078	+00.23

订购的晶体	预期			
	球镜	柱镜	轴向	SEQ
Myopic 13.2mm -11.50				
序列号				

计算完成于版本 5.00

预期屈光度	+0.06/-0.25×14	+0.23/-1.00×161
AC-IOL 度数	-11.50	-11.50
术 后 结 果		
裸眼视力	1.0	1.0
眼压（mmHg）	19.0	15.9
术后拱高（μm）	480	380

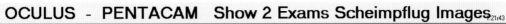

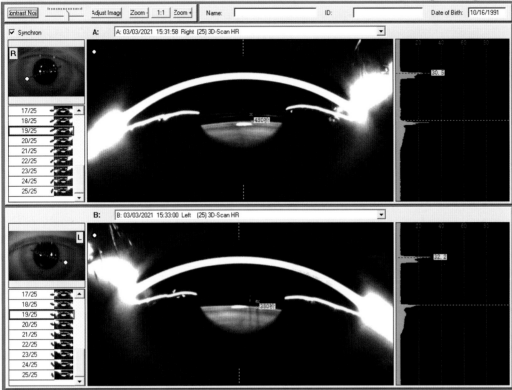

病例 57

姓名	许某某	性别		女
年龄	27	职业		职员
		OD		OS
原镜度数		—		—
电脑验光		$-9.25/-1.00\times20$		$-9.25/-1.00\times5$
主觉验光		$-9.00/-1.00\times25=1.2-$		$-9.00/-1.00\times5=1.0-$
扩瞳电脑验光		$-8.75/-1.00\times13$		$-8.75/-1.00\times2$
眼压(mmHg)		16.5		17.0
眼轴(mm)		27.94		27.68
暗瞳(mm)		7.2		7.0
角膜曲率	K1	42.7@7		43.0@178
	K2	44.0@97		44.6@88
	Km	43.3		43.8

(续)

角膜最薄点厚度（μm）		602	606
晶状体厚度（mm）		3.31	3.43
ACD（mm）		3.36	3.16
HWTW/WTW（mm）		11.6/12.0	11.6/12.0
UBM	水平 STS（mm）	11.66	11.57
	垂直 STS（mm）	12.18	12.03
内皮细胞计数［个/（毫米）²］		3 316	2 939
水平 STSL 高度		正常	I 级
度数选择与订片处方		−8.75 = 1.0	−8.75 = 1.0 −

Pentacam 检查结果

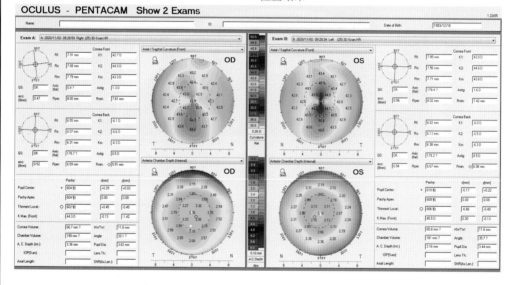

UBM 影像图

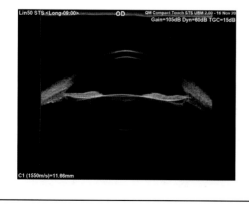
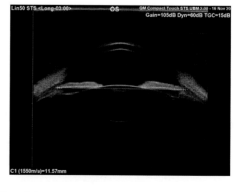

（续）

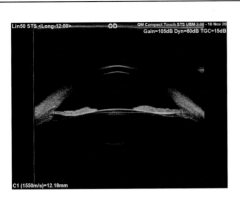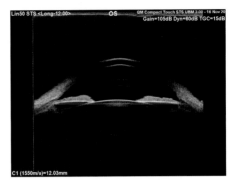

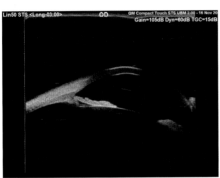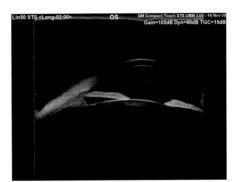

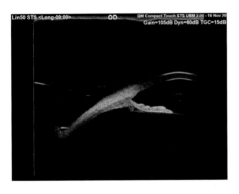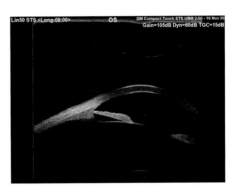

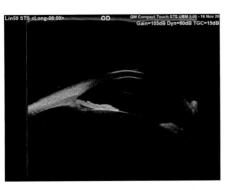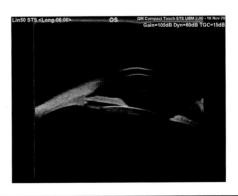

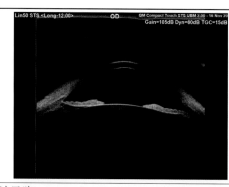
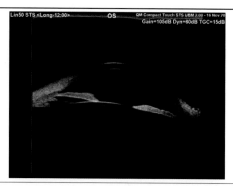

设计思路

OCOS 推荐右眼 13.2，左眼 12.6。

UBM 提示：双眼水平 STSL 右眼正常、左眼高Ⅰ级。MCS 呈窄 1～窄 2，水平 STS 较 WTW 小 0.4 mm 左右。

ACA 小（右眼 33.1 mm³，左眼 35.7 mm³），12.6 水平位拱高高。

双眼 ICL。订片处方见上方红框。

综合考虑：双眼 12.6，往垂直方向转 60°。

晶体屈光度计算器

患者信息

手术医生	患者 ID	患者姓名	出生日期	性别	手术眼别
			1993.12.16	女	**OD**

术前数据

BVD	12
球镜	-8.75
柱镜	0
轴向	0
K1	42.5 @ 5
K2	43.9 @ 95
前房深度	3.3
角膜厚度	0.604
白到白（角膜横径）	11.7
角膜接触镜球镜	0
既往的干预措施	没有

汇总报告

计算选中晶体	预期			
	球镜	柱镜	轴向	SEQ
Myopic 13.2mm -10.00	+00.04	+00.07	095	+00.08

订购的晶体	预期			
	球镜	柱镜	轴向	SEQ
VICMO12.8 -10.00				

序列号	
你已经选择了一个有别于STAAR公司推荐的其他长度的晶体	

患者信息

手术医生	患者 ID	患者姓名	出生日期	性别	手术眼别
			1993.12.16	女	**OS**

术前数据

BVD	12
球镜	-8.75
柱镜	0
轴向	0
K1	42.8 @ 1
K2	44.5 @ 91
前房深度	3.15
角膜厚度	0.600
白到白（角膜横径）	11.6
角膜接触镜球镜	0
既往的干预措施	没有

汇总报告

计算选中晶体	预期			
	球镜	柱镜	轴向	SEQ
Myopic 12.6mm -10.00	+00.10	+00.08	091	+00.13

订购的晶体	预期			
	球镜	柱镜	轴向	SEQ
VICMO12.6 -10.00				

序列号	

预期屈光度	+0.08/-1.00×14	+0.13/-1.00×5
AC-IOL 度数	-10.00	-10.00
术 后 结 果		
裸眼视力	1.2	1.0
眼压（mmHg）	19.2	21.1
术后拱高（μm）	490	390

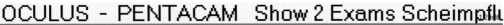

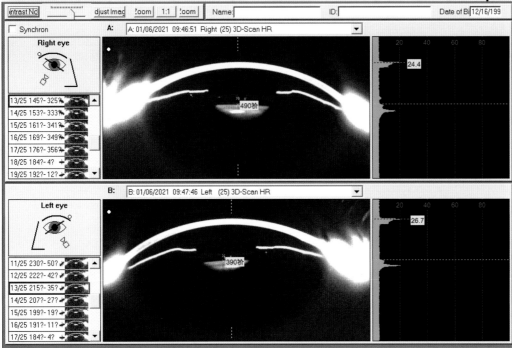

病例 58

姓名	张某	性别		女
年龄	28	职业		事业单位
		OD		OS
原镜度数		/		/
电脑验光		−14.50/−0.25×79		−15.25/−0.25×180
主觉验光		−13.75/−0.25×80=1.0		−14.00/−0.25×175=1.0
扩瞳电脑验光		−14.00/−0.25×92		−14.25/−0.00×0
眼压(mmHg)		16.2		20.5
眼轴(mm)		28.73		28.99
暗瞳(mm)		7.4		7.3
角膜曲率	K1	43.9@154		43.6@18
	K2	44.3@64		44.2@108
	Km	44.1		43.9
角膜最薄点厚度(μm)		577		574
晶状体厚度(mm)		3.32		3.44
ACD(mm)		3.40		3.40

（续）

HWTW/WTW(mm)		11. 4/11. 8	11. 5/11. 8
UBM	水平 STS(mm)	11. 48	11. 48
	垂直 STS(mm)	12. 21	12. 24
内皮细胞计数[个/(毫米)²]		2 777	2 747
水平 STSL 高度		正常	正常
度数选择与订片处方		−13. 75 = 1. 0	−14. 00 = 1. 0

Pentacam 检查结果

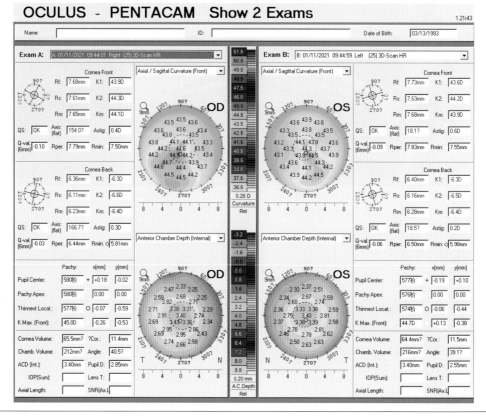

UBM 影像图

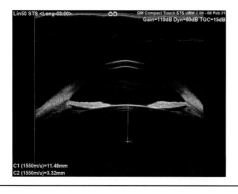
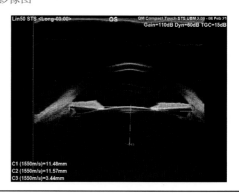

（续）

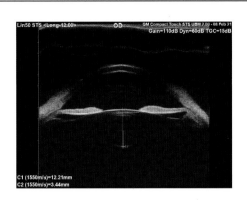

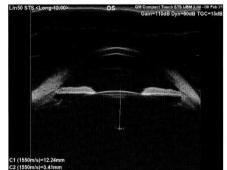

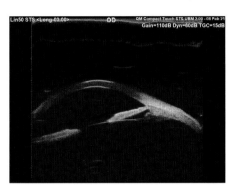

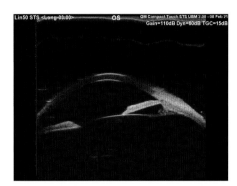

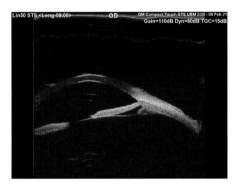

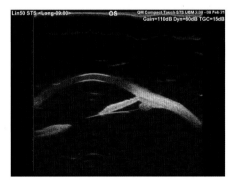

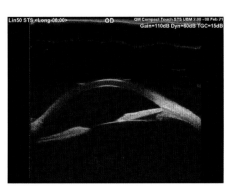

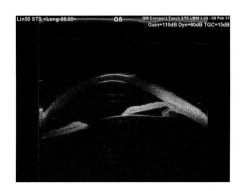

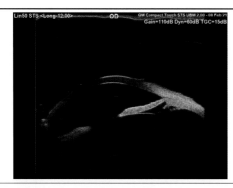 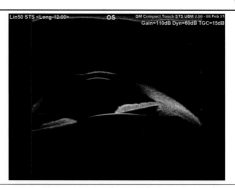

设计思路

OCOS 推荐双眼 12.6。

UBM 提示：双眼水平 STSL 正常、STS 较 WTW 小 0.3 mm、左眼时钟 3 点位 MCS 呈宽 2。

双眼暗瞳大（右眼 7.4 mm，左眼 7.3 mm），12.6 水平位拱高高。

双眼 ICL。订片处方见上方红框。

综合考虑：双眼 12.6，转 45°。

晶体屈光度计算器

患者信息

手术医生	患者 ID	患者姓名	出生日期	性别	手术眼别
Xingtao ZHOU	000	000	1993.03.13	女	**OD**

术前数据

BVD	12
球镜	-13.75
柱镜	0
轴向	0
K1	43.9 @ 154
K2	44.3 @ 64
前房深度	3.4
角膜厚度	0.577
白到白（角膜横径）	11.4
角膜接触镜球镜	0
既往的干预措施	没有

汇总报告

计算选中晶体	预期			
	球镜	柱镜	轴向	SEQ
Myopic 12.6mm -15.00	+00.19	+00.03	064	+00.20
订购的晶体	预期			
	球镜	柱镜	轴向	SEQ
Myopic 12.6mm -15.00				
序列号				

计算完成于版本 5.00

患者信息

手术医生	患者 ID	患者姓名	出生日期	性别	手术眼别
Xingtao ZHOU	000	000	1993.03.13	女	**OS**

术前数据

BVD	12
球镜	-14
柱镜	0
轴向	0
K1	43.6 @ 18
K2	44.2 @ 108
前房深度	3.4
角膜厚度	0.574
白到白（角膜横径）	11.5
角膜接触镜球镜	0
既往的干预措施	没有

汇总报告

计算选中晶体	预期			
	球镜	柱镜	轴向	SEQ
Myopic 12.6mm -15.00	+00.03	+00.04	108	+00.05
订购的晶体	预期			
	球镜	柱镜	轴向	SEQ
Myopic 12.6mm -15.00				
序列号				

计算完成于版本 5.00

预期屈光度	+ 0.20/ - 0.25×4	+ 0.05/ - 0/75×2
AC - IOL 度数	- 15.00	- 15.00
术 后 结 果		
裸眼视力	1.0	1.2
眼压（mmHg）	20.3	22.3
术后拱高（μm）	700	460

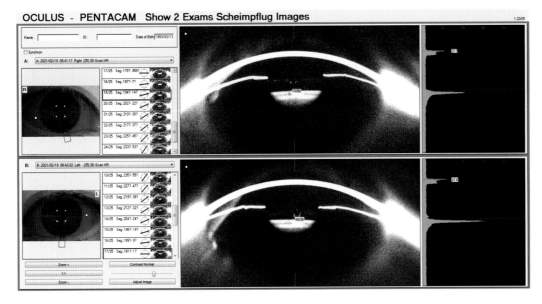

4. 斜位/N位 TICL 设计

病例 59

姓名		刘某某	性别	男
年龄		26	职业	自由
			OD	OS
原镜度数			不详	不详
电脑验光			$-5.00/-4.25\times179$	$-5.50/-3.25\times168$
主觉验光			$-4.75/-4.00\times5=1.0$	$-5.25/-3.25\times170=1.0-$
扩瞳电脑验光			$-5.00/-4.25\times6$	$-5.25/-3.25\times174$
眼压(mmHg)			18.7	16.4
眼轴(mm)			26.41	26.42
暗瞳(mm)			6.7	6.5
角膜曲率	K1		41.6@2	41.6@174
	K2		46.0@92	45.1@84
	Km		43.7	43.3
角膜最薄点厚度(μm)			570	568
晶状体厚度(mm)			3.69	3.68
ACD(mm)			2.94	2.93
HWTW/WTW(mm)			11.4/11.5	11.4/11.5
UBM	水平 STS(mm)		11.45	11.60
	垂直 STS(mm)		11.95	12.00

（续）

内皮细胞计数［个/（毫米）^{2}］	2 752	2 946
水平 STSL 高度	正常	正常
度数选择与订片处方	$-4.75/-4.00×5=1.0$ 右垂直位设计： 按 $-4.75/-4.00×95$ 订片	$-5.25/-3.50×175=1.0$ 左垂直位设计： 按 $-5.25/-3.50×85$ 订片

Pentacam 检查结果

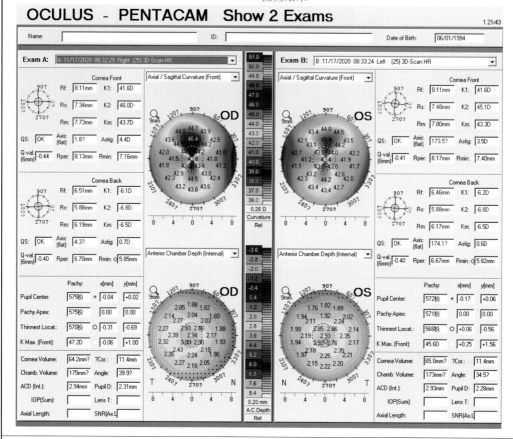

UBM 影像图

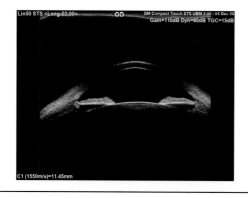

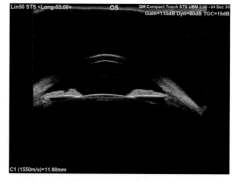

（续）

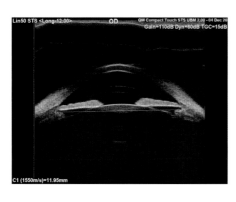

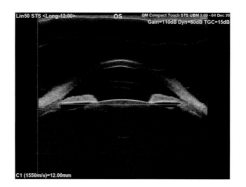

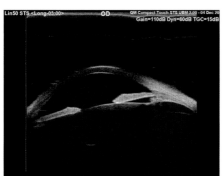

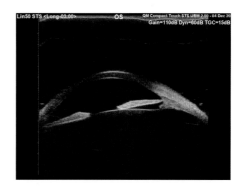

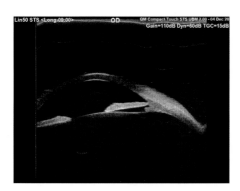

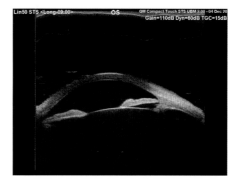

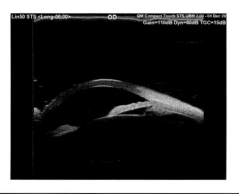

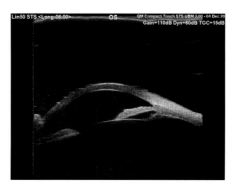

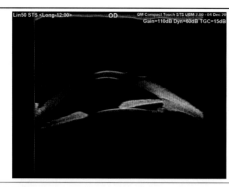

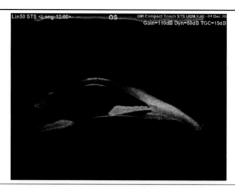

设计思路

OCOS 推荐双眼 12.6。

UBM 提示:双眼水平 STSL 正常、垂直 STSL 高度 I 级。水平 STS 与 WTW 一致,较垂直 STS 小 0.4~0.5 mm。

双眼 ACD<3.0 mm,ACV 不小(右眼 175 mm³,左眼 173 mm³),12.6 水平位拱高高。

双眼 TICL。订片处方见上方红框。

综合考虑:双眼 12.6,分别按右 −4.75/−4.00×95、左 −5.25/−3.50×85 订片,垂直位。

晶体屈光度计算器

患者信息

手术医生	患者 ID	患者姓名	出生日期	性别	手术眼别
			1994.06.01	男	**OD**

术前数据

BVD	12
球镜	−4.75
柱镜	−4
轴向	95
K1	41.6 @ 2
K2	46 @ 92
前房深度	2.94
角膜厚度	0.570
白到白(角膜横径)	11.4
角膜接触镜球镜	0
既往的干预措施	没有

汇总报告

计算选中晶体	预期			
	球镜	柱镜	轴向	SEQ
Toric Myopic 12.6mm -9.50/+4.0/X005	−00.09	+00.03	082	−00.07

订购的晶体	预期			
	球镜	柱镜	轴向	SEQ
Toric Myopic 12.6mm				
序列号				

没有晶体被预留,因此无法计算预期屈光状态

该患者的 ACD 值可能超出了使用适应症范围,请邮件 customerservice.ag@staar.com
联系客户支持部,以核实您所在地区的 ACD 范围

计算完成于版本 5.00

患者信息

手术医生	患者 ID	患者姓名	出生日期	性别	手术眼别
			1994.06.01	男	**OS**

术前数据

BVD	12
球镜	−5.25
柱镜	−3.5
轴向	85
K1	41.6 @ 174
K2	45.1 @ 84
前房深度	2.93
角膜厚度	0.568
白到白(角膜横径)	11.4
角膜接触镜球镜	0
既往的干预措施	没有

汇总报告

计算选中晶体	预期			
	球镜	柱镜	轴向	SEQ
Toric Myopic 12.6mm -9.50/+3.5/X175	−00.10	+00.05	083	−00.07

订购的晶体	预期			
	球镜	柱镜	轴向	SEQ
Toric Myopic 12.6mm				
序列号				

没有晶体被预留,因此无法计算预期屈光状态

该患者的 ACD 值可能超出了使用适应症范围,请邮件 customerservice.ag@staar.com
联系客户支持部,以核实您所在地区的 ACD 范围

计算完成于版本 5.00

预期屈光度	−0.07	−0.07
AC‑IOL 度数	−9.50/+4.00×5	−9.50/+3.50×175
术后结果		
裸眼视力	1.0	1.0
眼压(mmHg)	18.8	17.3
术后拱高(μm)	490	650

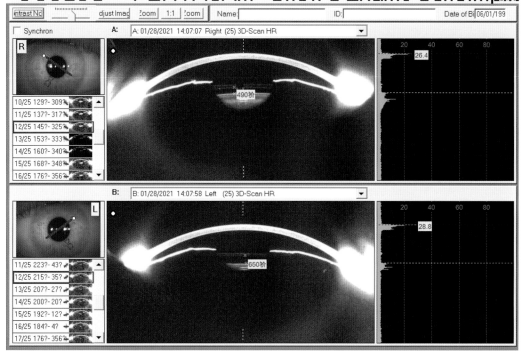

病例 60

姓名	葛某	性别	女
年龄	26	职业	职员
		OD	OS
原镜度数		$-6.00/-0.50\times39$	$-5.00/-1.75\times151$
电脑验光		$-6.50/-1.25\times29$	$-6.00/-1.00\times158$
主觉验光		$-5.50/-1.25\times35=1.2$	$-5.00/-1.00\times150=1.0$
扩瞳电脑验光		$-5.50/-1.25\times24$	$-5.00/-1.25\times156$
眼压(mmHg)		12.3	13.3
眼轴(mm)		25.11	25.07
暗瞳(mm)		6.2	6.8
角膜曲率	K1	44.1@13	43.5@164
	K2	45.5@103	44.9@74
	Km	44.8	44.2
角膜最薄点厚度(μm)		538	526
晶状体厚度(mm)		3.65	3.71

(续)

ACD(mm)		2.94	2.87
HWTW/WTW(mm)		10.7/11.1	10.7/11.1
UBM	水平 STS(mm)	10.75	10.67
	垂直 STS(mm)	11.22	11.19
内皮细胞计数[个/(毫米)²]		2 981	2 832
水平 STSL 高度		I 级	I 级
度数选择与订片处方		−5.50/−1.00×15 = 1.2 − 右眼垂直位 按 −5.50/−1.00×105 订片	−5.00/−1.00×165 = 1.0 左眼垂直位：−5.00/−1.00×75 左眼定位 120° 按 −5.00/−1.00×45 订片

Pentacam 检查结果

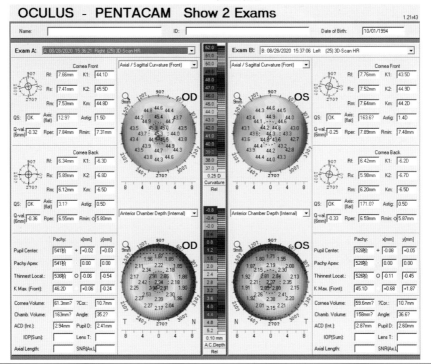

UBM 影像图

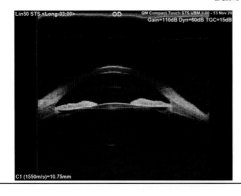
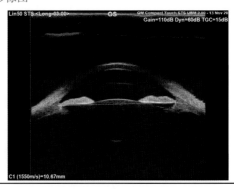

（续）

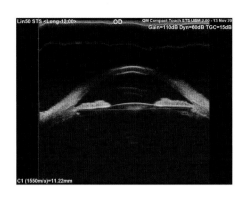
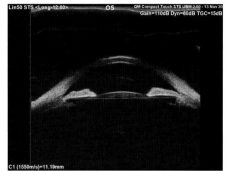
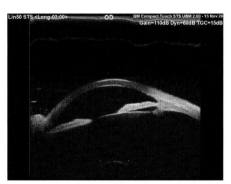
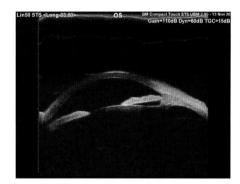
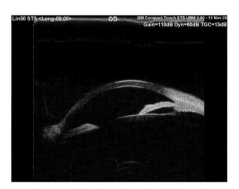
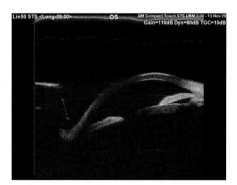
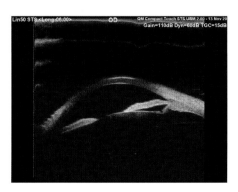
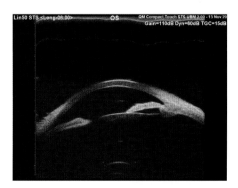

（续）

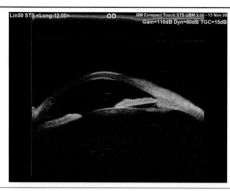
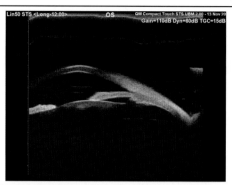

设计思路

OCOS 推荐双眼 12.1。

UBM 提示：双眼 STSL 高 I 级、MCS 呈窄 1、水平 STS 较 WTW 小 0.3～0.4 mm。

双眼 ACD＜3.0 mm，12.1 垂直位拱高合适。

双眼 TICL。订片处方见上方红框。

综合考虑：右眼 12.1，垂直位；左眼 12.1，90°植入再逆转 30°，定位 120°。

晶体屈光度计算器

患者信息

手术医生	患者 ID	患者姓名	出生日期	性别	手术眼别
			1994.10.01	女	**OD**

术前数据

BVD	12
球镜	-5.50
柱镜	-1.5
轴向	105
K1	44.1 @ 13
K2	45.5 @ 103
前房深度	2.94
角膜厚度	0.538
白到白（角膜横径）	10.7
角膜接触镜球镜	0
医生的干预措施	没有

汇总报告

计算选中晶体	预期			
	球镜	柱镜	轴向	SEQ
Toric Myopic 12.1mm -08.00/+1.5/X015	+00.06	+00.02	020	+00.07

订购的晶体	预期			
	球镜	柱镜	轴向	SEQ
VT1CM012.1 -8.00/+1.5/X018	+00.06	+00.02	020	+00.07

序列号	**T584336**

该患者的 ACD 值可能超出了使用适应症范围，请邮件 customerservice.ag@staar.com联系客户支持部，以核实您所在地区的 ACD 范围。

患者信息

手术医生	患者 ID	患者姓名	出生日期	性别	手术眼别
			1994.10.01	女	**OS**

术前数据

BVD	12
球镜	-5
柱镜	-1
轴向	45
K1	43.5 @ 164
K2	44.9 @ 74
前房深度	2.87
角膜厚度	0.526
白到白（角膜横径）	10.7
角膜接触镜球镜	
配戴的干预措施	没有

汇总报告

计算选中晶体	预期			
	球镜	柱镜	轴向	SEQ
Toric Myopic 12.1mm -7.00/+1.0/X135	+00.13	+00.04	112	+00.15

订购的晶体	预期			
	球镜	柱镜	轴向	SEQ
Toric Myopic 12.1mm				

序列号	

没有晶体被预留，因此无法计算预期屈光状态。

该患者的 ACD 值可能超出了使用适应症范围，请邮件 customerservice.ag@staar.com 联系客户支持部，以核实您所在地区的 ACD 范围。

计算完成于版本 5.00

预期屈光度	+ 0.07	+ 0.15
AC - IOL 度数	- 8.00/ + 1.50×15	- 7.00/ + 1.00×135
术 后 结 果		
裸眼视力	1.2	1.2
眼压（mmHg）	13.0	15.7
术后拱高（μm）	310	320

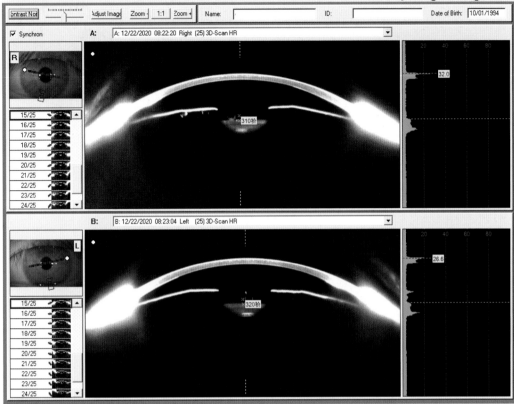

病例 61

姓名	姜某某		性别	女
年龄	27		职业	职员
			OD	OS
原镜度数			—	—
电脑验光			$-11.25/-2.75\times176$	$-11.50/-2.50\times175$
主觉验光			$-9.25/-2.75\times175=1.0-$	$-9.75/-2.50\times175=1.0$
扩瞳电脑验光			$-9.25/-3.00\times177$	$-10.00/-2.75\times175$
眼压(mmHg)			16.9	19.6
眼轴(mm)			28.14	28.51
暗瞳(mm)			6.5	6.7
角膜曲率	K1		41.7@179	41.7@173
	K2		45.1@89	44.8@83
	Km		43.4	43.2

（续）

角膜最薄点厚度(μm)		591	592
晶状体厚度(mm)		3.37	3.40
ACD(mm)		2.90	3.00
HWTW/WTW(mm)		11.4/11.7	11.4/11.7
UBM	水平 STS(mm)	11.42	11.51
	垂直 STS(mm)	11.95	11.95
内皮细胞计数[个/(毫米)^2]		3 075	3 104
水平 STSL 高度		正常	正常
屈光度选择与订片处方		$-9.25/-3.00\times175=1.0-$ 垂直位设计：$-9.25/-3.00\times85$	$-9.75/-2.50\times175=1.0-$ 垂直位设计：$-9.75/-2.50\times85$

Pentacam 检查结果

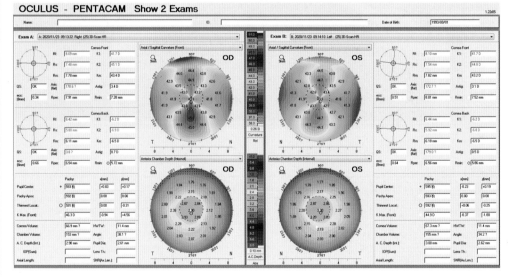

UBM 影像图

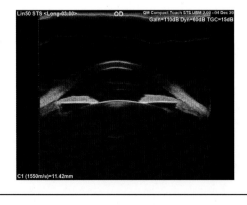
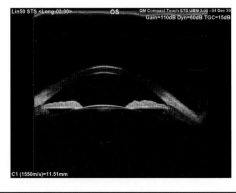

（续）

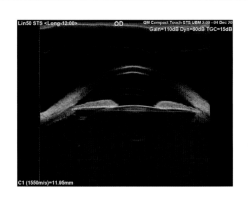
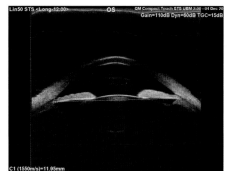
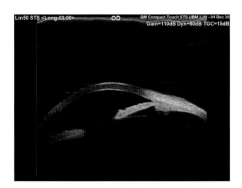
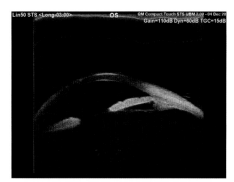
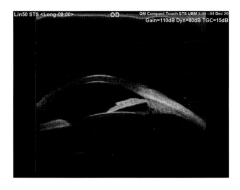
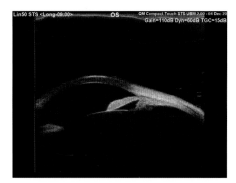
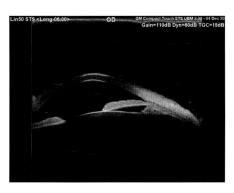
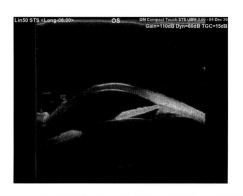

（续）

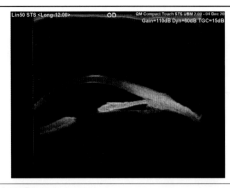
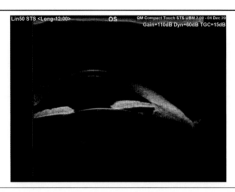

设计思路

OCOS 推荐双眼 12.6。

UBM 提示：双眼水平 STSL 正常，右眼时钟 3、9 点，左眼时钟 3 点位 MCS 呈宽 1 伴 CP 小。水平位易旋转。

双眼 TICL。订片处方见上方红框。

综合考虑：双眼 12.6，分别按：右 - 9.25/ - 3.00×85、左 - 9.75/ - 2.50×85 订片，垂直位。

晶体屈光度计算器

患者信息

手术医生	患者 ID	患者姓名	出生日期	性别	手术眼别
			1993.09.01	女	**OD**

术前数据		汇总报告				
BVD	12	计算选中晶体			预期	
球镜	-9.25			球镜	柱镜	轴向	SEQ
柱镜	-3	Toric Myopic 12.6mm -13.00/+3.0/X175	-0.18	+0.34	087	-0.01
轴向	85	订购的晶体			预期	
K1	41.7 @ 179			球镜	柱镜	轴向	SEQ
K2	45.1 @ 89	VTICMO12.6 -13.00/+3.0/X175	-0.18	+0.34	087	-0.01
前房深度	2.9	序列号		**T565118**		
角膜厚度	0.591					
白到白（角膜横径）	11.4	该患者的 ACD 值可能超出了使用适应症范围，请邮件 customerservice.ag@staar.com 联系客户支持部，以核实您所在地区的 ACD 范围。				
角膜接触镜球镜	0	计算完成于版本 5.00				
既往的干预措施	没有					

患者信息

手术医生	患者 ID	患者姓名	出生日期	性别	手术眼别
			1993.09.01	女	**OS**

术前数据		汇总报告				
BVD	12	计算选中晶体			预期	
球镜	-9.75			球镜	柱镜	轴向	SEQ
柱镜	-2.5	Toric Myopic 12.6mm -13.00/+2.5/X175	-0.21	+0.30	084	-0.06
轴向	85	订购的晶体			预期	
K1	41.7 @ 173			球镜	柱镜	轴向	SEQ
K2	44.8 @ 83	Toric Myopic 12.6mm				
前房深度	3	序列号				
角膜厚度	0.592					
白到白（角膜横径）	11.4	没有晶体被预留，因此无法计算其预期屈光状态				
角膜接触镜球镜	0	计算完成于版本 5.00				
既往的干预措施	没有					

预期屈光度	- 0.01	- 0.06
AC - IOL 度数	- 13.00/ + 3.00×175	- 13.00/ + 2.50×175
术后结果		
裸眼视力	1.0	1.0
眼压（mmHg）	16.9	18.6
术后拱高（μm）	370	380

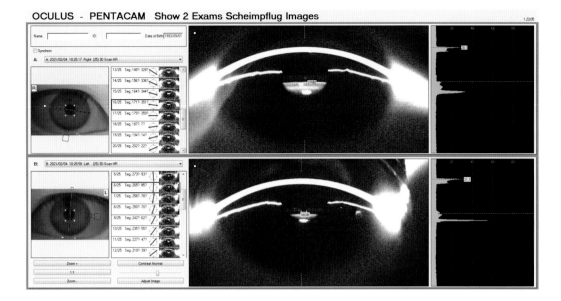

病例 62

姓名	吴某	性别		女
年龄	29	职业		自由职业
		OD		OS
原镜度数		不详		不详
电脑验光		$-8.25/-1.25\times177$		$-5.75/-2.00\times15$
主觉验光		$-8.25/-1.00\times175=1.0^-$		$-5.50/-2.00\times15=1.0$
扩瞳电脑验光		$-8.00/-1.00\times172$		$-5.50/-1.25\times18$
眼压(mmHg)		17.6		17.3
眼轴(mm)		25.73		25.03
暗瞳(mm)		6.3		5.9
角膜曲率	K1	44.1@176		43.8@8
	K2	46.1@86		45.7@98
	Km	45.1		44.7
角膜最薄点厚度(μm)		525		517
晶状体厚度(mm)		3.86		3.85
ACD(mm)		3.15		3.13
HWTW/WTW(mm)		11.3/11.6		11.3/11.6
UBM	水平 STS(mm)	11.48		11.57
	垂直 STS(mm)	11.71		12.01

(续)

内皮细胞计数[个/(毫米)²]	2 978	2 836
水平 STSL 高度	Ⅰ 级	Ⅰ 级
度数选择与订片处方	$-8.00/-1.00\times175=1.0$ 垂直位:按 $-8.00/-1.00\times85$ 订片	$-5.50/-1.50\times5=1.0$ 定位 55°:按 $-5.50/-1.50\times130$ 订片

Pentacam 检查结果

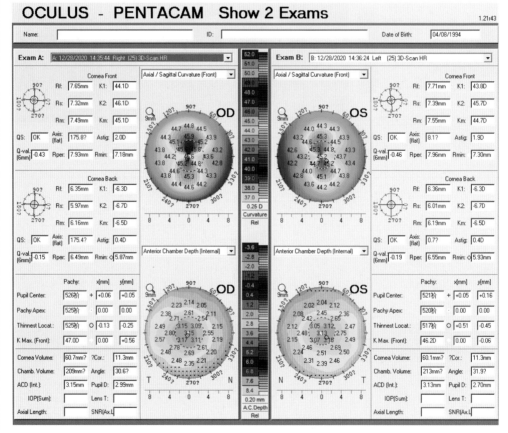

UBM 影像图

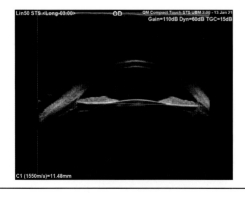

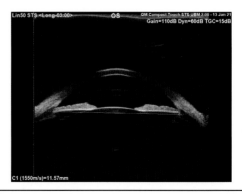

（续）

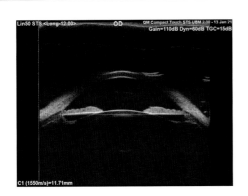
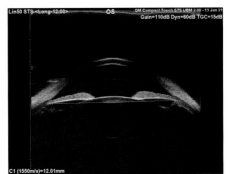
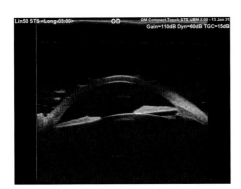
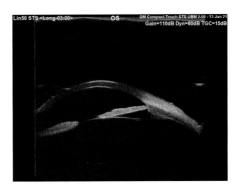
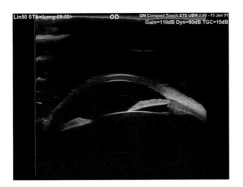
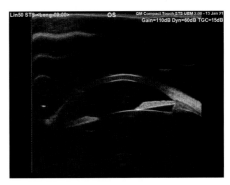
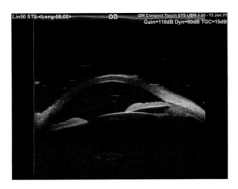
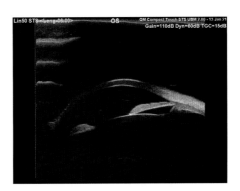

（续）

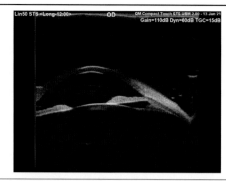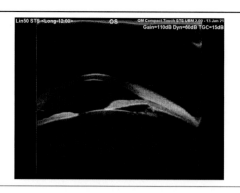

设计思路

OCOS 推荐双眼 12.6。

UBM 提示：双眼水平 STSL 高Ⅰ级，右眼 MCS＞宽 1 伴 CP 小，左眼时钟 3、12 点位 MCS 呈宽 1。水平 STS 11.5 mm 左右，水平位 12.6 拱高高。

双 ACD＞3.0 mm，ACA 不大（右 30.6，左 31.9）

双眼 TICL。订片处方见上方红框。

综合考虑：双眼 12.6，右眼垂直位，选转 20°左右的 TICL；左眼选 45°斜位的 TICL。最终右眼按 - 8.00/ - 1.00×85 订片，90°植入再顺时针旋转 18°。左眼按 - 5.50/ - 1.50×130 订片，导航定位 55°植入。

晶体屈光度计算器

| 预期屈光度 | - 0.08 | + 0.0 |
| AC - IOL 度数 | - 10.00/ + 1.00×175 | - 8.00/ + 1.50×40 |

（续）

术　后　结　果		
裸眼视力	1.0	1.0
眼压（mmHg）	13.5	14.5
术后拱高（μm）	300	330

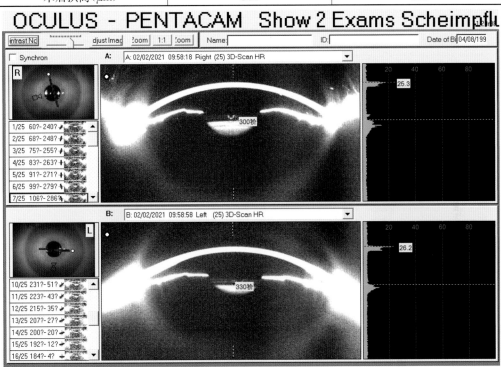

5. 双眼分别个性化设计

病例 63

姓名	黄某		性别	女
年龄	32		职业	—
			OD	OS
原镜度数			—	—
电脑验光			$-9.75/-0.75\times14$	$-9.75/-1.25\times176$
主觉验光			$-9.25/-1.00\times15=1.0^{+2}$	$-9.00/-1.50\times175=1.0^{+1}$
扩瞳电脑验光			$-9.25/-1.00\times15$	$-8.75/-1.50\times180$
眼压（mmHg）			18.9	19.2
眼轴（mm）			28.09	27.93
暗瞳（mm）			6.6	7.1
角膜曲率	K1		42.0@176	42.1@6
	K2		43.1@86	43.5@96
	Km		42.5	42.8
角膜最薄点厚度（μm）			546	543

（续）

晶状体厚度(mm)		3.71	3.72
ACD(mm)		3.32	3.29
HWTW/WTW(mm)		11.8/12.0	11.8/12.1
UBM	水平 STS(mm)	12.33	12.18
	垂直 STS(mm)	12.50	12.24
内皮细胞计数[个/(毫米)²]		2956	2978
水平 STSL 高度		正常	正常
度数选择与订片处方		$-9.25/-1.00\times15=1.0+2$	$-8.75/-1.50\times180=1.0$ 左垂直位 左按 $-8.75/-1.50\times90$ 订片

Pentacam 检查结果

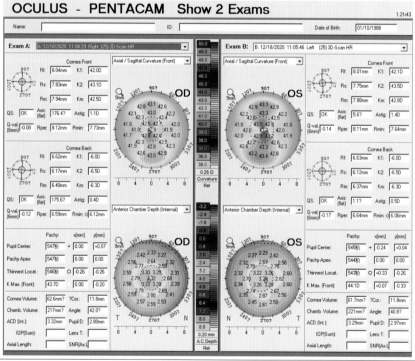

UBM 影像图

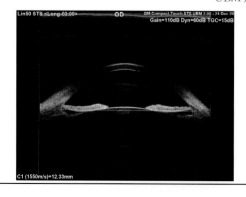

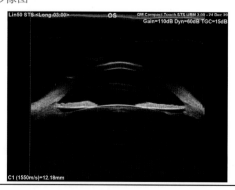

（续）

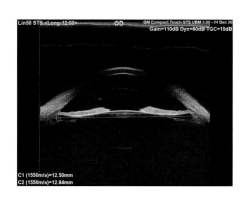

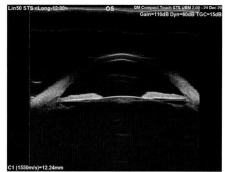

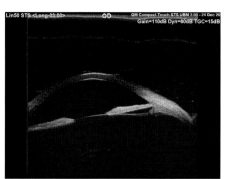

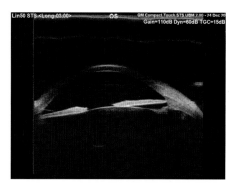

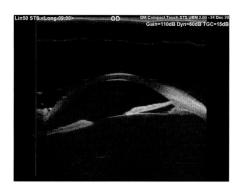

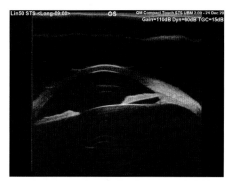

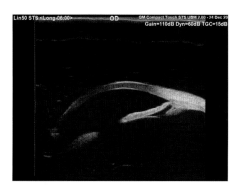

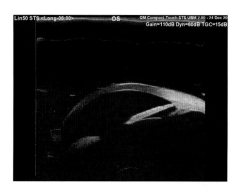

(续)

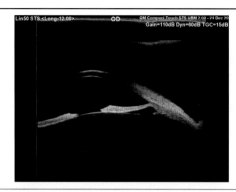

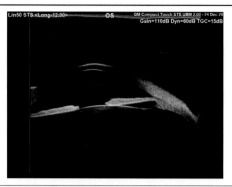

设计思路
OCOS 推荐双眼 13.2。
UBM 提示:双眼水平 STSL 正常、MCS 呈宽 1~宽 2、CP 不小,右垂直位 LD-ITC 宽,右眼水平 STS 较左眼大。
双眼 TICL。订片处方见上方红框。
综合考虑:双眼 13.2,右眼水平位;左眼按 -8.75/-1.50×90 订片,垂直位。

晶体屈光度计算器

患者信息

手术医生	患者 ID	患者姓名	出生日期	性别	手术眼别
			1988.01.10	女	**OD**

术前数据

BVD	12
球镜	-9.25
柱镜	-1
轴向	15
K1	42 @ 176
K2	43.1 @ 86
前房深度	3.32
角膜厚度	0.546
白到白(角膜横径)	11.8
角膜接触镜球镜	0
既往的干预措施	没有

汇总报告

计算选中晶体		预期			
		球镜	柱镜	轴向	SEQ
Toric Myopic 13.2mm -11.50/+1.0/X105		+00.12	+00.04	075	+00.14
订购的晶体		预期			
		球镜	柱镜	轴向	SEQ
VTICMO13.2 -11.50/+1.0/X097		+00.12	+00.04	075	+00.14
序列号	**T671748**				

计算完成于版本 5.00

患者信息

手术医生	患者 ID	患者姓名	出生日期	性别	手术眼别
			1988.01.10	女	**OS**

术前数据

BVD	12
球镜	-8.75
柱镜	-1.5
轴向	90
K1	42.1 @ 6
K2	43.5 @ 96
前房深度	3.29
角膜厚度	0.543
白到白(角膜横径)	11.8
角膜接触镜球镜	0
既往的干预措施	没有

汇总报告

计算选中晶体		预期			
		球镜	柱镜	轴向	SEQ
Toric Myopic 13.2mm -11.50/+1.5/X180		+00.10	+00.10	094	+00.15
订购的晶体		预期			
		球镜	柱镜	轴向	SEQ
Toric Myopic 13.2mm					
序列号					

没有晶体被预留,因此无法计算预期屈光状态
计算完成于版本 5.00

预期屈光度	+ 0.14	+ 0.15
AC - IOL 度数	- 11.50/ + 1.00×105	- 11.50/ + 1.50×180
术 后 结 果		
裸眼视力	1.2	1.2
眼压(mmHg)	18.5	17.4
Pentacam 拱高(μm)	930	630

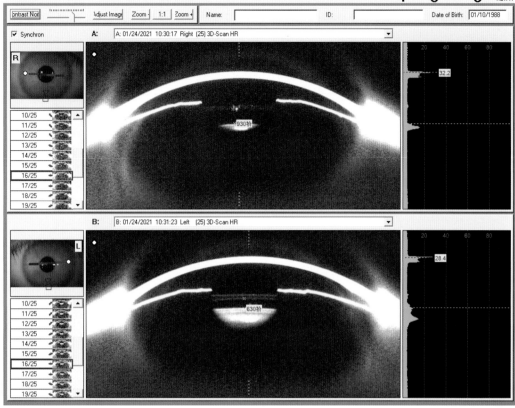

病例 64

姓名		黄某某	性别	女
年龄		19	职业	—
			OD	OS
原镜度数			—	—
电脑验光			$-10.00/-3.50\times1$	$-10.50/-4.50\times172$
主觉验光			$-8.75/-3.50\times180=1.0-$	$-9.75/-4.50\times175=1.0$
扩瞳电脑验光			$-9.25/-3.75\times178$	$-9.75/-4.50\times168$
眼压(mmHg)			14.5	15
眼轴(mm)			26.58	26.69
暗瞳(mm)			7.6	7.2
角膜曲率	K1		43.9@2	44.2@172
	K2		46.9@92	47.6@82
	Km		45.4	45.9
角膜最薄点厚度(μm)			544	541

（续）

晶状体厚度（mm）		3.51	3.52
ACD（mm）		3.17	3.17
HWTW/WTW（mm）		11.1/11.5	11.0/11.4
UBM	水平 STS（mm）	11.63	11.42
	垂直 STS（mm）	11.92	11.70
内皮细胞计数［个/（毫米）²］		2 463	2 472
水平 STSL 高度		正常	正常
度数选择与订片处方		$-9.00/-3.50\times5=1.0$	$-9.75/-4.50\times175=1.0$ 左垂直位 按 $-9.75/-4.50\times85$ 订片

Pentacam 检查结果

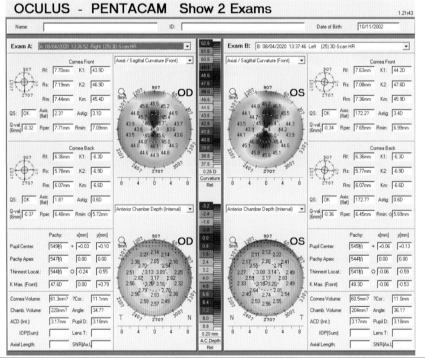

UBM 影像图

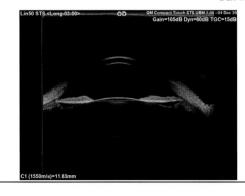
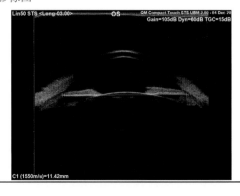

（续）

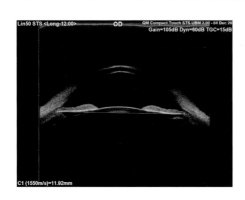
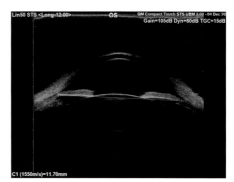

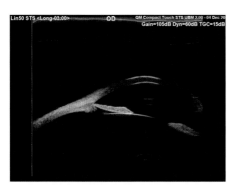
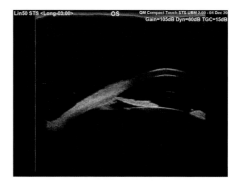

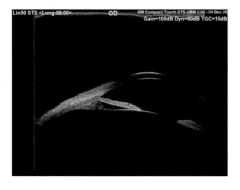
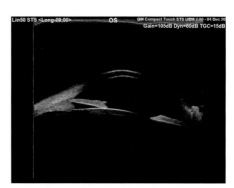

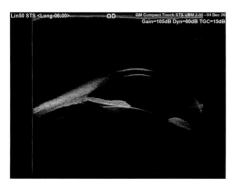
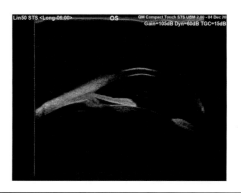

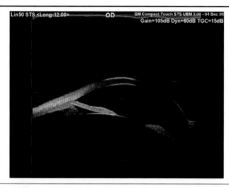
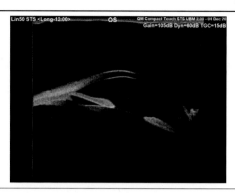

设计思路

OCOS 推荐双眼 12.1。

UBM 提示：双眼水平 STSL 正常，右眼 STS 较左大 0.21 mm。

双眼 ACD 3.17 mm，ACV 较大（右眼 220 mm^3，左眼 204 mm^3）。

双眼 TICL。订片处方见上方红框。

综合考虑：双眼 12.6，右眼水平位；左眼按 −9.75/−4.50×85 订片，垂直位。

晶体屈光度计算器

患者信息

手术医生	患者 ID	患者姓名	出生日期	性别	手术眼别
			2002.11.10	女	**OD**

术前数据

BVD	12
球镜	-9
柱镜	-3.5
轴向	5
K1	43.9 @ 2
K2	46.9 @ 92
前房深度	3.17
角膜厚度	0.544
白到白（角膜横径）	11.1
角膜接触镜球镜	0
既往的干预措施	没有

汇总报告

计算选中晶体	预期			
	球镜	柱镜	轴向	SEQ
Toric Myopic 12.1mm -13.50/+3.5/X095	-00.08	+00.03	077	-00.06

订购的晶体	预期			
	球镜	柱镜	轴向	SEQ
Toric Myopic 12.6mm				

序列号

你已经选择了一个有别于STAAR公司推荐的其他长度的晶体。

没有晶体被初始，因此无法计算预期屈光状态。

该患者的年龄超出了使用适应症范围。

计算完成于版本 5.00

患者信息

手术医生	患者 ID	患者姓名	出生日期	性别	手术眼别
			2002.11.10	女	**OS**

术前数据

BVD	12
球镜	-9.75
柱镜	-4.5
轴向	85
K1	44.2 @ 172
K2	47.6 @ 82
前房深度	3.17
角膜厚度	0.541
白到白（角膜横径）	11
角膜接触镜球镜	0
既往的干预措施	没有

汇总报告

计算选中晶体	预期			
	球镜	柱镜	轴向	SEQ
Toric Myopic 12.1mm -15.00/+4.5/X175	-00.41	+00.46	084	-00.18

订购的晶体	预期			
	球镜	柱镜	轴向	SEQ
VTICMO12.6 -15.00/+4.5/X169	-00.41	+00.46	084	-00.18

序列号 **T425488**

你已经选择了一个有别于STAAR公司推荐的其他长度的晶体。

该患者的年龄超出了使用适应症范围。

计算完成于版本 5.00

预期屈光度	− 0.06	− 0.18
AC‑IOL 度数	− 13.50/ + 3.50×095	− 15.00/ + 4.50×175
术 后 结 果		
裸眼视力	1.2	1.0
眼压（mmHg）	13.7	14.8
术后拱高（μm）	570	470

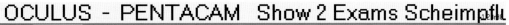

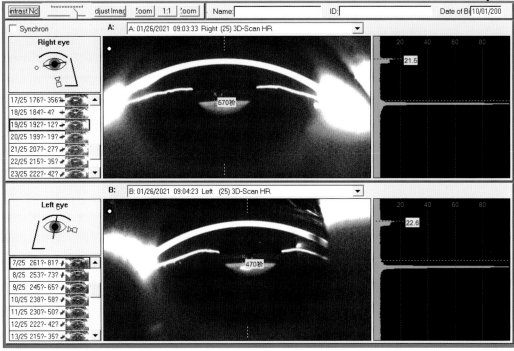

病例 65

姓名	陆某某	性别		男
年龄	29	职业		自由
		OD		OS
原镜度数		—		—
电脑验光		$-17.75/-4.25\times1$		$-5.75/-5.0\times174$
主觉验光		$-16.25/-4.0\times180=0.6^{-2}$		$-5.5/-5.0\times175=1.0$
扩瞳电脑验光		$-16.5/-4.5\times179$		$-5.25/-5.0\times175$
眼压(mmHg)		16.7		14.7
眼轴(mm)		30.87		26.76
暗瞳(mm)		6.5		6.5
角膜曲率	K1	43.5@3		42.9@178
	K2	46.1@93		46.5@88
	Km	44.8		44.6
角膜最薄点厚度(μm)		540		534
晶状体厚度(mm)		3.62		3.55
ACD(mm)		3.31		3.31

（续）

HWTW/WTW(mm)		11.5/11.8	11.4/11.7
UBM	水平 STS(mm)	11.86	11.92
	垂直 STS(mm)	12.12	12.33
内皮细胞计数[个/(毫米)^2]		2 554	2 648
水平 STSL 高度		正常	正常
度数选择与订片处方		$-16.25/-1.5 \times 180 = 0.5$	$-5.25/-5.0 \times 175 = 1.0$ 左 13.2 垂直位， 按 $-5.25/-5.00 \times 85$ 订片

Pentacam 检查结果

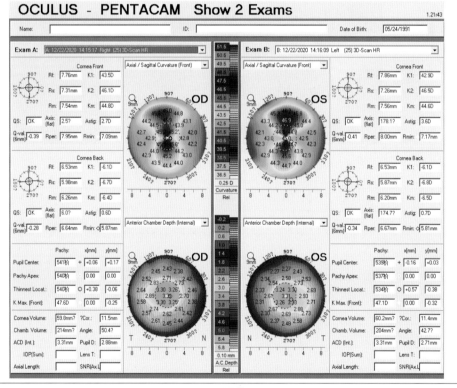

UBM 影像图

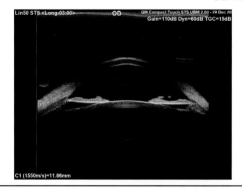

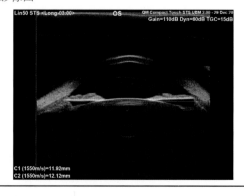

（续）

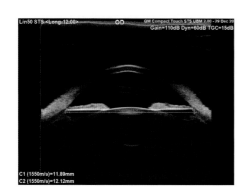

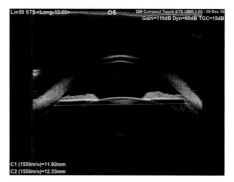

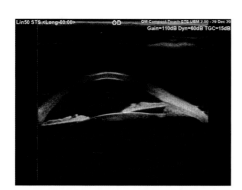

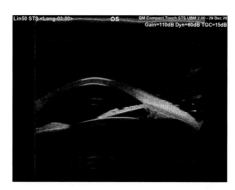

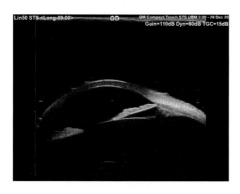

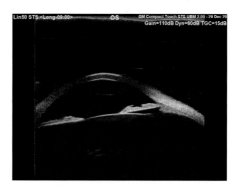

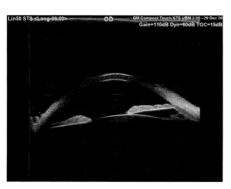

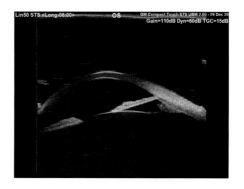

（续）

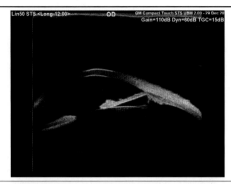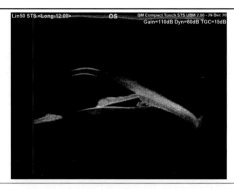

设计思路

OCOS 推荐双眼 12.6。

UBM 提示：双眼水平 STSL 正常、垂直 STSL 高 Ⅰ～Ⅱ 级。右眼时钟 9 点位 MCS 呈宽 1,6、12 点位 MCS 呈宽 2 伴 CP 小；左眼时钟 3、6、12 点位 MCS 呈宽 2,3 点位 CP 小。

双眼 TICL。订片处方见上方红框。右眼先满足球镜，散光欠矫。左眼高散(−5D)，12.6 水平位拱高低，易旋转。

综合考虑：右眼 12.6,水平位；左眼 13.2,按 −5.25/−5.00×85 订片。垂直位。

晶体屈光度计算器

患者信息

手术医生	患者 ID	患者姓名	出生日期	性别	手术眼别
			1991.05.24	男	**OD**

术前数据

BVD	12
球镜	−16.25
柱镜	−1.5
轴向	180
K1	43.2 @ 2
K2	45.9 @ 92
前房深度	3.22
角膜厚度	0.560
白到白（角膜横径）	11.5
角膜接触镜球镜	0
既往的干预措施	没有

汇总报告

计算选中晶体	预期			
	球镜	柱镜	轴向	SEQ
Toric Myopic 12.6mm -18.00/+1.5/X090	−00.08	+00.02	151	−00.07
订购的晶体	球镜	柱镜	轴向	SEQ
Toric Myopic 12.6mm				
序列号				

没有晶体被预留，因此无法计算预期屈光状态

计算完成于版本 5.00

患者信息

手术医生	患者 ID	患者姓名	出生日期	性别	手术眼别
			1991.05.24	男	**OS**

术前数据

BVD	12
球镜	−5.25
柱镜	−5
轴向	85
K1	42.9 @ 178
K2	46.5 @ 88
前房深度	3.31
角膜厚度	0.534
白到白（角膜横径）	11.4
角膜接触镜球镜	0
既往的干预措施	没有

汇总报告

计算选中晶体	预期			
	球镜	柱镜	轴向	SEQ
Toric Myopic 12.6mm -11.50/+5.0/X175	+00.13	+00.02	106	+00.14
订购的晶体	预期			
	球镜	柱镜	轴向	SEQ
VTICMO13.2 -11.50/+5.0/X004	+00.13	+00.02	106	+00.14
序列号	**T534217**			

您已经选择了一个有别于 STAAR 公司推荐的其他长度的晶体

计算完成于版本 5.00

预期屈光度	−0.07	+0.13
AC−IOL 度数	−18.0/+1.50×090	−11.0/+4.00×175
术 后 结 果		
裸眼视力	0.8	1.0
眼压(mmHg)	17.8	15.4
术后拱高(μm)	730	500

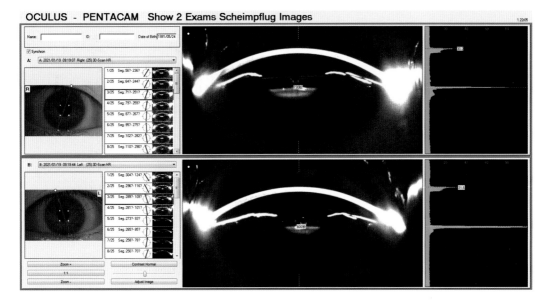

6. 圆锥角膜病例

病例 66

姓名	李某某	性别		男
年龄	27	职业		软件工程师
		OD		OS
原镜度数		不详		不详
电脑验光		$-5.75/-8.50\times128$		$-5.00/-8.75\times165$
主觉验光		$-4.75/-4.50\times145=0.4$		$-4.50/-7.50\times155=0.6+$
扩瞳电脑验光		$-5.00/-10.00\times134$		$-4.75/-8.50\times165$
眼压(mmHg)		9.3		7.7
眼轴(mm)		24.87		25.01
暗瞳(mm)		6.0		5.9
角膜曲率	K1	45.1@132		44.0@168
	K2	51.2@42		50.5@78
	Km	47.9		47.0
角膜最薄点厚度(μm)		484		429
晶状体厚度(mm)		3.71		3.74
ACD(mm)		3.20		3.26
HWTW/WTW(mm)		11.5/11.9		11.6/12.0
UBM	水平 STS(mm)	11.66		11.73
	垂直 STS(mm)	11.98		12.01

(续)

内皮细胞计数[个/(毫米)²]	2 576	2 458
水平 STSL 高度	正常	正常
度数选择与订片处方	$-4.75/-6.00\times130=0.7+1$ 右眼定位 135° 按 $-4.75/-6.00\times175$ 订片	$-4.50/-6.00\times165=0.6+$

Pentacam 检查结果

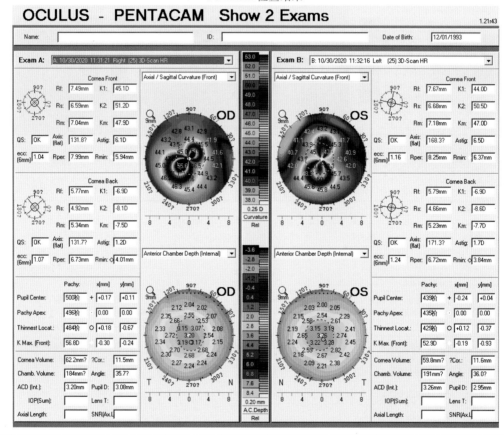

UBM 影像图

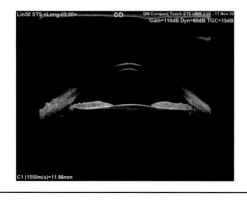
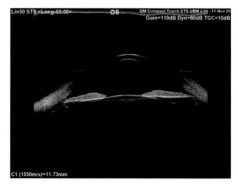

（续）

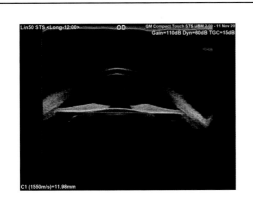

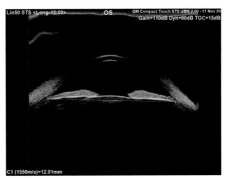

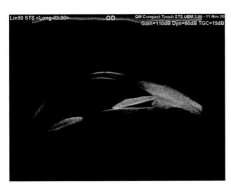

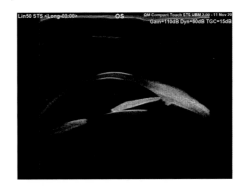

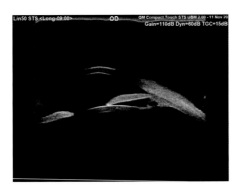

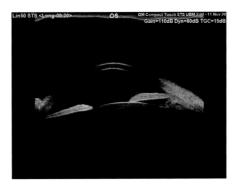

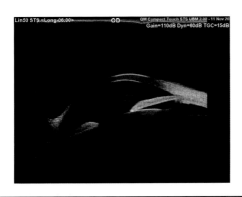

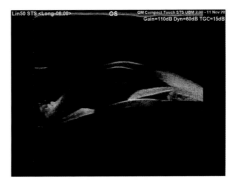

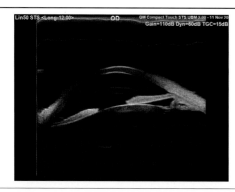

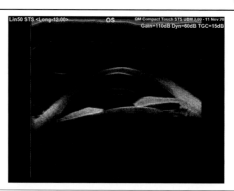

设计思路

OCOS 推荐双眼 12.6。

UBM 提示：双眼水平 STSL 正常，STS 较 WTW 小 0.2 mm。

双眼圆锥角膜，TICL。订片处方见上方红框。

综合考虑：双眼 12.6，右眼按 - 4.75/ - 6.00×175 订片，定位 135°植入斜位。左眼水平位。

晶体屈光度计算器

患者信息

手术医生	患者 ID	患者姓名	出生日期	性别	手术眼别
			1993 12 01	男	**OD**

术前数据

BVD	12
球镜	-4.75
柱镜	-6
轴向	130
K1	45.1 @ 131
K2	51.2 @ 41
前房深度	3.2
角膜厚度	0.484
白到白（角膜横栓）	11.5
角膜接触镜球镜	0
既往的干预措施	没有

汇总报告

计算选中晶体	预期			
	球镜	柱镜	轴向	SEQ
Toric Myopic 12.6mm -12.00/+6.0/X040	-00.17	+00.44	041	+00.05

订购的晶体	球镜	柱镜	轴向	SEQ
Toric Myopic 12.6mm				

序列号	

没有晶体被预留，因此无法计算预期屈光状态

患者信息

手术医生	患者 ID	患者姓名	出生日期	性别	手术眼别
			1993.12.01	男	**OS**

术前数据

BVD	12
球镜	-4.50
柱镜	-6
轴向	165
K1	44 @ 168
K2	50.5 @ 78
前房深度	3.26
角膜厚度	0.429
白到白（角膜横栓）	11.6
角膜接触镜球镜	0
既往的干预措施	没有

汇总报告

计算选中晶体	预期			
	球镜	柱镜	轴向	SEQ
Toric Myopic 12.6mm -11.50/+6.0/X075	-00.33	+00.46	077	-00.11

订购的晶体	球镜	柱镜	轴向	SEQ
VTICMO12.6 -11.50/+6.0/X080	-00.33	+00.46	077	-00.11

序列号	**TS16846**

预期屈光度	+ 0.09	- 0.11
AC - IOL 度数	- 12.00/ + 6.00×085	- 11.50/ + 6.00×075
术 后 结 果		
裸眼视力	0.8	0.8
眼压（mmHg）	11.6	11.7
术后拱高（μm）	610	630

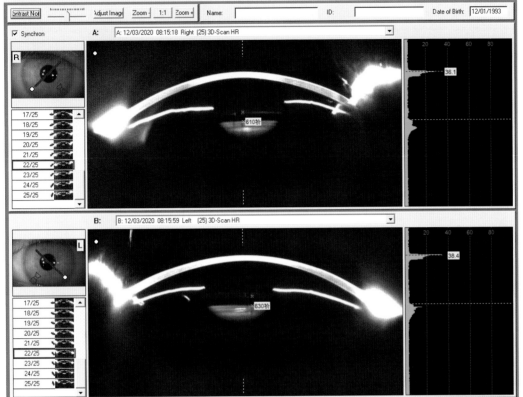

第三章 手术篇

第一节 常规 ICL/TICL 植入术

■ TICL 术前裂隙灯水平轴位标记方法

TICL 可以同时矫正近视及散光,是目前唯一一款带散光的有晶状体眼人工晶状体,因散光轴位精准要求,一般需要在术前对眼球位置做水平标记,以便术中进行精准地对位(视频 3-1)。常规推荐在裂隙灯下进行水平轴位的标记。具体方法如下:

视频 3-1
裂隙灯水平
轴位标记

 (1)将裂隙灯的光带调至水平 0 度或 180 度,裂隙灯光带调细。

 (2)患者结膜囊滴 2 次表面麻醉药水后,下颌放置于下颌托,额头顶住额托板,双眼睁开,并向水平正前方注视。

 (3)将裂隙灯光带投射于角膜正中,在裂隙灯光带与角巩缘的两端交界处(0 度及 180 度)分别用标记笔进行标记。

 (4)标记后用光带再次确认,或进行微调。

■ 常规 ICL/TICL 植入术操作

手术步骤及讲解(以右眼为例,视频 3-2)如下。

视频 3-2
常规 ICL/TICL
植入术操作
(右眼为例)

 (1)裂隙灯下水平轴位标记后,调节显微镜照明适中,调整显微镜位置及焦点平面,使角膜位于显微镜视野中央焦平面内。

 (2)用灌注液冲洗结膜囊。

 (3)显微有齿镊夹住角膜缘结膜固定眼球,时钟 6 点方位角膜缘做侧切口 0.5 mm(图 3-1)。

 (4)颞侧角膜缘水平方位做主切口 2.6~2.8 mm,刀尖正对瞳孔中央,刀面与虹膜平面平行,角膜隧道长度 1.2~1.5 mm(图 3-2)。

 (5)从侧切口注入少量眼内灌注液(BSS 平衡盐液)加深前房。如瞳孔散大不充分,可用平衡盐液 1:100 稀释 1% 肾上腺素注射液后注入前房 0.1 ml,快速散大瞳孔(图 3-3)。

 (6)推注 ICL 晶状体进入前房。有齿镊主切口附近角膜缘固定眼球,推注器前端堵住角膜切口保持水密;顶压力适中,以不造成角膜变形为宜(图 3-4)。

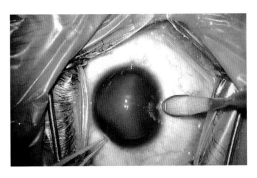

图 3-1 时钟 6 点方位角膜缘做侧切口 0.5mm

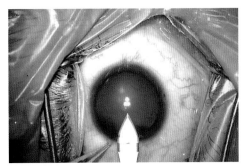

图 3-2 颞侧角膜缘水平方位做
主切口 2.6～2.8mm

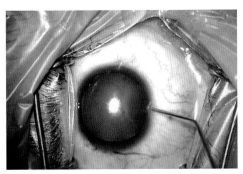

图 3-3 快速散大瞳孔

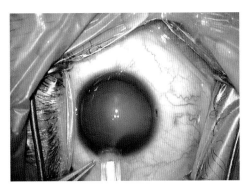

图 3-4 推注 ICL 晶状体进入前房

(7) 推注晶状体速度匀速平缓,晶状体注入方向与虹膜平面平行,与角膜隧道方向一致;一边推注一边观察晶状体展开,如有侧旋,推注器可适当旋转,保证 ICL 中央三孔朝上;待 2 个前襻打开,晶状体重心稳定,确定不会侧翻后加速推注(图 3-5)。

(8) 在 2 个后襻进入前房瞬间,推注器脱离角膜切口,在前房变浅的同时,推注器前端下压角膜切口处,晶状体后襻展开直接进入虹膜下(图 3-6、图 3-7)。

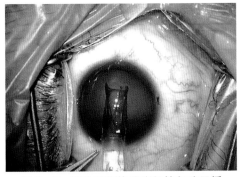

图 3-5 推注晶状体速度保持匀速平缓

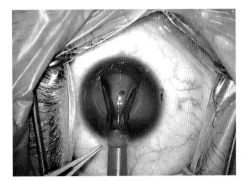

图 3-6 推注器前端下压角膜切口处

(9) 在 ICL 上方注入适量黏弹剂加深前房(图 3-8)。

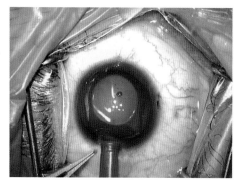

图 3-7　晶状体后襻展开直接进入虹膜下

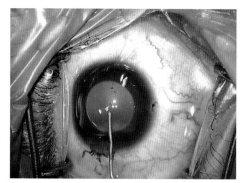

图 3-8　在 ICL 上方注入适量黏弹剂加深前房

（10）调位钩将 4 个脚襻送至虹膜下（图 3-9）。

（11）根据晶状体调位图将 ICL 散光标记对准相应角度（图 3-10）。

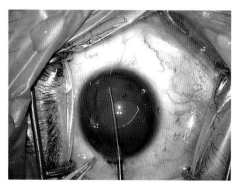

图 3-9　调位钩将 4 个脚襻送至虹膜下

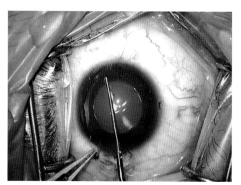

图 3-10　将 ICL 散光标记对准相应角度

（12）冲洗黏弹剂（图 3-11）；调整前房深度（从主切口放出少量房水，或从侧切口注入少量平衡盐液），使眼压略低于正常眼压。

（13）检查切口水密，结束手术（图 3-12）。

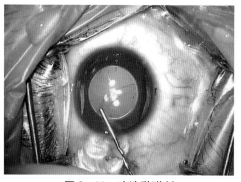

图 3-11　冲洗黏弹剂

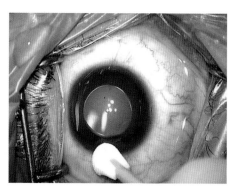

图 3-12　检查切口水密，结束手术

第二节 术中导航引导下 TICL 植入术

一、导航术前检查及术中识别

相对于裂隙灯标记轴位,术中导航定位的精准性更高。目前可以进行导航的仪器厂家主要有蔡司及爱尔康公司,本节主要介绍蔡司手术导航系统 CALLISTO eye 在 TICL 中的应用。一般需要在术前做 IOL Master 700 进行生物测量及术前参考图像的采集标记,显微镜下眼前节图像与术前采集图像匹配,以结膜血管为主要标志点进行精准匹配定位,各项导航辅助线直接投射到手术显微镜目镜中进行导航手术。所有数据及患者资料可通过网络进行传输和统一管理,一体化解决方案,实现准确、便捷、流畅的手术。

为避免因导航识别错误而产生系统误差,一般术前建议在裂隙灯下做好标记(一般以标注水平位相对更简单准确,详见裂隙灯水平标记方法视频 3-1),当导航显示与标记位置基本接近时可以认为导航识别正确,如果导航与标记差异较大(超过 20°以上),则可能存在系统识别误差,建议重新识别直至两者基本吻合(图 3-13)。

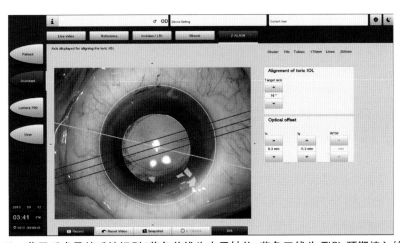

图 3-13 蔡司手术导航系统识别(黄色单线为水平轴位,蓝色三线为 TICL 预期植入的轴位)

二、手术视频示教

(一)单切口导航下 TICL 植入术(水平位)(视频 3-3)

开睑器开睑,导航自动识别结膜血管标记后显示水平位置(黄色单线)(图 3-14),有齿镊固定眼球,做颞侧角膜透明切口(2.8~3.0 mm),将已装载好的 TICL 人工晶状体推注进入前房,注意保持切口密闭及前房稳定,房水不漏,前房不塌陷。缓慢推注 TICL 人工晶状体,保证其正面展开(可观察左下及右上 2 个圆形标记点),如有翻转倾向,及时转动推注器进行调

视频 3-3
单切口导航下
TICL 植入
术(水平位)

整,直至人工晶状体全部展开并进入前房。在 ICL 人工晶状体上方(即角膜内皮细胞面与 ICL 之间)注入黏弹剂,增加前房深度,注意不要将黏弹剂注入 ICL 下面(即 ICL 与自身晶状体之间),调位钩将 4 个脚襻轻轻拨入虹膜后方送达睫状沟。显示目标轴位(蓝色三线),例如本例患者为常规的水平位放置,目标轴位为 5°(逆时针 5°),利用调位钩将 TICL 转到预期的位置,并注意居中性,再次导航下确认或微调。利用冲洗针头逐步将前房的黏弹剂置换干净。再次确认冲洗后轴位有无变化,如有必要做微调。检查切口水密性,并调整眼压正常略偏低。冲洗结膜囊,结束手术(图 3 - 15)。

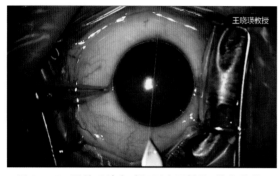

图 3 - 14　导航系统自动识别水平轴位(黄色单线)

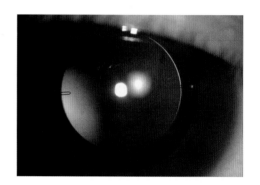

图 3 - 15　术后显示散光轴位(水平)逆时针 5°

(二) 单切口导航下 TICL 植入术(垂直位)(视频 3 - 4)

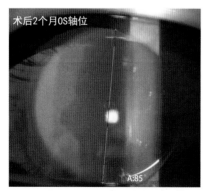

视频 3 - 4
单切口导航下
TICL 植入术
(垂直位)

图 3 - 16　术后显示散光轴位图 85°(垂直位)

开睑器开睑,导航自动识别结膜血管标记后显示水平位置(黄色单线),有齿镊固定眼球,做颞侧角膜透明切口(2.8～3.0 mm),将已装载好的 TICL 人工晶状体推注进入前房,注意保持切口密闭及前房稳定,房水不漏,前房不塌陷。缓慢推注 TICL 人工晶状体,保证其正面展开(可观察左下及右上 2 个圆形标记点),如有翻转倾向,及时转动推注器进行调整,直至人工晶状体全部展开并进入前房。在 ICL 人工晶状体上方(即角膜内皮细胞面与 ICL 之间)注入黏弹剂,增加前房深度,注意不要将黏弹剂注入 ICL 下面(即 ICL 与自身晶状体之间),调位钩将 4 个脚襻轻轻拨入虹膜后方送达睫状沟。显示目标轴位(蓝色三线),例如本例患者为特殊设计的垂直位放置,目标轴位为 85°,利用调位钩将 TICL 转到预期的位置,并注意居中性,再次导航下确认或微调。利用冲洗针头逐步将前房的黏弹剂置换干净,如有小气泡可嘱咐患者眼球向一侧注视,让气泡漂浮到接近切口位置,轻压切口后气泡即可被赶出。再次确认冲洗后轴位有无变化,如有必要做微调。检查切口水密性,并调整眼压正常略偏低。冲洗结膜囊,结束手术(图 3 - 16)。

（三）单切口导航下 TICL 植入术（斜轴位）（视频 3 - 5）

导航自动识别结膜血管标记后显示水平位置（黄色单线），有齿镊固定眼球，做颞侧角膜透明切口（2.8～3.0 mm），将已装载好的 TICL 人工晶状体推注进入前房，注意保持切口密闭及前房稳定，房水不漏，前房不塌陷。缓慢推注 TICL 人工晶状体，保证其正面展开（可观察左下及右上 2 个圆形标记点），注入黏弹剂，增加前房深度，注意黏弹剂不必过多，一般过中线，能维持足够的前房深度及方便调位即可。调位钩将 4 个脚襻轻轻拨入虹膜后方送达睫状沟。显示目标轴位（蓝色三线），本例患者为特殊设计的斜轴位放置，目标轴位为 35°，利用调位钩将 TICL 转到预期的位置，并注意居中性，再次导航下确认或微调。利用冲洗针头逐步将前房的黏弹剂置换干净，可采用左右方向冲洗，利用水流力量将黏弹剂在前房随房水游离，轻压切口后唇置换出黏弹剂。再次确认冲洗后轴位的准确性，如有必要做微调。检查切口水密性，并通过轻压眼球判断眼压高低，如眼球过硬，提示眼压过高，可通过轻压切口后唇，缓慢放出少许房水的方式来降低眼压，保证眼压正常略偏低。冲洗结膜囊，结束手术（图 3 - 17）。

视频 3 - 5
单切口导航下
TICL 植入术
（斜轴位）

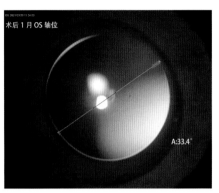

图 3 - 17　术后显示散光轴位图 33.4°（斜轴位）

第三节　无黏弹剂 ICL/TICL 植入术

随着手术技巧的提高，ICL 植入术对黏弹剂的使用依赖度越来越小，使术后眼压更加平稳，反应更轻，以达到最微创、最优化的手术。具体的方法有多种，如利用辅助切口进行前房持续灌注下维持前房后植入并调位，或利用带灌注的调位钩维持前房深度等。本组手术病例，是利用手术技巧直接将 ICL 人工晶状体直接推入后房，无黏弹剂，甚至不注水，手术快捷、微创。对手术技巧有一定要求，一般建议熟练的操作者进行，供大家参考。

（一）单切口无黏弹剂 TICL 植入术（视频 3 - 6）

本例患者为 TICL，术前目标轴位为逆时针 10°，没有应用导航，常规术前在裂隙灯下进行水平轴位的标记（颜色有点淡）。做透明角膜切口时注意进刀方向在标记的右侧约 10°（正好是逆时针 10°），这样的优点是提醒手术者逆时针方位，同时在推注 ICL 人工晶状体的时候基本沿着目标方向，使轴位最接近需要的位置。注意：切口密闭，前房不塌陷，ICL 人工晶状体略向下，直达对侧虹膜后方，前端 2 个脚襻缓慢展开后就已经达到睫状沟方向，再缓慢推进，并轻轻顶压近端 2 个脚襻，顺势将近端 2 个脚襻推进入虹膜后，这样无须黏弹剂辅助及调位就直接将 TICL 人工晶状体直接推入

视频 3 - 6
单切口无黏
弹剂 TICL
植入术

睫状沟。并且由于轴位方向准确,瞳孔恢复后观察,散光轴位基本就在逆时针 10°位置,无须再调整,一步到位。检查切口水密性,调整眼压,结束手术。注意:此例患者由于切口及推注方向精准,因此无须调位,但多数情况下,4 个脚襻可以全部一次进入后房,但轴位未必达到最佳位置,这时需要在前房补充少量黏弹剂加深前房,同时对轴位作微调,然后再清除黏弹剂。

(二)单切口无黏弹剂 ICL 植入术(视频 3 - 7、视频 3 - 8)

视频 3 - 7
单切口无黏弹剂
ICL 植入术(1)

视频 3 - 8
单切口无黏弹剂
ICL 植入术(2)

视频 3 - 9
单切口无黏弹剂
ICL 植入术(保留
瞳孔残膜)

本组共有 2 例患者,均为 ICL(非散光),因此无须标记,一般选择颞侧切口或角膜陡轴切口。推注晶状体时注意切口密闭,前房不塌陷,ICL 人工晶状体略向下,直达对侧虹膜后方,前端 2 个脚襻缓慢展开后就已经达到睫状沟方向,再缓慢推进,并轻轻顶压近端 2 个脚襻,顺势将近端 2 个脚襻推进入虹膜,这样无须黏弹剂辅助及调位就直接将 ICL 人工晶状体直接推入睫状沟。4 个脚襻全入,一步到位。检查切口水密性,调整眼压,结束手术。注意:对于这类 4 个脚襻全部一次进入后房病例,常规无须任何黏弹剂及注水,但如果最优化拱高选择时,希望 ICL 晶状体放置位置非水平轴位(例如希望放置斜轴位或垂直位),需要在前房补充少量黏弹剂加深前房,同时对轴位做调整后,再清除黏弹剂。具体根据病情需要进行选择。

(三)单切口无黏弹剂 ICL 植入术(保留瞳孔残膜)(视频 3 - 9)

本例患者为 ICL,术前发现有瞳孔残膜(图 3 - 18),手术中有意避免去干扰损伤该残膜。作上方角膜最陡轴方向切口,手术中仔细调整 ICL 人工晶状体植入方向,使 ICL 晶状体穿越残膜直达到后房,并直接将 4 个脚襻全推入,一次性进入睫状沟,无黏弹剂,未注水。植入后 ICL 人工晶状体居中性良好,观察瞳孔残膜完好无损(图 3 - 19),切口水密,结束手术。

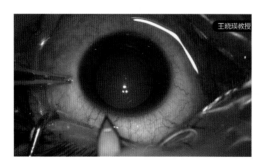

图 3 - 18　手术前可见瞳孔区丝状瞳孔残膜

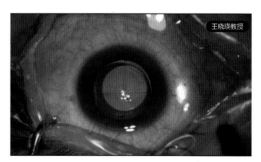

图 3 - 19　手术结束,可见 ICL 晶状体已植入,瞳孔区丝状残膜仍然完整无损

主要参考文献

［ 1 ］ 杨文利. 超声生物显微镜检查法［J］. 眼科研究，2006，24(5)：449－451.

［ 2 ］ HE M，WANG D，JIANG Y. Overview of ultrasound biomicroscopy［J］. J Curr Glaucoma Pract，2012，6(1)：25－53.

［ 3 ］ GARCIA-FEIJOO J，ALFARO I J，CUINA-SARDINA R，et al. Ultrasound biomicroscopy examination of posterior chamber phakic intraocular lens position［J］. Ophthalmology. 2003，110(1)：163－172.

［ 4 ］ ELSHAFEI A M K，GENAIDY M M，MOHARRAM H M，et al. In vivo positional analysis of implantable collamer lens using ultrasound biomicroscopy［J］. J Ophthalmol，2016，2016：4060467.

［ 5 ］ SHI M，KONG J，LI X，et al. Observing implantable collamer lens dislocation by panoramic ultrasound biomicroscopy［J］. Eye (Lond)，2015，29(4)：499－504.

［ 6 ］ LEE D H，CHOI S H，CHUNG E S，et al. Correlation between preoperative biometry and posterior chamber phakic visian implantable collamer lens vaulting［J］. Ophthalmology，2012，119(2)：272－277.

［ 7 ］ DOMÍNGUEZ-VICENT A，PÉREZ-VIVES C，FERRER-BLASCO T，et al. Interchangeability among five devices that measure anterior eye distances［J］. Clin Exp Optom，2015，98(3)：254－262.

［ 8 ］ OH J，SHIN H H，KIM J H，et al. Direct measurement of the ciliary sulcus diameter by 35－megahertz ultrasound biomicroscopy［J］. Ophthalmology，2007，114(9)：1685－1688.

［ 9 ］ KAWAMORITA T，UOZATO H，KAMIYA K，et al. Relationship between ciliary sulcus diameter and anterior chamber diameter and corneal diameter［J］. J Cataract Refract Surg，2010，36(4)：617－624.

［10］ GAO J，LIAO R F，LI N. Ciliary sulcus diameters at different anterior chamber depths in highly myopic eyes［J］. J Cataract Refract Surg，2013，39(7)：1011－1016.

［11］ BIERMANN J，BREDOW L，BOEHRINGER D，et al. Evaluation of ciliary sulcus diameter using ultrasound biomicroscopy in emmetropic eyes and myopic eyes［J］. J Cataract Refract Surg，2011，37(9)：1686－1693.

［12］ GUBER I，BERGIN C，PERRITAZ S，et al. Correcting interdevice bias of horizontal white-to-white and sulcus-to-sulcus measures used for implantable collamer lens sizing［J］. Am J Ophthalmol，2016，161：116－125. e1.

［13］ NAM S W，LIM D H，HYUN J，et al. Buffering zone of implantable collamer lens sizing in V4c［J］. BMC Ophthalmol，2017，17(1)：260.

［14］ ZHANG X，CHEN X，WHANG X Y，et al. Iridociliary cysts do not impact on posterior phakic intraocular lens implantation for high myopia correction：a prospective cohort study in 1569 eyes［J］. Plos One，2018，13(4)：e0196460.

图书在版编目(CIP)数据

EVO ICL 个性化设计精粹/王晓瑛,周行涛,汪琳主编. 一上海:复旦大学出版社,2021.8
(2022.7 重印)
(追光系列丛书/周行涛总主编)
ISBN 978-7-309-15730-7

Ⅰ.①E… Ⅱ.①王… ②周… ③汪… Ⅲ.①屈光不正-治疗 Ⅳ.①R778.105

中国版本图书馆 CIP 数据核字(2021)第 128442 号

EVO ICL 个性化设计精粹
王晓瑛 周行涛 汪 琳 主编
责任编辑/贺 琦

复旦大学出版社有限公司出版发行
上海市国权路 579 号 邮编:200433
网址: fupnet@ fudanpress. com http://www. fudanpress. com
门市零售: 86-21-65102580 团体订购: 86-21-65104505
出版部电话: 86-21-65642845
上海盛通时代印刷有限公司

开本 787×1092 1/16 印张 19.75 字数 444 千
2022 年 7 月第 1 版第 2 次印刷

ISBN 978-7-309-15730-7/R·1887
定价:198.00 元